O AMOR
E O
SEXO

O AMOR E O SEXO

James McConnachie

TRADUÇÃO DE
LAURA RUMCHINSKY

REVISÃO TÉCNICA DE
MIRIAN S. R. DE OLIVEIRA

1ª edição

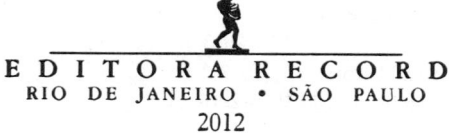

EDITORA RECORD
RIO DE JANEIRO • SÃO PAULO
2012

CIP-BRASIL. CATALOGAÇÃO-NA-FONTE
SINDICATO NACIONAL DOS EDITORES DE LIVROS, RJ

M429L McConnachie, James
O amor e o sexo/ James McConnachie; tradução de Laura Rumchinsky; revisão técnica de Mirian S. R. de Oliveira. – Rio de Janeiro: Record, 2012.

Tradução de: The book of love
ISBN 978-85-01-08039-4

1. Vātsyāyana. Kāmasutra. 2. Amor. 3. Relações sexuais. I. Título.

11-7876

CDD: 306.7
CDU: 392.6

Título original em inglês.
THE BOOK OF LOVE

Copyright © 2008 by James McConnachie

Texto revisado segundo o novo Acordo Ortográfico da Língua Portuguesa.

Todos os direitos reservados. Proibida a reprodução, armazenamento ou transmissão de partes deste livro através de quaisquer meios, sem prévia autorização por escrito. Proibida a venda desta edição em Portugal e resto da Europa.

Direitos exclusivos de publicação em língua portuguesa para o Brasil adquiridos pela
EDITORA RECORD LTDA.
Rua Argentina, 171 – 20921-380 – Rio de Janeiro, RJ – Tel.: 2585-2000
que se reserva a propriedade literária desta tradução.

Impresso no Brasil.

ISBN 978-85-01-08039-4

Seja um leitor preferencial Record.
Cadastre-se e receba informações sobre nossos lançamentos e nossas promoções.

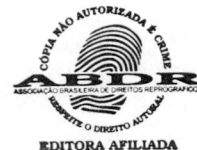

EDITORA AFILIADA

Atendimento direto ao leitor:
mdireto@record.com.br ou (21) 2585-2002.

Sumário

Lista das ilustrações 7
Prefácio 9

1. A roda do êxtase sexual 21
2. Prazer nas paixões 57
3. A arte hindu do amor 91
4. Rasgando o véu 137
5. Um livro problemático na velhice 173
6. Obscenidade estarrecedora 219
7. O Kama mercantilizado 259

Nota sobre a grafia e pronúncia do sânscrito 287
Ensaio bibliográfico 289
Agradecimentos 305
Índice 307

Lista das ilustrações

1. Príncipe Visvantara e sua esposa Madri, Ajanta. Foto: akg-images, Londres, Jean-Louis Nou. Reprodução: cortesia de Bodleian Library, Universidade de Oxford.

2. Casal abraçado, Templo Lakshmana. © Raymond Burnier, Khajuraho, 1943. Archives du Centre A. Daniélou, Zagarolo/Roma.

3. *Rasa Lila.* Arthur M. Sackler Gallery, Smithsonian Institution, Washington, DC. Doação de Karl B. Mann, S1992.31.

4. Krishna e Radha contemplam seu reflexo. Freer Gallery of Art, Smithsonian Institution, Washington, DC. Doação do sr. e sra. Charles Page, F1991.90.

5. O prazer privado do príncipe Muhammad Shah. Cortesia do Fitzwilliam Museum, Universidade de Cambridge.

6. Richard Francis Burton. Cortesia de Wiltshire and Swindon Archives, coleção Trowbridge: Arundell of Wardour.

7. Isabel Burton. Cortesia de Wiltshire and Swindon Archives, coleção Trowbridge: Arundell of Wardour.

8. Foster Fitzgerald Arbuthnot. Cortesia de Wiltshire and Swindon Archives, coleção Trowbridge: Arundell of Wardour.

9. Richard Monckton Milnes. Cortesia de Wiltshire and Swindon Archives, coleção Trowbridge: Arundell of Wardour.

10. A "cópia de Benares" do *Kamasutra*. Cortesia de Bodleian Library. Universidade de Oxford.

11. Bhagvanlal Indraji. Cortesia da Asiatic Society of Mumbai.
    Esboço para a folha de rosto do *Index Librorum Prohibitorum* (1873). Cortesia da British Library, Londres.
    The Kama Sutra of Vatsyayana (1883). Cortesia da British Library, Londres.
    Richard e Isabel Burton com Foster Fitzgerald Arbuthnot em Trieste. Por permissão do Distrito de Richmond upon Thames, de Londres, Borough Art Collection, Orleans House Gallery.

15 & 16. Ilustrações de Mahlon Blaine para *Kamasutra: The Hindu Science of Love* (1936). Cortesia de Penn State Schuylkill.

17. Edições do século XX do *Kamasutra*. © James McConnachie.

18. Campanha de lançamento do preservativo KamaSutra, em 1991. Cortesia de J. K. Ansell Limited, Índia.

19. Alain Daniélou e Murlidhar em Khajuraho, 1943. © Raymond Burnier, Khajuraho, 1943. Archives du Centre A. Daniélou, Zagarolo/Roma.

Prefácio

Meu envolvimento com o *Kamasutra* teve início há pouco mais de dez anos, quando alguns provocadores amigos nepaleses me presentearam com um exemplar luxuosamente encadernado do "livro do amor". Era uma edição clássica produzida na Índia, repleta de ilustrações de miniaturas extravagantemente explícitas, mas sem qualquer informação sobre as origens do texto propriamente dito. Vinha ao encontro de todas as minhas expectativas do que deveria ser um manual de sexo oriental. Era barroco em seu deleite por variações e ornamentações, pedante em suas obsessivas enumerações e ligeiramente alarmante na liberdade de seus jogos sexuais. Para meu desapontamento, porém, não era particularmente atraente.

De volta ao Reino Unido, descobri que o volume a mim presenteado na verdade constituía apenas um dos sete "livros" da obra original. O que eu tinha, é claro, era a parte mais famosa, a que mostrava "como fazer". Encontrando na estante de um amigo uma edição em brochura, "completa e não expurgada", compreendi que o que parecia um manual de sexo totalmente direto era, isto sim, uma espécie de livro de conduta. Não se tratava, por certo, de pornografia, mas de um complexo e muitas vezes cativante guia para lidar com o labirinto dos antigos relacionamentos sociais indianos. Havia uma seção filosófica sobre a função do prazer na vida, que também incluía algumas descrições bastante ricas do estilo de vida do amante ideal. Havia também seções sobre sedução, gozo e estilos de vida variados, de "Virgens", "Esposas", "Esposas de outros homens" e "Cortesãs", que pareciam a matéria bruta de algum conto de Chaucer. E um curioso epílogo sobre afrodisíacos e bizarras poções vegetais mágicas.

Esse novo *Kamasutra* mais extenso não me pareceu mais excitante do que o primeiro, mas era definitivamente mais sedutor, com suas descrições de uma brilhante sociedade do século III, muitas vezes mais fascinantes do que as enfadonhas listas de formas de abraçar ou de arranhar com as unhas, que eu havia encontrado inicialmente. Por vezes, ficava admirado ao reconhecer cenas de uma Índia que eu havia percorrido. Com mais frequência, surpreendia-me ao notar quão distante parecia o mundo ali descrito. Este, por certo, tinha muito pouco a ver com minha experiência da vida nas aldeias do sul da Ásia, onde se esperava que eu mantivesse a porta escancarada se alguma mulher entrasse em meu quarto (nenhuma jamais o fez). Tinha ainda menos a ver com a Índia na qual o ministro da Saúde, do partido fundamentalista hindu Bharatiya Janata Party (BJP), em resposta à crescente crise de Aids no país, havia proclamado que as tradições indianas de castidade e fidelidade eram mais eficazes do que o uso de preservativos. Ou com a Índia onde os censores exigiram que Mira Nair cortasse nada menos do que quatorze cenas de seu sensual filme *Kama Sutra — Um conto de amor*, para que pudesse ser exibido nos cinemas.

O que, afinal de contas, teria acontecido no período entre a composição aparentemente despreocupada do *Kamasutra* no século III e a problemática publicação do meu exemplar no fim do século XX? Teria o colonizador ocidental de alguma forma infectado uma cultura inteira com o conservadorismo sexual? Ou o próprio livro já trazia consigo as sementes do seu futuro declínio? Eu pensei que poderia encontrar as respostas acompanhando a extraordinária vida do *Kamasutra*, ao longo da passagem dos séculos, desde o manuscrito registrado em folhas de palmeira até o livro de arte exposto na mesinha da sala de estar. No entanto, acabei escrevendo um livro que trata apenas parcialmente da Índia.

É a história não só da descoberta do *Kamasutra* pelo mundo moderno, mas do próprio *Kamasutra*. É a história de um livro que oferecia aos homens uma visão de um paraíso libertino e às mulheres o (quase) igual direito ao prazer, um livro que deu ao Ocidente uma nova aspiração quanto à conduta pessoal, um novo e sensual sonho em lugar de séculos de pesadelos inquietos. E é a saga de dois extraordinários ingleses do período vitoriano, que pretendiam mudar o mundo precisamente por essa via: o reservado, obstinado e completamente obscuro servidor público na Índia, Foster Fitzgerald Arbuthnot, e o fanfarrão, impetuoso e absolutamente controverso explorador Richard Francis Burton. Não fosse por eles e seus esforços clandestinos, porém heroicos, para descobrir, traduzir, imprimir e por fim popularizar o *Kamasutra*, esta joia rara provavelmente teria permanecido oculta sob o pó da obscuridade.

Esta é, acima de tudo, a história de um livro, de como algo tão frágil como uma ideia e tão fugidio como uma imagem do mundo pode ser encerrado entre duas capas e acalentado ao longo dos séculos. O *Kamasutra* teve que sobreviver a mais vicissitudes do que a maioria das obras. Surgiu em resposta à ameaça de extinção de toda sua linhagem — a família de trabalhos científicos sobre a questão da sexualidade se tornara dispersa e enfraquecida, como nos conta seu autor, e ao *Kamasutra* coube a responsabilidade de continuar a estirpe. Foi eclipsado durante a maior parte de sua vida por parentes mais antigos, mais robustos e em geral hostis, os grandes textos hindus sobre leis, política e salvação, enquanto seus filhos com espírito artístico optaram por permanecer no requintado porém febril mundo da poesia erótica, do teatro e da pintura, esquecendo suas raízes sérias e consagradas. Foi aos poucos esquecido na terra em que nasceu até que, no século XIX, foi arrancado de sua obscuridade por agentes imperiais, sendo forçado a adotar uma roupagem estranha e pouco representativa e transportado para além-mar. Ao chegar ao Ocidente, encontrou fraca acolhida e foi obrigado a se deslocar furtivamente entre Londres e Paris, mal conseguindo sobreviver com sua venda aos clientes suspeitos das livrarias em ruelas secundárias, sob constante ameaça de prisão. Quando finalmente conquistou sua liberdade, em 1963, viu-se por um breve tempo festejado e louvado, mas, com o passar dos anos, foi sendo cada vez mais empurrado para longe dos refletores por imitações grosseiras.

Hoje, o *Kamasutra* é o mais famoso de todos os livros "orientais". É mais bem conhecido do que seu valioso e místico primo hindu, a *Bhagavadgita*, e mais celebrado até do que as lendárias *As mil e uma noites*, a despeito da previsão do próprio Richard Burton, segundo a qual "um manual de erotologia não pode despertar o mesmo interesse que *As mil e uma noites*". Apesar de sua fama, o que o *Kamasutra* realmente diz continua um mistério para a maioria das pessoas, não só no Ocidente, como também, e talvez mais surpreendentemente, na Índia. Por certo, seu conteúdo não é contado no seio das famílias com tanta frequência como as histórias de Simbad, o Marujo, ou de Aladim e a Lâmpada Maravilhosa.

O "livro do amor" parece ter duas reputações populares, uma a de um exótico compêndio de posições sexuais absurdamente acrobáticas que, provavelmente, seriam embaraçosas ou mesmo perigosas de se tentar — mas que possivelmente seriam compensadoras. A outra é a de um repositório de sabedoria erótica oriental, o texto ancestral de uma tradição profundamente espiritual que faz os objetivos puramente físicos da sexualidade ocidental parecerem ridiculamente superficiais, e sobrepuja a herança repressiva e patriarcal do mundo cristão. De qualquer modo, o *Kamasutra* é conhecido como a exposição *definitiva* da arte de fazer amor, a antiga autoridade à qual todas as tentativas posteriores do gênero devem recorrer. Passou a ser como que um sinônimo do sexo propriamente dito. Assim como existem "verdadeiras Bíblias" de regras ou conselhos e "autênticas odisseias" de jornadas ou longas buscas, qualquer livro ou filme ou reunião íntima que aspire a uma diversidade sexual realmente barroca ou a níveis assombrosos de experimentação é um virtual *Kamasutra*. De certa forma, um antigo tratado indiano sobre erotismo se inclui hoje entre aquele raro conjunto de ícones da literatura, cujo título, por si, simboliza o próprio assunto que representa.

Escrever este livro acabou sendo uma espécie de odisseia por si só — com isso, me refiro aos incontáveis obstáculos que encontrei pelo caminho. Mais de 120 anos após a primeira tradução do *Kamasutra* para o inglês, o sexo ainda não é um campo inteiramente respeitável de estudo. A edição pioneira de 1883 só veio a ser publicada abertamente no Reino Unido ou nos Estados Unidos, em 1963, ao passo que sua primeira tradução direta do original para o inglês por pesquisadores profissionais só foi completada há poucos anos, em 2002 (tratase da edição de Wendy Doniger e Sudhir Kakar para a Oxford University Press, à qual devo muito). É de se notar a escassez de pesquisas sérias sobre o *Kamasutra* em si, ou mesmo acerca do contexto em que a obra foi escrita. Há apenas poucas monografias, obscuras e antiquadas, publicadas na Índia, alguns estudos espantosamente valiosos escritos em alemão no fim do século XIX, e uns poucos artigos altamente especializados de acadêmicos contemporâneos. Por outro lado, existe uma torrente de publicações lamentavelmente imprecisas e sensacionalistas sobre o erotismo indiano, a maioria repetindo as mesmas falsas informações de cunho excitante.

No tocante à vida de Richard F. Burton, a maré de maus livros é ainda mais alta. A maioria dos biógrafos repetem as mesmas falsidades sobre o *Kamasutra* — principalmente a ideia de que Burton fez a tradução (*A Rage to Live*, de Mary Lovell, e *The Highly Civilized Man*, de Dane Kennedy, constituem exceções soberbas). Ao contrário, o principal colaborador de Burton na empreitada, Foster Fitzgerald Arbuthnot, não mereceu sequer um obituário decente, enquanto os *pandits*, ou eruditos indianos, que fizeram boa parte do verdadeiro trabalho de tradução, foram quase relegados ao esquecimento da história. Este livro procura resgatar o admirável Bhagvanlal Indraji e o ainda misterioso Shivaram Parshuram Bhide dessa imerecida obscuridade.

Mesmo a tarefa de investigar a trajetória do *Kamasutra* no século XX não foi tranquila. As primeiras edições do "texto de Burton" eram, quase todas, impressas às escondidas por distribuidores de pornografia clandestina. Os locais e as datas de publicação com frequência eram forjados, e declarações sobre o teor do livro, ou sobre a origem do texto usado evidentemente serviam mais como anúncios pornográficos do que como informações verdadeiras e confiáveis. Poucas bibliotecas compravam ou possuíam tais publicações e mesmo as que as têm, como a Britânica e a Bodleian, ainda impõem restrições sobre como e onde esses livros podem ser lidos — se é que se pode localizá-los, dada a confusão dos registros. Na década de 1970, a Bodleian Library, em Oxford, penava com um bibliotecário zeloso que instituiu um verdadeiro expurgo de livros que pudessem corromper a moral dos estudantes. Centenas de volumes foram transferidos para uma restrita classificação "phi" — onde muitos permanecem, por falta de uma vontade liberalizante equivalente. O *Kamasutra* está entre eles.

Até na nova Biblioteca Britânica tive que apanhar livros — mesmo os que continham ilustrações inócuas — em armários trancados, percorrer o longo e humilhante trajeto até o setor isolado de "assuntos especiais" na sala de leitura de livros raros, para colher minhas anotações sob o olhar condescendente do bibliotecário da seção de música. Uma valiosa fonte de bibliografia erótica, uma cópia anotada do infame *Index Librorum Prohibitorum*, vem com um lembrete: "Favor encaminhar à caixa-forte imediatamente após a devolução, para ser arquivado", ao que parece não devido ao seu valor, mas às suas explosivas propriedades sexuais.

Por vezes, tive de enfrentar meu próprio senso oculto de constrangimento. Via-me cheio de cuidados, a inventar discretas explicações enganosas sobre a natureza de meu trabalho, e precisei repelir infindáveis especulações jocosas a respeito do real teor e objetivo de minha pesquisa. Algumas vezes, cheguei a contar mentiras deslavadas. Os respeitáveis pais de um amigo brâmane devem ter se perguntado por que fiquei tão enrubescido quando lhes disse que estava escrevendo sobre "hinduísmo antigo".

Concorrendo com essas reações puritanas, havia meu próprio crescente senso de objetivo político. O *Kamasutra* talvez já não seja o mais detalhado ou mais prático compêndio de prática sexual do mundo. Na Índia, perdeu essa condição ainda no século XII, quando foi suplantado por manuais medievais mais restritos, porém mais explícitos — que acharam por bem mencionar, por exemplo, o clitóris. Como texto, o *Kamasutra* é nada mais que a gloriosa ruína de um antigo palácio de prazer, um lugar para ser admirado, porém não mais utilizado. Trata-se de uma descoberta arqueológica, e não de uma planta para a construção de uma cultura. No entanto, como livro, como algo que traz consigo toda a extraordinária história posterior de suas aventuras desde o nascimento, o *Kamasutra* continua a ter uma imensa importância.

Sua vida no Ocidente foi definida pelos pais adotivos que o arrancaram do sossego da biblioteca ou dos escuros escaninhos da livraria pornográfica para o tumulto do campo de batalha político. Cada um dos pais viu qualidades diferentes em seu filho adotivo, mas o campo de batalha mais vasto foi o mesmo: a incessante campanha do liberalismo contra a repressão. Burton e Arbuthnot deliberadamente colocaram sua tradução do *Kamasutra* no fim de uma fila de publicações contra o paternalismo e o puritanismo. Eles o plantaram como uma bomba-relógio no coração da pudica sociedade vitoriana e, finalmente, com a derrubada da proibição de *Lady Chatterley*, a bomba explodiu.

Na década de 1960, leitores perplexos o aclamaram como "um retrato de uma grande e altamente civilizada sociedade" e "uma expressão das atitudes indianas fundamentais", que provocou um "choque salutar": o mundo podia ser sensual e civilizado; os moralistas não tinham o monopólio do refinamento. Na década seguinte, o sexólogo Alex Comfort utilizou o *Kamasutra* na causa do pacifismo e do livre-arbítrio, enquanto na última década do século XX a obra foi brandida em favor dos direitos dos homossexuais pelo idiossincrático hindu convertido Alain Daniélou. Hoje em dia, na Índia, o *Kamasutra* ainda é apontado como um orgulhoso exemplo da tradição alternativa da moralidade sexual daquele país.

Esta "biografia" do *Kamasutra* é, antes de tudo, a história de uma vida. O primeiro capítulo, afinal de contas, começa com uma espécie de concepção e com seu nascimento na Índia antiga. Mas eu também o ofereço como uma modesta batalha na longa guerra contra o autoritarismo. Se existe uma moral para esse conto, é que podemos tentar governar nossos próprios desejos, mas não podemos comandar os desejos dos outros. Conforme escreveu Vatsyayana, o original sábio-autor-compositor do *Kamasutra*, há cerca de dezoito séculos:

> Portanto, tendo um homem considerado
> a região, e o tempo, e a técnica,
> e os ensinamentos do livro, e a si mesmo,
> ele pode — ou não — fazer uso dessas práticas.
> Mas, como este assunto é secreto,
> e como a mente e o coração são instáveis,
> quem poderia saber quem deveria fazer o quê,
> e quando e como?

𝒪s PRAGMÁTICOS DIZEM: "as pessoas não deveriam se entregar aos prazeres, pois estes são um obstáculo tanto para a religião como para o poder, que são mais importantes, e para outras pessoas dignas. Eles fazem o homem associar-se a gente sem valor e dedicar-se a maus projetos; eles o tornam impuro, um homem sem futuro, e também negligente, inútil, indigno de confiança e inaceitável. E consta que muitos homens escravos do desejo foram destruídos, mesmo quando acompanhados por suas tropas. Por exemplo, quando o rei de Bhoja, chamado Dandakya, foi provocado pela filha de um brâmane, o desejo o destruiu, junto com seus parentes e seu reino. E Indra, o rei dos deuses com Ahalya, o superpoderoso Kichaka com Draupadi, Ravana com Sita, e muitos outros depois deles foram vistos caindo na servidão do desejo e foram destruídos." Vatsyayana diz: "Os prazeres são um meio de dar sustento ao corpo, assim como o alimento, e são recompensas para a religião e o poder. Mas as pessoas devem ter consciência das imperfeições dos prazeres, imperfeições que são como doenças. Pois as pessoas não deixam de preparar sua comida porque pensam, 'Existem pedintes', nem param de plantar a cevada porque pensam, 'Há cervos'."

Kamasutra
Livro Um: Observações gerais
Capítulo Dois: Como alcançar os três objetivos da vida humana
Tradução para o inglês por Wendy Doniger e Sudhir Kakar (2002)

Capítulo Um

A roda do êxtase sexual

No princípio, conta o "Hino da Criação" do *Rig Veda*, a mais sagrada e mais antiga das escrituras da Índia, "não havia a não existência nem a existência". Então, vindo do nada e de lugar nenhum, surgiu *kama*. *Kama* era o desejo sexual, o anseio de criar e procriar, a essência indivisível da própria criação. Segundo a *Brihadaranyaka Upanishad*, o maior e mais antigo texto filosófico da Índia, o Primeiro Ser

> [...] não sentia qualquer prazer; pois não existe prazer quando se está só. Ele desejava ter companhia. Então, ficou grande como um homem e uma mulher em um abraço apertado. E ele dividiu seu corpo em dois, fazendo surgir o marido e a esposa [...]. Ele copulou com ela e dessa união nasceram seres humanos.

Kama, portanto, foi o primeiro anseio que fez nascer o mundo, e a humanidade com ele. Onde a tradição judaico-cristã principia com "luz", poderíamos dizer que o hinduísmo começa com *kama*. No princípio, era o sexo, e o sexo estava com deus e o sexo era deus.

Em meados do primeiro milênio a.C., muito depois de terem sido compostos os *Vedas* e as *Upanishads*, *kama* havia passado a significar não apenas o desejo primordial, mas os prazeres particulares do amor e da relação sexual. Em épicos poéticos de então, como o grande *Mahabharata*, *kama* foi transformado de essência divina em deus personificado: *kama* passou a ser Kama, uma figura semelhante a Eros, de beleza juvenil, louvado como o primogênito, o deus acima de todos os outros deuses, filho de Brahma, o criador. Dizia-se que Kama carregava um arco feito de cana-de-açúcar deliciosamente doce, retesado com uma linha de abelhas zumbindo langorosamente, e capaz de disparar setas com flores nas pontas, mais mortais do que qualquer ponta de flecha feita de aço. Como um deus e como uma ideia, *kama* era a expressão da criatividade divina nos humanos, um princípio essencial de existência a ser celebrado, louvado, desfrutado e expresso através da procriação. Mas, como sempre, havia uma serpente no paraíso. *Kama* era também uma ameaça à prática da meditação e à busca pelo divino. Afastava a alma do objetivo espiritual definitivo de "desprendimento", ou liberação do mundo do nascimento e da morte. Os mitos hindus estão cheios de casos de deuses ciumentos enviando ninfas celestiais para perturbar homens santos, que através de suas meditações austeras haviam se tornado muito poderosos. E para os ascetas todo cuidado era pouco: uma só gota de sêmen derramado, como a cabeleira cortada de Sansão, era suficiente para consumir todo seu *tapas*, ou energia espiritual acumulada.

Até o maior de todos os ascetas poderia ser tentado. Conforme um antigo mito registrado no *Shiva Purana*, após muitos milênios de perfeito convívio sexual, o deus Shiva abandonou sua esposa Parvati, para se dedicar à meditação solitária nas alturas gélidas do Himalaia. Frustrada e enraivecida com o marido, por negligenciar suas obrigações sexuais, Parvati enviou Kama para perturbar a concentração de Shiva, atingindo-o com uma de suas potentes flechas com flores nas pontas. Assim como o *kama* abstrato havia despertado o ser primordial de seu sono de não existência, o deus Kama com facilidade arrancou Shiva de sua meditação. Enfurecido, Shiva disparou o calor de seu terceiro olho, o "olho espiritual", contra o deus do desejo. Um calor gerado por eras de austeridade como iogue, por séculos de retenção de esperma. Kama foi reduzido a cinzas, transformando-se em *ananga*, "o incorpóreo", um espírito vagante, aéreo e etéreo, com o poder de incitar até o maior dos ascetas a sair em busca do prazer.

O mito dramatiza vividamente a grave tensão entre ascetismo e sensualidade no hinduísmo. A incerteza quanto à idade de quase todos os antigos textos indianos, incluindo o *Kamasutra*, torna muito difícil fazer afirmações genéricas sobre os diversos períodos, mas, ao tempo do surgimento do *Kamasutra*, por volta do século III do primeiro milênio, o princípio ascético parece ter predominado. Na *Bhagavadgita*, o "Sermão da Montanha hindu", composto talvez um pouco antes do *Kamasutra*, o deus Krishna praticamente espuma pela boca ao invectivar contra *kama*. "Por isso a sabedoria é obscurecida", grita com voz estridente, "portanto, refreia primeiro os sentidos: derruba essa coisa má!" As assim chamadas "doutrinas de renúncia" do budismo e do jainismo, que vicejavam no século III, rejeitavam o contaminado mundo físico de modo até mais enfático. A "Vida do Buda" de Asvaghosa, que deve ter surgido cerca de um século antes do *Kamasutra*, adverte que "aquele que é chamado de Kama-deva aqui na Terra, que possui diversas armas, flechas com flores nas pontas, é também chamado Mara, o senhor do caminho do desejo, o inimigo da liberação". Para os budistas, Mara era o tentador maior e era mesmo conhecido como o senhor da morte.

Nem todos os pensadores eram tão seguros em sua rejeição a *kama*. O poeta Bhartrihari, segundo a lenda, passou a vida oscilando, nada menos do que sete vezes, entre a severa vida de monge e uma dissoluta busca pela sensualidade. Para esse escritor, que provavelmente viveu um ou dois séculos após a composição do *Kamasutra*, não existia o meio-termo entre os princípios eróticos e os ascéticos, conforme suas palavras: "Existem dois caminhos, o da devoção religiosa dos sábios, que é admirável, pois transborda com as águas nectáreas do conhecimento da verdade" e "o da ação sensual de tocar com a palma da mão aquela parte oculta nas pernas firmes de mulheres com belos membros, mulheres amorosas dotadas de amplos seios e coxas". Em seu *Shringarashataka*, ele pergunta "Digam, resolutamente, qual deles devemos seguir, as encostas íngremes das montanhas do deserto? Ou as ancas de mulheres transbordantes de paixão?"

O *Kamasutra* tomou firme partido das ancas femininas. Preparou a maior defesa do prazer sexual que o mundo jamais havia visto — ou haveria de ver. Seu método, como seu próprio nome diz, era recolher e destilar todo o conhecimento prévio sobre o assunto do desejo sexual. Tratava-se de um sutra, um tratado erudito com o objetivo de condensar esse conhecimento em uma série de máximas vigorosas — aforismos alinhados, como em um colar de pérolas. Literalmente, seu título significa "a versão condensada dos ensinamentos sobre o desejo", "aforismos sobre o prazer erótico" ou "a gramática do sexo". Contudo, nenhuma dessas traduções chega perto de transmitir o caráter icônico das palavras do original sânscrito. "O livro do amor" é menos exato, mas está mais próximo de capturar a amplitude do escopo do *Kamasutra* e a incrível força do impacto cultural de seu título.

O autor desse extraordinário livro do amor foi um homem chamado Vatsyayana, a respeito de quem nada se sabe além do que ele próprio diz em seu *Kamasutra*, ou seja — um tanto surpreendentemente, visto que o livro era dedicado ao sexo — que "compôs esta obra em castidade e em máxima meditação", e não trabalhou "no interesse da paixão". No contexto religioso contemporâneo, ele poderia ser perdoado por se mostrar um pouco defensivo, mas essa curiosa afirmação talvez seja mesmo verdadeira. Como o próprio Vatsyayana explica, os objetivos da vida são diferentes em cada idade do homem. A juventude é para o prazer, ao passo que a velhice se presta mais à contemplação. Daí, poderíamos ser tentados a pensar que ele acumulou sua experiência sexual enquanto jovem e compôs o *Kamasutra* como um libertino já grisalho, relembrando as aventuras de sua época de maior vigor.

Quando e onde essas aventuras, ou suas recordações, ocorreram, é um mistério. Vatsyayana não menciona datas em seu livro sobre o amor, nem onde foi escrito ou composto. Yasodhara, um comentarista do século XIII, acreditava que ele viveu na grande cidade de Pataliputra, uma teoria bastante plausível, já que posteriormente ela veio a ser sede da altamente culta e erotizada corte dos Gupta. Mas Pataliputra ficava no nordeste da Índia (hoje a moderna cidade de Patna, junto ao Ganges e fronteiriça com o leste do Nepal), enquanto a maioria das referências geográficas no *Kamasutra* são do noroeste. O autor sequer menciona a cidade em seu levantamento de preferências sexuais regionais — embora, como declarou friamente o especialista em *Kamasutra*, Haran Chandra Chakladar, talvez "ele não quisesse difamar seus próprios conterrâneos, descrevendo seus abusos sexuais".

Somente podemos tentar adivinhar a época em que o livro surgiu, a partir de umas poucas pistas tentadoras — e um tanto excitantes. O *Kamasutra* deve ser posterior ao falecimento da rainha Malayavati, pois Vatsyayana nos conta que ela morreu em decorrência do uso imprudente do método da "tesoura" por parte de seu marido (felizmente, talvez, seu segredo se perdeu). Presume-se que o infeliz esposo, Shatakarni Shatavahana, tenha reinado no século I a.C. E deve ser anterior ao poeta do século V, Subandhu, que em seu poema *Vasavadatta* faz uma pungente descrição da cordilheira Vindhya que "era cheia de elefantes e exalava o perfume de suas florestas, assim como o *Kamasutra* foi escrito por Mallanaga e contém o deleite e o prazer das amantes". O comentarista Yasodhara confirma que Mallanaga era o primeiro nome de Vatsyayana e é sabido que Subandhu trabalhou em Pataliputra, na corte imperial de Chandragupta II "Vikramaditya".

Na verdade, o *Kamasutra* é provavelmente bem mais antigo que o poema de Subandhu, pois este não faz qualquer menção aos gloriosos Gupta, detendo-se, porém, em duas dinastias anteriores, dos Abhira e dos Andhra — e em termos não inteiramente lisongeiros. Vatsyayana conta a história grotesca de como um certo rei Abhira foi assassinado pelo irmão de um lavadeiro, enquanto fazia uma "incursão" adúltera à casa de outro homem. Ele também observa que as mulheres dos Abhira "gostam de abraçar, beijar, arranhar, morder e chupar, e, apesar de não gostarem de ser machucadas, podem ser conquistadas com bofetadas". Quanto aos Andhra, suas mulheres aparentemente são "delicadas por natureza, mas têm hábitos vulgares", como segurar um homem dentro delas "como uma égua, tão fortemente, que ele não consegue se mover". A dinastia Abhira assumiu o poder na terceira ou quarta década do século III d.C., ao passo que os Andhra, ao que se presume, entraram em declínio pouco tempo depois. Vatsyayana, portanto, deve ter vivido por volta do início ou de meados daquele século.

A Índia atravessava, então, um período entre impérios. Os adúlteros Abhira eram apenas uma das muitas pequenas dinastias regionais, que se aproveitavam do colapso do extenso império Satavahana, cerca de cem anos antes, talvez, do início da "idade de ouro" clássica do império Gupta. No século III, a Índia estava dividida em incontáveis reinos, principados e até estados republicanos, mas a ausência de um governo imperial central não resultava necessariamente em guerras e caos — não mais do que a falta de um imperador romano ou um grão-duque teria impedido Florença, Siena e Pisa de florescer durante a Renascença Italiana. Por todo o subcontinente, novas cidades estavam sendo fundadas nos entroncamentos das rotas de comércio e de peregrinação, por estradas e rios. Caravanas levavam pérolas, perfumes, pedras preciosas, ouro, peças de marfim ricamente trabalhadas e cerâmica para terras distantes como China, Ásia Central, costa africana e Mediterrâneo oriental. Alguns artigos de luxo chegavam até Roma, enquanto moedas e produtos estrangeiros — assim como ideias — faziam o caminho de volta junto com as caravanas.

As novas cidades eram bem planejadas e bem construídas, com esquemas de ruas meticulosamente orientados segundo os pontos cardeais e importantes estradas com esmerada pavimentação em pedras. Bairros isolados eram ocupados por diferentes castas ou ofícios, e um grande mercado central atraía os camponeses locais das distantes aldeias de criação de gado — locais apropriados, informa o *Kamasutra*, para as formas mais baixas de fazer amor, tecnicamente conhecidas como "sexo com um camponês". As castas inferiores eram relegadas a povoados satélites, fora da paliçada defensiva da cidade, enquanto os cidadãos mais prósperos construíam sólidas casas de tijolos, com belas varandas voltadas para a rua. Sobre os tetos gradeados dessas varandas, conforme revela o *Kamasutra*, os amantes permaneciam juntos após o sexo, olhando a lua e identificando as constelações. No ponto mais alto da casa, pombais eram instalados nos beirais e o teto era pintado com outros pássaros, para simbolizar o amor entre o dono da casa e sua esposa.

Os mais religiosos talvez tivessem desaprovado, mas a sociedade urbana era luxuriosa e sensual, a força motriz de uma cultura altamente estetizada, que dificilmente viria a ser igualada na Índia. Em cortes perfumadas e ricamente ornamentadas, poetas, intelectuais e cientistas eram patrocinados por pequenos reis e príncipes. As mulheres se enfeitavam de forma exuberante com joias ornamentais, ostentavam penteados que eram verdadeiras esculturas presas com belos grampos decorados e pintavam o rosto com elaboradas paletas de cores. Festas ao ar livre eram realizadas em jardins cuidadosamente cultivados nos limites da cidade, onde os convidados nadavam em piscinas construídas de modo a manter afastados os crocodilos e se divertiam sob as árvores. Conforme diz o "Libertino" à heroína prostituta na peça em sânscrito de meados do primeiro milênio, *The Little Clay Cart* (*A pequena carroça de argila*):

> Contempla o esplendor do parque!
> As árvores deslumbrantes com seus frutos e flores,
> Protegidas da destruição pela alerta guarda real
> E pelas trepadeiras firmemente abraçadas
> Como maridos com suas esposas entrelaçados.

Nas festas noturnas nos templos, os ricos e educados andavam com prostitutas e atores profissionais, beliscando grãos torrados, hastes de lótus e mangas, e se divertindo com disputas aquáticas e espetáculos de bonecos. Nos salões das *ganikas*, as cortesãs mais requintadas, as pessoas sofisticadas se reuniam para conversas liberalmente salpicadas com pitadas de filosofia, gracejos e elegantes referências literárias e eróticas.

Os cidadãos dessas cidades novas e sensuais eram conhecidos como *nagarakas*, cuja tradução literal é "o da cidade", mas que significa muito mais do que isso. No tempo do *Kamasutra*, a palavra "cidade" tinha muitas das conotações que tem hoje em dia, de sofisticação, urbanidade e vida agitada. *Nagaraka*, em consonância, ganhou várias traduções, como "cidadão mundano", "homem de sociedade", "citadino elegante", "cavalheiro", "cosmopolita" e "*playboy* ou *bon-vivant* urbano". Mas essas expressões não captam a estonteante aura de perigo ou depravação que estava ligada ao original *nagaraka*. As pessoas mais ligadas à religião na Índia do século III associavam as cidades à sordidez moral. Uma peça de um quase contemporâneo de Vatsyayana, *O reconhecimento de Shakuntala* (*The Recognition of Shakuntala*), apresenta um grupo de ascetas em viagem a uma grande cidade. Assim que entram no palácio, um deles se volta para um companheiro e sussurra: "Veja essa gente da cidade, esses amantes do prazer. Eu me sinto como alguém saído do banho surpreendido pelo olhar imundo de um mendigo."

Vatsyayana inegavelmente chafurdava na "imundície" da cidade. Seu livro era todo devotado a esses jovens urbanos que, em suas palavras, "se inclinam pelos costumes mundanos e encaram a diversão como seu único interesse". Se o *Kamasutra* foi, ou não, escrito *por* um *bon-vivant* sedento de prazeres — ou pelo menos por alguém já mais velho, que antes havia sido um deles —, a estrutura do livro sugere que foi escrito *para* um. O primeiro de seus sete livros, ou partes, "Observações gerais", põe *kama* em seu contexto filosófico e descreve como nosso herói deveria se preparar para uma vida de prazeres. Como todos os livros, está dividido em vários capítulos, o mais fascinante dos quais é o dedicado ao *nagaraka* propriamente dito. Trata-se de um admirável retrato de seu estilo de vida, e tão preciso nos detalhes que, se Vatsyayana não era um malandro citadino sofisticado quando compôs sua grande obra, é difícil acreditar que, pelo menos, não estivesse evocando suas lembranças pessoais (a não ser que, como algum eminente professor solteirão de um dos departamentos do prestigioso eixo Oxford/Cambridge, Vatsyayana simplesmente vivesse entre os *nagarakas* e conhecesse profundamente seus hábitos. Neste caso, talvez o *Kamasutra* fosse mais um guia sobre cultura sexual do que um manual de sexo).

As acuradas observações do capítulo a respeito da vida do *nagaraka* o tornam extraordinária e persuasivamente crítico. Ele começa pelo princípio: após completar seus estudos, diz

Vatsyayana, um homem entra para a fase madura da vida, de "chefe de família". Ele tem boa condição financeira, seja através do trabalho, de herança ou conquista, e chega sem laços aparentes — escolhe uma cidade para se fixar somente na base de "onde há pessoas interessantes" ou "qualquer lugar em que possa ganhar a vida". Podemos imaginar o dono de uma herança de família perambulando ocioso em Notting Hill na moderna Londres, ou um *yuppie* de Bombaim tomando um jato para ganhar dinheiro rápido em algum banco americano. Ao chegar à cidade escolhida, ele começa a viver como um *nagaraka*. Monta um lar perfeito, "em uma casa à beira da água, com um pomar, alojamentos separados para serviçais e dois dormitórios". Um é para dormir; o outro é inteiramente devotado ao sexo. Dentro, ele mantém todos os acessórios de sua existência cultivada sem esforço: uma vina para dedilhar, material para desenhar, um livro, guirlandas de flores, um tabuleiro para dados e gaiolas para pássaros como mainás e papagaios, que ele se diverte ensinando a falar. Vatsyayana observa, com precisão e sensualidade típicas, que seu leito é "baixo no centro e muito macio, com travesseiros em ambos os lados e coberto com um lençol branco"; seu balanço nas sombras do pomar é bem acolchoado; seu banco de tijolos é coberto de flores; e seu alaúde pende não de um suporte comum, mas de uma presa de marfim. O *nagaraka* nada em luxo verdadeiramente sibarita. Sua casa é como um daqueles apartamentos de solteiro que costumam aparecer em revistas de decoração — e a descrição de Vatsyayana provavelmente tem essa aspiração.

De manhã, ao levantar-se, o *nagaraka* "se alivia, limpa os dentes, aplica óleos perfumados em pequenas quantidades, assim como incenso, guirlandas, cera de abelhas e laca vermelha, observa seu rosto no espelho, faz a higiene bucal com algum líquido e bétel, e cuida das coisas que precisam ser feitas". Mastiga casca de tronco de limoeiro e bétel para suavizar seu hálito, banha-se todos os dias, tem seus membros massageados com óleo dia sim, dia não, usa perfume e "enxuga continuamente o suor de suas axilas". Era inadmissível que algo tão vulgar quanto o cheiro do corpo pudesse estragar a perfeição perfumada desse garoto da cidade. O perfume era um sinal importante de riqueza e boa educação. O *Lalitavistara*, um texto budista mais ou menos contemporâneo do *Kamasutra*, registra que o jovem príncipe Gautama, o futuro Buda, era constantemente perfumado com unguentos, águas, óleos e a apreciada pasta de sândalo, enquanto seu palácio vivia o tempo todo enfeitado com flores fragrantes.

Durante o dia, o *nagaraka* passa o tempo em rinhas de galos, jogos, ensinando seus pássaros a falar, conversando com seus amigos urbanos e um tanto dissolutos — seus "libertino, proxeneta e palhaço". O "libertino", uma espécie de andarilho conhecedor das belas artes, é caracterizado pelo *Kamasutra* como um vagabundo inútil. Embora venha de boa família e tenha instrução de alto nível, "suas posses se resumem a seu bastão, seu sabão e adstringente". Juntos, os amigos saem em excursões a cavalo, que incluem jogos, apresentações teatrais e, no verão, natação. Podemos imaginar o "libertino" afetado, meticulosamente limpo, apoiando-se em seu bastão, enquanto seus amigos *nagarakas* exibem seus corpos graciosos na água, chamando provocativamente suas amantes para se juntarem a eles.

Após a sesta, o *nagaraka* e seus acompanhantes fazem a ronda dos "salões" — casas de cortesãs, onde as pessoas finas se reuniam para discutir artes, poesia e mulheres, e para onde levavam suas amantes mais excitantes, para beber, namorar e saborear petiscos. Mais tarde, à noite, o *nagaraka* assiste a um sarau musical, antes de se retirar para seus aposentos perfumados para esperar por suas amigas. Caso cheguem com as roupas molhadas, quando vêm ao seu encontro debaixo de chuva, ele de modo cortês as ajuda a se trocarem. O *nagaraka* e sua amante retiram-se então para o quarto de dormir com paredes recobertas de afrescos, adornado com festões de flores, cheirando a incenso e outros perfumes intoxicantes. Enquanto os amantes tagarelam, brincam e namoram, o quarto se enche com sons de canto e movimento de dançarinos. Antes de fazer amor, o *nagaraka* exibe sua riqueza e generosidade, recompensando os artistas com mais flores, além de óleos perfumados e nozes de bétel. Só então os músicos são dispensados — e chega a hora de fazer amor.

Nesse ponto, o *nagaraka* deveria recorrer ao segundo livro do *Kamasutra*, "Sexo", que ensina realmente o que se deve fazer. Significativamente, este é o mais longo e mais detalhado dos sete livros. Pois fazer sexo, como o *Kamasutra* o descreve, é um assunto sofisticado. Notoriamente, o *Kamasutra* descreve 64 *kama-kalas*, ou formas de fazer amor. Estas "artes do amor", ou "técnicas eróticas", não são 64 posições sexuais, como se costuma — com reverência — dizer que são, mas apenas uma espécie de total geral das categorias em que Vatsyayana divide os diferentes modos e modalidades de fazer amor. Os teóricos, no dizer de Vatsyayana, dividem o ato sexual em oito tópicos, a saber, "abraços, beijos, arranhões, mordidas, as posições, gemidos, a mulher brincando com o membro do homem e sexo oral". Como se considera que cada um desses modos tem oito diferentes manifestações, chegamos assim a 64 formas em que se pode dizer que um homem ou uma mulher estejam fazendo sexo em seu sentido mais amplo. O domínio de todas essas técnicas eróticas é essencial para um *nagaraka* consumado. Caso um homem não as conheça, diz Vatsyayana, "ele não é muito respeitado em conversas na companhia de homens cultos". As *kama-kalas* não são, portanto, meros instrumentos para o sucesso nas relações sexuais; elas jazem no âmago do que constitui um homem educado.

Por certo, o fato de o conhecimento das artes do amor servir para impressionar as mulheres não é, em si, algo de pouca importância. "Virgens, esposas de outros homens e cortesãs de luxo encaram com bons sentimentos e respeito o homem que é perito nas 64 artes", diz Vatsyayana sem rodeios — e o sucesso com as mulheres é outra característica que define o cavalheiro. Com sua instrução básica como suporte, o *nagaraka* pode então passar para os próximos quatro livros do *Kamasutra*, que apresentam todos os diversos tipos de mulheres que ele queira alcançar. "Virgens" descreve como um homem vem a se casar e como deve cortejar sua noiva na cama, enquanto "Esposas de outros homens" enfatiza como seduzir tais mulheres. Onde a sedução não é, aparentemente, necessária, o *Kamasutra* adota uma nova abordagem. Os livros sobre "Esposas" e "Cortesãs" delineiam o relacionamento destas com o *nagaraka*, instruindo as primeiras ou as segundas quanto às suas obrigações e informando ao homem o comportamento que ele deve esperar.

Poucos escritos antigos descreveram a vida social e sexual das mulheres com detalhes tão íntimos e rigorosos, e já por isso o *Kamasutra* é um trabalho raro e precioso. Sob o ponto de vista do *nagaraka*, porém, suas descrições de mulheres são mais como trechos de um guia de fácil consulta sobre pássaros em suas várias plumagens. O texto inclui até descrições de variações regionais (em preferências sexuais), instruções detalhadas sobre como as diferentes espécies de mulheres podem ser localizadas e conquistadas, e advertências sobre os tipos de caça que devem ser evitados. Esposas, por exemplo, podem ser jovens e virginais, mais velhas ou mais moças, ou casadas com um rei e vivendo em um harém, ou simplesmente "infelizes no amor e oprimidas pela rivalidade com as outras esposas do marido". Se as virgens e esposas não forem suficientes, o *nagaraka* pode recorrer a uma sedutora *punarbhu*, uma viúva independente e experiente em matéria de sexo buscando um novo casamento ou a condição de amante de algum funcionário graduado. Ou pode também encontrar duas espécies particularmente exóticas de aves: o jovem afeminado, que oferece sexo oral como meio de vida, e o massagista, mais másculo, que pode fazer uma estimulação manual como extra ou, se desejado, até "chupar a manga".

Não era vergonha recorrer ao sexo pago. Cortesãs eram carinhosamente classificadas segundo sua capacidade de despertar desejo, sua beleza e sofisticação, desde "a serva que carrega água" e "a mulher promíscua", até "a dançarina, a artista, a mulher publicamente desonrada, a que vive de sua beleza e a cortesã de luxo". Esta última, a prostituta de maior categoria, é a *ganika*, uma mulher de grande independência e alta posição — no reino de Licchavi, no Nepal, no século V, elas tinham até seu próprio grupo de representantes políticos e eram consideradas uma das glórias da cidade. A *ganika* adquire seu elevado status, diz Vatsyayana, por distinguir-se nas "64 artes". O problema é que não se trata das 64 *kama-kalas* que identificam o *nagaraka* corretamente treinado, mas das 64 *silpa-kalas*, um conjunto de habilidades femininas, a serem exercidas na vida social, desde cozinhar, testar ouro e prata, até fazer música roçando com os dedos as bordas umedecidas de taças, e ensinar papagaios e mainás a falar. As artes da massagem e dos penteados, no entanto, se prestam mais obviamente a jovens estudantes de *kama*, assim como a maquiagem — inclusive para os dentes — e saber como arrumar corretamente uma cama. O domínio de todas essas habilidades por certo permitirá que uma prostituta trabalhe nos mais altos círculos, enquanto a filha de um nobre, se as tiver aprendido, poderá com sucesso manter seu marido sob suas rédeas, "mesmo que ele tenha mil mulheres em seu harém".

Os detalhes sedutoramente íntimos e naturalistas do *Kamasutra* podem ser perigosos. O casulo erótico do *nagaraka* pode com facilidade ser adotado pelo leitor e este pode perder de vista tudo o que estiver fora de seu cintilante reino de prazeres ilimitados. Na verdade, o *Kamasutra* não está mais isolado de seu contexto do que o verdadeiro *nagaraka* poderia estar isolado de suas obrigações diárias relativas à religião, ao trabalho e à família. Vatsyayana não elaborou um manual para os homens de sociedade de seu tempo, nem simplesmente descreveu o mundo deles. O *Kamasutra* não era um "manual do jogador", ou um primitivo *Joy of Sex* (*Alegria do sexo*). Era algo bem mais ambicioso e profundo. Era também muito mais ligado às tradições brâmanes do passado longínquo do que sugerem suas coloridas descrições da vida libertina do *nagaraka*.

Já no seu primeiro capítulo, o *Kamasutra* declara ser o último descendente de uma antiga linhagem que se estendia até um "*Kamasutra*" composto por Nandi, o servo do deus

Shiva. Esse proto-*Kamasutra* divino supostamente teria mil capítulos e seria, ele mesmo, um rebento da obra original criada por Brahma. Sagrado ou não, o texto era, por certo, de difícil manuseio. Um sábio de nome Svetaketu Auddalaki o reduziu a quinhentos capítulos, para melhor memorização. Isso talvez ainda tenha sido insuficiente, pois outro especialista em erotismo, chamado Babhravya, do território ocidental de Pancala, fez outros cortes, chegando a apenas 150 capítulos. Engendrar uma genealogia lendária para um texto era comum, assim como afirmar que um escrito provinha da composição original de um deus era o mesmo que garantir sua precisão. A genealogia do *Kamasutra*, porém, não foi inventada para lhe dar autenticidade — ou pelo menos não totalmente.

Seus antepassados aparecem também em outros textos, embora como legisladores do sexo e não como especialistas em técnicas. Svetaketu aparece no já então antigo épico mitológico, o *Mahabharata*, como um profeta lendário do passado longínquo. A primeira menção ao seu nome ocorre quando Pandu, rei dos Kuru, explica para sua esposa Kunti que as mulheres costumavam ser livres e sexualmente independentes. A promiscuidade, nas palavras de Pandu, "não era considerada pecaminosa, pois era o costume aceito naqueles tempos. Esse mesmo costume é adotado até hoje por aves e outros animais sem ciúme". Dirigindo-se à esposa como "Kunti das coxas de curvas suaves [...] Kunti dos olhos de lótus", Pandu lhe conta que outrora existiu um eremita chamado Svetaketu, o filho do grande profeta Uddalaka, que viu sua mãe ser levada, como se fosse à força, por um brâmane. Svetaketu, irado, estabeleceu uma nova regra, segundo a qual "a infidelidade de uma mulher para com seu marido será um pecado igual ao aborto, um mal que acarretará infortúnio". (Pandu recebe sua merecida punição quando dispara uma flecha contra um veado preparando-se para o acasalamento. Este revelou ser um sábio disfarçado, aproveitando-se das regras relativamente frouxas da sexualidade animal, e amaldiçoa Pandu, dizendo que se ele tentar fazer sexo com qualquer de suas duas esposas, morrerá na certa. Corajosamente, Pandu tenta fazer amor com sua segunda esposa, Madri — e morre.)

Svetaketu aparece outra vez, como um patriarca da regulamentação sexual, na obra filosófica *Brihadaranyaka Upanishad*, que provavelmente remonta aos séculos VI ou VII a.C. Ao pedir a seu pai uma explicação para o significado e o mistério do sexo, ouve que este é uma espécie de sacrifício que um homem oferece aos deuses através da mulher; que envolve também os tradicionais ingredientes rituais da erva *kusha* e do misterioso Soma (que tem sido identificado como o alucinógeno cogumelo agárico ou como a estimulante planta do deserto *ephedra*). Svetaketu fica sabendo que a vulva da mulher é "o local do sacrifício, seus pelos púbicos são a erva sagrada, seus grandes lábios são o extrato de Soma; e seus pequenos lábios são o fogo ardendo no centro". Também lhe são reveladas fórmulas mágicas para assegurar o nascimento de diferentes tipos de filhos; para gerar "um filho culto e famoso, um orador cativante participando de assembleias, que há de dominar todos os *Vedas* e completar todo seu tempo de vida", o homem deve abrir as coxas da mulher, dizendo: "Separem-se, céu e terra." Ele então "introduz seu pênis nela, aperta sua boca contra a dela e a acaricia três vezes na direção de seus cabelos" — invocando, o tempo todo, a ajuda de vários deuses.

Quaisquer que fossem os resultados em termos de prole, a receita de Svetaketu dificilmente poderia garantir um ato sexual satisfatório. Tudo está muito longe do resolutamente prático *Kamasutra* de Vatsyayana. Já Babhravya, o outro antepassado da tradição erótica, parece menos distante. Presume-se que um certo "Pancala Babhravya" tenha sido o autor de parte do *Rig Veda* — o que nos leva a concluir que viveu apenas cerca de mil anos antes de Vatsyayana. Além de condensar os ensinamentos sobre *kama* em meros 150 capítulos, Babhravya também fez a divisão em sete tópicos ou "ramos", que sobreviveram como os sete livros do *Kamasutra*.

Com isso, ele quase aniquilou *kama*. De acordo com Vatsyayana, estudiosos posteriores desmembraram de forma fatal a obra de Babhravya, preferindo concentrar-se nos diferentes tópicos. Um certo Suvarnanabha, ao que parece, foi uma autoridade em "Sexo"; Ghotakamukha especializou-se em "Virgens"; Gonikaputra em "Esposas de outros homens"; enquanto Kucumara focalizou os afrodisíacos — o que veio a ser o sétimo e último, e um tanto superficial, livro do *Kamasutra*. Dattaka — tendo sido amaldiçoado a viver por algum tempo como mulher, o que lhe proporcionou uma percepção privilegiada, à semelhança de Tirésias, sobre o prazer masculino e feminino — aparentemente foi encarregado pelas cortesãs de Pataliputra a compor um novo texto baseado no sexto "ramo" de Babhravya, o dedicado à prostituição. Assim como as antigas obras de Babhravya e Svetaketu, os sete trabalhos dos sete especialistas sexuais originais se perderam. Apenas uns poucos fragmentos ou citações sobrevivem — suficientes, porém, para nos dar a certeza de que existiram em um passado remoto.

Mesmo no tempo de Vatsyayana, as obras dos sete especialistas em sexo estavam em claro risco de desaparecer. Em seu capítulo inicial, ele anunciou que os ensinamentos sobre *kama* haviam se tornado perigosamente fragmentados e que estava montando uma urgente missão de resgate. Ele saiu a campo para retomar os fios de uma antiga e talvez moribunda tradição, a fim de juntá-los novamente. Queria que o *Kamasutra* fosse citado e consultado pelas futuras gerações. No século III, no entanto, livros eram uma novidade rara (e é quase certo que nenhum — incluindo o *Kamasutra* — fosse ilustrado). O que havia eram manuscritos gravados sobre folhas secas de palmeira com um estilete, cujas marcas finas como as de uma ponta de alfinete eram posteriormente preenchidas com tinta, e até era possível encontrar papel, feito com casca do tronco de bétula. Mas os textos, em sua maioria, provavelmente não eram escritos e eram aprendidos pela repetição.

Só havia um meio de assegurar que o *Kamasutra* fosse lembrado — torná-lo literalmente memorizável. Nesse sentido, Vatsyayana compôs na forma concisa e organizada de sutras. Um célebre sutra em sânscrito, na forma clássica de dois versos, define a natureza de uma boa composição nesse gênero: "Breve, claro, essencial, universal, / brilhante e impecável é o sutra reconhecido pelos sábios." Em um tempo em que a maioria dos textos provavelmente era transmitida de forma oral, um que fosse ao mesmo tempo curto e de fácil memorização — e, evidentemente, brilhante e impecável — levava uma óbvia vantagem. Mas houve um inconveniente também: Vatsyayana estava tão preocupado com a sobrevivência de seu *Kamasutra*, que o fez conciso demais, a ponto de se tornar enigmático. Um sutra como "sem prevenção da mão" poderia significar "ele não refreia sua mão" e "uma égua, agarrando cruelmente" poderia ser "ela o agarra, como uma égua, tão fortemente, que ele não consegue se mover". Tal estilo condensado viria a causar sérios problemas aos futuros tradutores.

Quando chegou aos versos finais do *Kamasutra*, Vatsyayana estava obviamente exausto. O trabalho de "combinar textos antigos / e seguir seus métodos", queixava-se ele, só era feito com "muito esforço". E nem sequer garantia um resultado satisfatório. Três dos sete livros não se *encaixam facilmente* com os outros quatro. O famoso livro sobre "Sexo" se destaca por focalizar as questões físicas, mais do que as sociais e éticas, ao passo que "Esposas" e "Cortesãs" são, excepcionalmente, escritos sob a perspectiva feminina. Talvez a história de Vatsyayana, dando conta que Dattaka foi encarregado de escrever o livro pelas cortesãs de Pataliputra, fosse verdadeira. O último livro, sobre afrodisíacos, enquanto isso, foi obviamente acrescentado ao final da obra. Vatsyayana parece ter tido pouco tempo para este, chegando a lançar dúvidas sobre a qualidade de suas receitas e alertando seus leitores para não usarem técnicas que parecessem "duvidosas".

É impossível saber se Vatsyayana era realmente quem dizia ser: um estudioso já de cabelos brancos, há muito livre das tentações sexuais, que um dia se propôs a reunir os sete ramos dos ensinamentos sobre *kama*. Como Homero, talvez tenha sido um nome conveniente para autores desconhecidos, uma figura concebida para conferir um maior grau de unidade a um texto alinhavado de forma atabalhoada a partir de fontes díspares. Porém, quer Vatsyayana tenha sido real ou imaginário, "sua" empreitada continuou a mesma: devolver ao conjunto de ensinamentos sobre *kama* a dignidade de sua integridade original. A ideia não era tanto avançar ou redefinir os conceitos sobre *kama*, mas captar as melhores opiniões das escolas de pensamento existentes.

O *Kamasutra* se destinava a ser uma contribuição para o grande projeto científico do período: a composição de estudos autorizados sobre todos os aspectos do comportamento e do conhecimento humanos. Conforme a descrição de Vatsyayana, os ensinamentos de Babhravya, Svetaketu e outras veneráveis autoridades formavam um *shastra*, isto é, um conjunto de conceitos eruditos sobre um determinado tema. E por volta da época em que ele compôs o *Kamasutra*, novos *shastras* estavam sendo constantemente criados. Pouco tempo antes, Patanjali havia composto seu *Mahabhasya*, um comentário definitivo sobre a antiga ciência da gramática. Bharata contribuiu com seu *Natyashastra*, que examinava cada aspecto imaginável do ensino e da execução da dança e do teatro. Coletivamente, esses *shastras* podiam ser vistos como uma vasta enciclopédia empenhada em apresentar o melhor do conhecimento disponível sobre todos os assuntos — o que, na visão de mundo do bramanismo, significava conhecimento divino. A criação dessa enciclopédia não era tanto uma questão de descobrir a verdade, mas de recuperá-la, como se os estudiosos brâmanes estivessem tentando reconstituir os 100 mil capítulos da criação original de Brahma.

Era função de Vatsyayana assegurar que o capítulo sobre *kama* saísse de acordo com as expectativas. Este deveria constituir a última palavra sobre o assunto. Mas o que era realmente tal assunto — o que, na verdade, significava *kama* — era objeto de profunda controvérsia. A palavra "sexo" não dá nem para começar a explicar o tema. O *Kamasutra* começa definindo *kama* "em geral", o que, em suas palavras, consiste em "empenhar o ouvido, a pele, os olhos, a língua e o nariz, cada qual em sua própria função sensorial, e todos sob o controle da mente e do coração, dirigidos pelo eu consciente". Na visão de Vatsyayana, ao que parece, *kama* é nada menos do que a experiência consciente do prazer, um estado elevado acima da mera sensualidade pela percepção e pelo controle. Como ideia, não está tão longe das teorias estéticas de Wordsworth — embora se aplique mais a suor e corpos arfantes do que a nuvens e narcisos. (Como se verá no próximo capítulo, a ideia de Vatsyayana deve muito às teorias de apreciação poética e literária desenvolvidas por volta da época em que ele estava escrevendo.)

Em sua "forma primitiva", contudo, *kama* é algo mais intuitivo, mais físico. É uma "experiência direta de um objeto dos sentidos, que dá frutos e está impregnada pelo prazer sensual da excitação erótica que provém da específica sensação de toque". A expressão "dá frutos" suscita todo um debate de crucial importância sobre a forma de se entender o *Kamasutra*. Segundo os tradutores Wendy Doniger e Sudhir Kakar, "dá frutos" provavelmente se refere à concepção de uma criança. Se assim for, está em perfeita harmonia com o conceito ortodoxo do bramanismo de que o sexo é "para" procriação. O especialista vienense em sânscrito, Chlodwig Werba, no entanto, tem uma sugestão mais radical. Na tradução dele, *kama*, conforme definição do *Kamasutra*, é algo que ocorre "em consequência de um contato especial" que faz com que a pessoa que o experimenta "seja impregnada por um bem-estar de consciência" e tenha êxito em alcançar seu objetivo. *Kama*, assim, é uma experiência que parece ter relação, em certo grau, com o orgasmo, e não com a concepção, e esse tipo de orgasmo parece ter sido considerado como um microcosmo da libertação iluminada da alma. A diferença na tradução não é resultado de mera rixa acadêmica; ela reflete o ponto mais debatido em todo o campo da sexualidade: o sexo é "para" procriação ou prazer? Se Chlodwig Werba está certo, o *Kamasutra* está inequivocamente do lado do prazer.

No hinduísmo, *kama* era — e ainda é — classificado como um dos três objetivos fundamentais da existência humana, que juntos formavam o *trivarga*, ou caminho triplo. Os três objetivos eram *dharma, artha* e *kama*, termos reconhecidamente difíceis de traduzir. Por sorte, o *Kamasutra* inclui a mais incisiva definição presente em qualquer texto hindu. *Dharma*, diz o *Kamasutra*, "consiste em empenhar-se, como decretam os textos, em sacrifício e outros atos semelhantes que sejam desligados da vida material"; abrange os conceitos de "lei", "justiça", "religião" e "dever", assim como as ideias aparentemente conflitantes de "princípio" e "prática" — poderíamos definir *dharma* como "regras e religião". Quanto a *artha*, "consiste em adquirir conhecimento, terras, ouro, gado, grãos, objetos e móveis domésticos, amigos e assim por diante, e aumentar o que foi adquirido" — "riqueza e assuntos mundanos", poderíamos dizer. Vatsyayana declara que o assunto de seu texto é o *trivarga*, e não simplesmente o *kama*. Ele até abre seu livro saudando o trio. E diz que os três estão em "mútua harmonia". Juntos, definem e sustentam todo o conhecimento, toda a virtude e, em última análise, toda vida humana.

Ao enfatizar a relevância dos "três objetivos", Vatsyayana estava reivindicando a importância de seu trabalho. Este abordaria uma das três áreas fundamentais da experiência humana: sexo. E se *dharma* abrangia não apenas "ritual", mas toda esfera espiritual e moral, e *artha* tratava não só de dinheiro, mas de todo aspecto da vida pública e da política, *kama* poderia significar muito mais do que simplesmente "sexo" no sentido estrito. Poderia preencher o espaço além de *dharma* e *artha*, ocupando-se de todas as questões físicas e sociais. Dessa forma, um livro sobre o assunto poderia discutir não só as relações sexuais, mas toda a vida do cavalheiro *nagaraka* em todas as suas funções sociais: seu noivado e casamento, suas relações com amigos(as), cortesãs e amantes — até mesmo seu gosto na decoração do quarto de dormir.

Vatsyayana tinha mais uma razão para enfatizar o sexo como objetivo de vida: estava defendendo seu próprio interesse. Muitos de seus colegas eruditos brâmanes deveriam ter pouco tempo para as distrações de *kama* — e menos ainda para um texto que glorificava as paqueras dos *nagarakas* sob a bandeira da filosofia. Se Babhravya, Dattaka e todos os outros predecessores do *Kamasutra* estavam encanecidos, era mais pelo efeito da poeira do esquecimento do que da prata da reverência. O estudo de *dharma* e *artha*, os outros objetivos de vida do *trivarga*, ao contrário, florescia. Obras consagradas sobre *dharma* e *artha* já haviam se tornado clássicas por ocasião do surgimento do *Kamasutra*.

O *Manavadharmashastra*, ou "*shastra* de Manu sobre a questão do *dharma*", não era apenas autorizado, mas positivamente autoritário. Na família de textos que compõem os *shastras*, era o tio clérigo do *Kamasutra*: um pouco mais velho e mais severo, e profundamente preocupado com assuntos de religião e moralidade. As *Leis de Manu* (*Laws of Manu*), como a obra veio a ser mais tarde conhecida no Ocidente, definia normas que iam da "defesa do reino" e "caráter e comportamento de párias", até "atos que levam ao bem supremo". Tentava também regular o comportamento sexual. Não obstante o elogio de Friedrich Nietzsche, que clamava que "todas as coisas sobre as quais o cristianismo manifesta sua abismal vulgaridade, por exemplo, procriação, mulher, casamento, são aqui tratadas seriamente, com reverência, com amor e confiança", a atitude de Manu com relação à sexualidade e ao físico pode ser terrivelmente monástica. Descreve o corpo como "fétido, atormentado, impermanente [...] cheio de urina e excrementos, invadido pela velhice e pela dor, infestado por doenças e profanado pela paixão".

Manu proíbe o sexo "com fêmeas não humanas, com homens, com mulher menstruada, em qualquer coisa que não seja a vagina". Seu ideal era que o sexo fosse estritamente procriativo e monogâmico: o homem só deveria procurar sua esposa em dias específicos, durante a primeira metade do ciclo menstrual, e isso apenas depois de um banho ritual e uma oração. Qualquer forma de sexo que ameaçasse a ordem social era proibida, a tal ponto que "se um homem dirigir a palavra à esposa de outro homem em um local de banhos, em um local ermo ou uma floresta, ou na confluência de rios, ele incorre no delito de má conduta sexual". Pior ainda é "tratá-la com especial cortesia, flertar com ela, tocar seus ornamentos ou roupas, sentar com ela em um divã" — todos, recatados jogos de sedução que constituem a própria essência da vida do *nagaraka*. As penalidades para o adultério eram severas: a mulher seria devorada por cães em praça pública; o homem, queimado em um leito de ferro em brasa — embora *Manu*, generosamente, aceitasse que tais regras sobre o adultério não fossem aplicadas às esposas de atores ambulantes. Para enfatizar o perigo, *Manu* lança uma advertência apocalíptica:

Se os homens persistirem em procurar contato íntimo com as esposas de outros, o rei deve impor-lhes castigos que inspirem terror, e bani-los. Pois isso provoca entre as pessoas a confusão das castas, através da qual a irreligião, que corta as raízes, age para a destruição de tudo.

Vatsyayana, é claro, inclui um capítulo inteiro sobre "Esposas de outros homens". Ele alerta seu público masculino que, entre as "mulheres que podem ser conquistadas sem qualquer esforço", estão "a mulher que fica na porta; a que olha para a rua do alto de seu terraço [...] a que odeia seu marido; a que é odiada; a que não tem freios; a que não tem filhos" — e a lista prossegue longamente, terminando com "a esposa de um homem ciumento, depravado, puro demais, impotente, um protelador, afeminado, um corcunda, um anão, deformado, um joalheiro, um aldeão, malcheiroso, doente ou velho". O leitor de alguma forma se compadece dos joalheiros.

A finalidade do adultério, de acordo com Vatsyayana, é tão somente o prazer. E o sexo pelo sexo é exatamente o que o *nagaraka* procura. Isso se aplica também à sua esposa: Vatsyayana aprova a ideia de que a mulher que não "experimenta os prazeres do amor" pode deixar seu marido por outro homem. Ele tem o cuidado, porém, de não exaltar demais as virtudes do adultério. Os versos que encerram o capítulo sobre "Esposas de outros homens" declaram, surpreendentemente, que um homem "jamais deve seduzir as esposas de outros homens", pois isto vai contra *dharma* e *artha*, e asseguram que o único objetivo de mostrar como um homem pode ser um sedutor de sucesso — como faz o livro anterior com inúmeros detalhes — é, supostamente, para manter os maridos alertas.

A fria hipocrisia dessa justificativa é de deixar qualquer um atônito, mas é o resultado da posição defensiva de Vatsyayana por descrever práticas sexuais proibidas, uma pose de legitimidade que ele adota, enquanto o ideal enciclopédico o leva a descrever todas as formas possíveis de experiências sexuais. Sua abordagem parece ser a de que, quando se conhecem todas as regras, pode-se escolher se elas se aplicam ou não, e qual apresenta a maior vantagem. Essas práticas maquiavélicas sem dúvida sofreram a influência do *Arthashastra* de Kautilya, o tratado clássico sobre o objetivo de vida de *artha*, ou "riqueza e assuntos mundanos". Como um manual da arte de governar destinado a um príncipe ideal, o *Arthashastra* é o irmão político desonesto de *Manu*, o tio clérigo. Trata de assuntos tão diversos quanto a conduta apropriada dos cortesãos, a "captura do inimigo por meio de planos secretos ou pelo exército" e a "detecção do que é desviado da receita do Estado por servidores do governo".

Vatsyayana copiou a estrutura extremamente organizada do *Arthashastra* e imitou até sua posição, empregando para a sedução o mesmo tratamento implacavelmente pragmático que este usa, digamos, para a captura de uma fortaleza ou para lidar com um inimigo poderoso. Tão semelhantes são as formas, que o *Kamasutra* poderia ser quase uma paródia maliciosa. O próprio *Arthashastra* invade a esfera de *kama*, determinando ao príncipe seu "dever para com o harém", por exemplo, e as funções do "Superintendente das prostitutas" — que incluíam assegurar que elas fossem adequadamente treinadas nas artes do amor. Sua moral é mais duvidosa do que a de *Manu*, mas o *Arthashastra* não é nada permissivo. Seu primeiro livro, "Sobre a disciplina", tem muito a dizer sobre a conduta pessoal e íntima do príncipe ideal. Um capítulo sobre a "restrição dos órgãos dos sentidos" descreve como um governante digno mantém seus "órgãos dos sentidos sob controle" e como deve (ou deve ser capaz de) "abster-se de causar danos a mulheres e à propriedade de outros; evitar não apenas a lascívia, mesmo que em sonho, mas também a falsidade, a arrogância e inclinações malignas". Não se esperava, contudo, que um príncipe fosse um asceta e o *Arthashastra* dá uma breve guinada para o calor da acolhedora visão de mundo do *Kamasutra*:

> Não violando a justiça e a economia, ele terá prazer em seus desejos. Jamais será privado da felicidade. Poderá desfrutar, na mesma medida, dos três propósitos da vida, caridade, riqueza e desejo (*dharma*, *artha* e *kama*), que são interdependentes um do outro. Qualquer um dos três, quando desfrutado em excesso, prejudica não só os outros dois, mas a si próprio.

Vatsyayana diz quase a mesma coisa, embora o que o *Arthashastra* considera excesso seja surpreendentemente brando. Se uma mulher se entrega a "passatempos amorosos", é multada em três *panas*; a multa sobe para doze *panas* "se ela sair para ver outro homem ou para divertir-se"; e é dobrada pelas mesmas infrações cometidas à noite ou "se um homem e uma mulher trocam sinais com vistas ao prazer sensual, ou mantêm conversação secreta para o mesmo fim". Tais regras poderiam destinar-se a atingir o estilo de vida descrito no *Kamasutra*, pois esses tipos de flertes eram o "pão de cada dia" do *nagaraka* e suas amantes.

Vatsyayana enfrentava poderosos inimigos — ou, pelo menos, rivais. A despeito da importância teórica de *kama* como um dos três objetivos de vida, desfrutar realmente de um estilo de vida baseado só na busca pelo prazer era bastante problemático. Tanto as *Leis de Manu* como o *Arthashastra* estão repletos de advertências sobre o que constitui má conduta sexual. Ambos incluem uma grande quantidade de penalidades precisamente estipuladas para as transgressões. O *Kamasutra*, em violento contraste, apresenta notas mais amenas ou acauteladoras, no máximo, e estas são com frequência precedidas da expressão "Vatsyayana diz" — um tique estilístico emprestado do *Arthashastra* —, para enfatizar que as regras podem ser uma questão de opinião.

Vatsyayana consegue uma vingança prévia ao antecipar os ataques contra o valor moral de *kama*. Os pragmáticos, torcendo o nariz, diz ele, argumentariam que

> [...] as pessoas não deveriam entregar-se aos prazeres, pois estes são um obstáculo à religião e também ao poder, e estes são mais importantes [...] Eles fazem o homem associar-se a pessoas sem valor e empenhar-se em maus projetos; eles o tornam impuro, um homem sem futuro e também negligente, um joão-ninguém, indigno de confiança e inaceitável.

Em resumo, fazem dele um *nagaraka*. Mas *kama*, para Vatsyayana, é tão importante quanto *dharma* e *artha*. Trata-se simplesmente de uma questão de se adequar ao tempo. A infância, em suas palavras, é para o aprendizado, a juventude, para o prazer e a velhice, para a religião e libertação — ou poderíamos dizer, cada coisa a seu tempo. Ele ainda acrescenta com alegre pragmatismo: "Ou, como o tempo de vida é incerto, um homem persegue seus objetivos à medida que vão surgindo as oportunidades" — dançando conforme a música, talvez.

Vatsyayana admite que algumas autoridades acreditam que as pessoas nem deveriam se dispor a *escrever* a respeito de prazeres, quanto mais apreciá-los. "Os eruditos dizem", adverte ele, que embora seja apropriado ter *shastras* sobre *dharma* e *artha*, "visto que até os animais lidam com o sexo sozinhos, uma vez que este acontece o tempo todo, não haveria necessidade da ajuda de um texto para ser praticado". A resposta de Vatsyayana é bastante prática: "Como, no sexo, o homem e a mulher dependem um do outro", diz ele, "é preciso haver um método." E este, por certo, é o seu livro. Com um jeito sério — e, quem sabe, um brilho nos olhos — Vatsyayana então modestamente sugere que os prazeres da carne "são um meio de dar sustento ao corpo, e são recompensas para a religião e o poder". É necessário apenas "ter consciência das imperfeições dos prazeres, imperfeições que são como doenças. Pois as pessoas não deixam de preparar sua comida porque pensam 'Há pedintes', nem param de plantar a cevada porque pensam 'Há cervos'. E nem, poderíamos inferir, deveriam parar de fazer amor — ou de escrever a respeito — porque pensam 'Há eruditos'".

Esta voz "liberal" viria a soar mais tarde junto aos leitores ocidentais como um remanescente precioso do mundo antigo. Tais costumes claramente permissivos são mesmo raros em textos "religiosos" do passado distante. Essa voz é mais audível e distinta nos *shlokas*, ou versos que arrematam a maioria dos capítulos do *Kamasutra*, servindo como uma espécie de comentário imediato sobre os sutras. Se estes são como grãos de arroz — nutritivos, substanciais, essenciais e que podem ser armazenados por longos períodos —, os *shlokas* são colheradas de doçura. Aproveitando a própria receita de virilidade do *Kamasutra*, são o mel e a manteiga que transformam um prato simples de arroz em um magnífico pudim — que, com a adição do "sumo de um ovo de pardal", permite que um homem "faça amor com um número infinito de mulheres".

Quando o *Kamasutra* foi composto, a forma de sutra já era arcaica. Os *shlokas*, ao contrário, tinham um sabor mais contemporâneo e parece provável que fossem a voz do próprio Vatsyayana — ou, pelo menos, dos escritores ou editores cujo trabalho é atribuído a ele. Muitos leitores ocidentais consideraram essa voz calorosa e animadoramente liberal. Ela tende a comentar os sutras a fim de esclarecer ou modificar as regras. Os *shlokas* finais, por exemplo, advertem que as "técnicas incomuns empregadas para aumentar a paixão" na verdade são "vigorosamente proibidas" e são descritas tão somente porque uma pesquisa completa assim o exigia. Não se trata, porém, de uma restrição moralizante, assim como não é liberalizante. À medida que os *shlokas* prosseguem, o extraordinário relativismo subjacente à declaração se torna claro. "As pessoas devem compreender", explicam, "que o teor dos textos tem aplicação geral, mas cada prática real se destina a uma região em particular." As regras, no *Kamasutra*, podem não ser o que aparentam.

Em última análise, o *Kamasutra* desafia a própria ideia de regras relativas ao amor. Os *shlokas* que fecham o capítulo sobre "tapas e os gemidos subsequentes", do livro sobre "Sexo", terminam com uma célebre alegoria que expressa perfeitamente a ideia de que a paixão prevalece sobre os regulamentos e o sexo ultrapassa os frios dados de qualquer livro — mesmo os de um livro sobre sexo. Tapas e gemidos, diz Vatsyayana, "não são assunto para listas numéricas / ou sumários de livros" — que é exatamente o que caracteriza os sutras.

> Para pessoas unidas em êxtase sexual,
> a paixão é que faz as coisas acontecerem [...]
> Pois, assim como um cavalo em pleno galope,
> cego pela energia de sua própria velocidade,
> não presta atenção a nenhuma estaca
> ou buraco ou vala no caminho,
> assim também dois amantes cegos de paixão,
> na fricção da batalha sexual,
> são enredados em sua ardente energia
> e não prestam atenção ao perigo.

A alegoria do cavalo capta perfeitamente o poder e a (suarenta) energia do ato sexual. Não representa o homem ou a mulher, mas a própria paixão: vigorosa, autônoma e quase, mas não totalmente, fora de controle, ferindo-se imprudente em deleite ante a energia de sua própria velocidade. A excelência sexual pode ser o produto de autodomínio, o conhecimento cultivado das 64 artes e ciências, mas a paixão, nas palavras de Vatsyayana, "não olha antes de dar o salto".

Mas é nos versos que encerram o capítulo sobre "abraços" que Vatsyayana se despe, mais enfaticamente, do manto empoeirado do erudito. Ele se posta nu diante de seu público, declarando:

> O território dos textos se estende
> apenas até onde os homens têm apetites tediosos;
> mas, quando a roda do êxtase sexual se põe em movimento,
> não existe nenhum livro (*shastra*) e nenhuma ordem.

Poderiam os sucessores de Vatsyayana jogar fora o *Kamasutra* e se amarrar à roda?

*Q*UANTO AO FIM DO ATO sexual, quando a paixão já amainou, o homem e a mulher vão separados para o quarto de banho, embaraçados, sem se olhar, como se não se conhecessem. Ao voltarem, sentam-se em seus lugares habituais sem constrangimento, mascam um pouco de bétel e ele próprio fricciona pasta de sândalo ou algum outro óleo perfumado no corpo dela. Ele a abraça com o braço esquerdo, segurando uma taça na mão e a persuade a beber. Ou ambos podem beber um pouco de água ou comer alguma coisa leve, de acordo com seus temperamentos e gostos: suco de frutas, grelhados, caldo de arroz fermentado, sopas com pedacinhos de carnes, mangas, carne seca, frutas cítricas com açúcar, de acordo com as preferências da região. À medida que experimenta cada um, ele diz a ela, "este é doce" ou "delicado" ou "tenro", e lhe oferece. Às vezes, ficam sentados na varanda do teto para apreciar o luar e contam histórias apropriadas aos seus sentimentos. Ela se deita no colo dele, olhando a lua, e ele vai apontando as várias constelações; observam as Plêiades, a Estrela Polar e o arco dos Sete Sábios que forma a Ursa Maior. Assim termina o sexo.

Kamasutra
Livro Dois: Sexo
Capítulo Dez: O começo e o fim do ato sexual
Tradução para o inglês de
Wendy Doniger e Sudhir Kakar (2002)

Capítulo Dois

Prazer nas paixões

Por algum tempo pareceu que Vatsyayana havia tido um grande sucesso, que seus estudantes e seguidores *nagarakas* estivessem realmente dispensando seus livros e se entregando com toda liberdade a seus apetites eróticos. Não apareceram *Kamasutras* concorrentes para desafiar Vatsyayana como porta-voz autorizado em matéria de sexo. Parecia até que ele havia eliminado as obras das quais tomara alguns empréstimos — de fato, nenhum dos livros de seus predecessores é conhecido hoje em dia. Com o *Kamasutra* concluído, quem iria tentar memorizar os 150 capítulos de Babhravya, afinal de contas? E quem iria encomendar um novo estudo especializado sobre cortesãs e suas artes, tendo à mão a obra de Vatsyayana? Seu livro do amor era tão perfeito, com observações tão exatas e argumentos tão minuciosos, que não poderia ser melhorado.

O sucesso do *Kamasutra* deteve o avanço da ciência de *kama* — por algum tempo, ao menos —, mas o amor cedo floresceu em outra arena mais incensada: a das artes. O fulgurante verão cultural da dinastia Gupta nos séculos III e IV foi a idade de ouro da literatura clássica em sânscrito, uma época em que todos os prazeres urbanos dos *nagarakas* tiveram sua mais refinada expressão. Poetas eram louvados e músicos celebrados, porém acima de todos os outros prazeres estava o teatro. Multidões de aristocráticos amantes das artes afluíam para assistir às representações, em especial as de temas eróticos. Os teatros em si eram locais profundamente sensuais, com a meia-luz das lâmpadas enfumaçadas e as fileiras de colunas que sustentavam os tetos abobadados proporcionando perfeitas oportunidades para conversas ou namoros em particular, mesmo em um espaço público como aquele. As paredes eram pintadas com sugestivas imagens de plantas trepadeiras entrelaçadas e figuras de homens e mulheres acariciando-se. Ainda mais incitante era o perfume do teatro, os aromas tentadores de sândalo, incenso, cera de abelha e bétel elevando-se do público e se combinando com os odores tipicamente teatrais da maquiagem e do óleo das lamparinas queimando.

Não era de admirar que Vatsyayana atestasse a paixão dos amantes pelo teatro. Peças da era clássica, entrementes, refletiam um desejo igualmente impetuoso por histórias de amantes. Enquanto o teatro de Shakespeare ressoava com as trombetas da batalha, os suspiros de românticos enamorados e as gargalhadas da comédia leve, os antigos teatros indianos deviam reverberar com um som acima de todos: o zumbido baixo da sensualidade. Quase todos os dramas remanescentes do período sânscrito clássico tinham *kama* como tema central e os dramaturgos usavam sofisticadas técnicas de mímica, dança e diálogo para capturar a verdadeira essência do erotismo. O teatro possuía seu próprio manual para competir com o livro do amor de Vatsyayana: o *Natyashastra* de Bharata era a obra definitiva sobre todos os aspectos da dança, do teatro e da estética. Estabelecia as exatas dimensões para a construção do teatro ideal e analisava complexas teorias sobre beleza e apreciação artística, incluindo a teoria fundamental de toda a literatura em sânscrito: a dos *rasas*. O clima erótico procurado por poetas e autores teatrais era, como explicava o *Natyashastra*, um dos nove *rasas*, cada um dos quais correspondia a uma emoção humana básica, mas que se elevava acima desta pela expressão artística ou apreciação consciente. Em sânscrito, *rasa* pode significar sabor ou aroma e era como uma essência destilada das emoções cruas das experiências do dia a dia. Cada *rasa* podia inspirar o tom de um gesto, um olhar, ou mesmo de uma peça teatral inteira. Em sua *Poética*, Aristóteles havia dividido a poesia em três gêneros: comédia, tragédia e epopeia. Os estetas do sânscrito foram além: havia *rasas* para alegria e riso, aversão, cólera, serenidade, heroísmo, medo, pesar e assombro.

Dentre todos os *rasas*, o maior, o mais elegante e refinado era *sringara*, sobre o erotismo arrebatador. Era como o amor romântico dos palcos ocidentais, porém escorado pela força que verdadeiramente movia aquele amor. Era o que atraía o público e inspirava as melhores peças. E foi *sringara* — e os dramaturgos e o público que juntos o imploravam — que manteve o *Kamasutra* vivo. Um *rasa* era criado não só pelo escritor da peça; para chegar a existir, precisava tomar forma na mente de um conhecedor. A apreciação dos prazeres do amor, segundo Vatsyayana, devia estar "sob o controle da mente e do coração, dirigidos pelo eu consciente". De modo semelhante, *sringara* teria que ser refinado a partir da real experiência do amor sexual, como "um prazer desapaixonado nas paixões". Nada que pudesse fazer o público corar deveria ser mostrado, mas a articulação de *sringara* no teatro estava longe de desapaixonada. Os palcos dos teatros deviam ser erguidos sobre plintos e, presume-se, protegidos por uma grade de madeira de cerca de 60 cm de altura, que pudesse proteger os atores dos excessos dos espectadores. Não se sabe se a turba era levada a um tal extremo de fervor erótico a ponto de tentar cruzar a linha divisória e entrar no mundo idealizado da peça, ou se simplesmente ficava tão embriagada que tentava bolinar as atrizes — entre as quais havia prostitutas celebradas por sua beleza e perícia nas 64 artes.

O *Natyashastra* era a inteligente e sexy irmã atriz do *Kamasutra* — e sua proximidade era grande. Não era apenas uma questão de idade, embora seja provável que Bharata e Vatsyayana tenham sido mais ou menos contemporâneos, subtraindo ou somando um século ou dois de incerteza que usualmente torna imprecisas as antigas datas indianas. Tampouco se tratava de sua comum obsessão *shástrica* por classificações em geral e pela categorização das posturas corporais em particular, apesar de serem muito semelhantes a esse respeito — as posições de coito do *Kamasutra* dispensam introdução, ao passo que o *Natyashastra* descreve nada menos do que dez modos de posturas, sete tipos de piruetas, 32 formas de andar e 108 "posturas transitórias". Seu relacionamento íntimo nasceu de um senso compartilhado da profunda teatralidade do erótico.

O sexo, para o *Kamasutra*, era teatro; enquanto este, para o *Natyashastra*, era todo sobre sexo. O *Kamasutra* vê o sexo como um ato público representado para uma plateia. Até a palavra que usa para o parceiro masculino é a que o *Natyashastra* emprega para o herói de uma peça: é o *nayaka*, ou protagonista. Em ambas as obras, sua amante, ou a atriz principal, é chamada de *nayika*. O *Natyashastra* a classificava detalhadamente, segundo sua natureza e seu temperamento. A *vasakasajja nayika*, por exemplo, costumava vestir-se com alegre antecipação para fazer sexo com seu amado, inspecionando inquieta suas joias e sua maquiagem no espelho, cobrindo seu leito com pétalas de flores e olhando ansiosamente pela janela. A *khandita nayika*, ao contrário, se mostrava furiosa com seu amante infiel; ofegante de raiva e de mágoa, não queria ouvir as suas desculpas e nem deixá-lo aproximar-se dela. Muitas dessas situações românticas arquetípicas também eram descritas no *Kamasutra*. Significativamente, as três principais companhias do *nagaraka*, "o libertino, o proxeneta e o palhaço", são personagens comuns no teatro.

Vatsyayana, ao que parece, não se interessava apenas pela ciência de *kama*. Ele tinha em mente não só um manual de erotismo teatral, mas também um verdadeiro guia para relações sexuais. Por vezes, o próprio *Kamasutra* salta a barreira que separa o real do mundo da representação. No início de cada um dos sete livros, a cortina sobe para mostrar o *nagaraka* em um traje diferente e em um período diferente da vida: ele aparece como o sedutor de virgens, o marido ideal, o caçador de esposas de outros, o cliente de cortesãs e, finalmente, no último livro, como o homem que precisa recorrer a afrodisíacos para manter sua virilidade, já em declínio. O próprio sexo é uma representação magnífica e afetada no *Kamasutra*, parte de todo um estilo de vida teatral que começa com as 64 artes e termina com os tipos apropriados de gritos e gemidos na cama. O homem que seduz uma jovem virgem — e esta, por sua vez, seduzindo-o — está desempenhando papéis bem definidos. Somente a cortesã é uma intérprete tão consumada:

ela é contratada para "fazer o papel" de uma amante e solicitada a atuar como uma esposa "a fim de fazer com que ele a ame". Não por coincidência, como observa o *Kamasutra*, muitas prostitutas eram também dançarinas ou artistas, enquanto o *Natyashastra* de fato descreve a prostituição como uma das artes da dançarina.

O ato sexual, no *Kamasutra*, é elaboradamente enfeitado com camadas de significados. As mordidas de amor não são apenas mordidas, são entendidas pelos parceiros como formas de fazer a corte. Arranhar com as unhas não é só uma indicação de paixão bruta, é um sinal reconhecido: a marca do "salto da lebre" de cinco arranhões de "pata de pavão" bem juntos ao bico do seio é usada para elogiar a mulher por sua perícia sexual, enquanto um homem ao sair em viagem também deixa "três ou quatro linhas nas coxas dela ou na parte superior de seus seios, para que ela se lembre dele". As vívidas "cenas" de sexo apaixonado do *Kamasutra* são descrições teatrais, tanto quanto retratos de amantes reais em ação. Muitos abraços são posturas, assim como posições, e se inspiram tanto na dança quanto no real comportamento sexual. Tomemos, por exemplo, "a trepadeira envolvente" na qual "como uma trepadeira, se enrosca em torno de uma grande damareira, assim ela se enrosca nele e puxa sua face para baixo para beijá-lo", ou "subindo na árvore", quando ela apoia um pé no pé de seu amante e o outro sobre a coxa dele, e se move como se estivesse escalando seu corpo para pedir um beijo. Quando a mulher assume uma posição "por cima" para fazer amor, diz-se que está "fazendo o papel do homem". E quando os amantes se entregam ao ato sexual como "uma forma de brigar", ela "finge não poder suportar" quando ele "a golpeia nas costas com seu punho, estando ela sentada em seu colo"; e todo o tempo ela emite, "de acordo com sua imaginação, os ruídos da rola, do cuco, do pombo, do papagaio, da abelha, do rouxinol, do ganso, do pato e da perdiz". Devia ser uma cena e tanto. A imaginação da mulher podia muito bem ter sido incitada pelo *Natyashastra*, que ensinava o artista a imitar os movimentos de aves e animais, além de produzir tais deliciosos arrulhos e ruídos.

Brigas reais são marcadas por atuações teatrais igualmente elaboradas. Se o amante de uma mulher diz o nome de outra de suas esposas, "ou acidentalmente chama a mulher pelo nome da outra" ou de fato a trai, "dá-se então uma grande briga", na qual a mulher é uma espécie de prima-dona, fazendo seu papel de coração partido

> com lágrimas, angústia, cabelos agitados, tapas, atirando-se da cama ou da cadeira para o chão, arrancando guirlandas e joias e dormindo no assoalho [...] Ela responde às palavras dele ainda mais zangada, agarrando os cabelos dele e puxando seu rosto para cima, chutando-o uma, duas, três vezes nos braços, na cabeça, no peito ou nas costas. A seguir ela se dirige para a porta, senta-se ali e desata a chorar.

Esta é uma heroína mais agressiva do que a *nayika* do *Natyashastra*, que "deve atormentá-lo com censuras formadas por palavras ditas com ciumenta indignação. Mas palavras muito cruéis não devem ser pronunciadas e também não devem ser usados termos muito raivosos". Contudo, as duas heroínas são, definitivamente, primas.

Se os poetas e dramaturgos buscavam a teoria no *Natyashastra*, recorriam ao *Kamasutra* para a prática, para um modelo de expressão. Na primeira das muitas apropriações que viriam a definir a sobrevivência do livro do amor de Vatsyayana, a própria linguagem do *Kamasutra* era explorada por poetas e teatrólogos; e sua terminologia, adotada com vistas à autenticidade erótica. A maravilhosa peça do século IV, *Mrcchakatika*, ou *A pequena carroça de argila* (*The Little Clay Cart*), de Sudraka, se encontra exatamente na mesma esfera de vibração erótica descrita por Vatsyayana. A peça tem como herói um elegante e nobre *nagaraka* chamado Carudatta, que, tendo caído de amores por uma cortesã, parece quase saído das páginas do *Kamasutra*. Até a casa de Carudatta — na descrição de seu amigo Maitreya, o "palhaço" — poderia ser a moradia ideal do homem solteiro apresentada no *Kamasutra*, com seus terraços, cama e divã macios, tabuleiro de jogos, pomar e gaiolas com pássaros canoros. Escrevendo no século IV ou no V, o maior de todos os poetas-dramaturgos do sânscrito, Kalidasa, obviamente conhecia seu *Kamasutra* de cor. Seu poema *Raghuvamsa* fala da paixão erótica do decadente rei Agnivarna, que transfere todo o poder a seus ministros, a fim de seguir uma vida de incessante prazer sensual, muito semelhante à do *nagaraka*. Em seu regaço, ele aninha jovens mulheres ou uma vina; senta-se no terraço de seu palácio sob um dossel, apreciando o luar com seu harém de graciosas virgens; e deixa marcas de mordidas e de unhas nos lábios e coxas de mulheres "experientes nas artes" — a ponto de, cruelmente, fazê-las sentir dor ao tocar flauta ou vina para o entretenimento dele.

Por certo, os poetas e Vatsyayana poderiam simplesmente ter extraído os mesmos cenários e imagens de um manancial comum de motivos eróticos e normas de comportamento sexual. Mas o *Kamasutra* era mais do que apenas outra fonte literária: era o original digno de respeito e crédito. A prova disso está na maior das peças de Kalidasa, *O reconhecimento de Shakuntala*. Em um ponto crucial, o herói, rei Dusyanta, encontra pela primeira vez a adorável Shakuntala quando ela está regando fragrantes mangueiras no bosque de um eremita. A cena segue o *Kamasutra* como se este fosse um guia. Quando uma jovem se sente atraída por um homem, diz Vatsyayana,

> ela não o encara de frente. Quando ele olha para ela, deve mostrar-se embaraçada. Ela revela as esplêndidas partes de seu corpo, sob algum pretexto [...] Quando questionada sobre alguma coisa, responde sorrindo, baixando a cabeça e murmurando indistintamente algo sem sentido, muito suavemente. Ela gosta de ficar perto dele um longo tempo. Quando está a alguma distância dele, fala às suas acompanhantes com tom de voz alterado, esperando que ele olhe para ela. E não sai daquele lugar.

Shakuntala segue Vatsyayana à risca: ela pede que suas servas afrouxem sua blusa, que "roça as incipientes protuberâncias de seus seios"; mantém-se muda quando Dusyanta se dirige a ela, com os olhos voltados para o chão; repreende suas amigas e finge afastar-se delas e do rei — embora acabe ficando. E quando os amantes começam a conversar, as amigas de Shakuntala atuam como intermediárias — exatamente como recomenda o *Kamasutra*. Enquanto isso, uma orientação de palco diz que Shakuntala "demonstra todo o embaraço da atração erótica", sem se dar ao trabalho de especificar como deveria ser transmitido esse sentimento. Nem era preciso. O *Kamasutra* já havia dito tudo.

O legado literário do *Kamasutra* subsistiu por séculos, tendo o livro do amor de Vatsyayana se tornado um manual para a representação literária do amor, tanto quanto um guia para as relações sexuais propriamente ditas. No século VII, o poema de Magha, *Sisupalavadha*, não só tomava por empréstimo os termos técnicos do *Kamasutra* para abraços, beijos e marcas de unhas, como, na hora de descrever os sons arquejantes das mulheres durante o orgasmo, simplesmente orientava seus leitores a consultar a obra de Vatsyayana para mais detalhes. "Damas adoráveis sibilavam, ronronavam, gemiam, diziam coisas e palavras doces, para significar 'pare, por favor!'", escreveu Magha, e explicava a seguir: "Todos esses sons constavam do *Kamasutra*." O que poderia nos levar a pensar que este último havia se tornado um lugar-comum e que Magha estava zombando das mulheres por seu estilo muito convencional de fazer amor. Mais provavelmente, ele fazia uso do *Kamasutra* como uma ficha de anotações sobre a pura perfeição erótica.

O *Amarusataka*, de Amaru, do século VIII — uma sequência de cem poemas de amor, cada um representando o espírito de um determinado momento em um arquetípico caso de amor passional —, era tão incrivelmente vívido que, dizia a lenda, os versos teriam sido escritos por um asceta chamado Shankara, que havia penetrado no corpo de um morto a fim de entregar-se a exuberantes experiências eróticas. A história é um curioso eco da própria reivindicação de Vatsyayana pelo celibato. Shankara também aproveitou a oportunidade, dizia-se, para estudar o *Kamasutra* a fundo, e muitos dos cenários dos poemas, assim como a linguagem usada para evocá-los, provinham diretamente do livro do amor. Por exemplo, "o beijo que inflama a paixão" de Vatsyayana, que uma mulher dá na boca de seu amado enquanto ele dorme e o "beijo de despertar" dele, que pode ser provocado por uma amante que finge dormir, no *Amarusataka* transformam-se em uma cena real de um caso de amor. Ao cabo de uma noite muito longa e com muita gente, uma mulher finalmente fica a sós com o homem que ela deseja. Mas ele já está dormindo — ou assim ela imagina.

> Dominada pelo amor minha boca pousei
> Diretamente sobre a dele.
> Então me dei conta. A pele do tratante se eriçou,
> ele estava só fingindo de olhos fechados.

A despeito do ousado erotismo da literatura da era clássica, a cultura religiosa da Índia continuava tão atormentada com o tema do sexo como sempre estivera. No momento em que Amaru escrevia sua obra, contudo, estava se consolidando um movimento que tentava reconciliar os impulsos eróticos e ascéticos do hinduísmo. Segundo os filósofos dos cultos "tântricos", o desejo poderia ser usado para dominar o desejo. Textos herméticos conhecidos como tantras exploravam a formulação de *mantras*, ou expressões místicas, e invocavam teorias esotéricas de cosmologia, magia e até anatomia, de modo que o praticante pudesse entrar em comunicação com o poder do divino. Uma importante noção tântrica, derivada dos *Yoga-sutras* de Patanjali, compostos por volta do século I, sustentava que o Poder Supremo do universo está presente em "veias" ocultas do corpo humano, tomando a forma de Kundalini, a serpente adormecida. O adepto do tantrismo deveria despertar Kundalini de seu sono através de práticas rituais, mágicas — e possivelmente sexuais — unindo os centros de poder masculino e feminino do corpo na experiência de *ekarasa*, a sensação universalizada de consciência unitária. Poderíamos descrever *ekarasa* como um orgasmo místico, mas este dificilmente seria maior do que a alegre busca do *nagaraka* pelo prazer ejaculatório. O *nagaraka* procurava o prazer como um fim em si mesmo, enquanto o seguidor do tantrismo procurava direcioná-lo para fins religiosos. O *Kamasutra* enfatizava a importância de *kama* como um objetivo de vida válido, se mantido sob controle apropriado, ao passo que os filósofos tântricos o entendiam como algo proibido, caótica e sombriamente poderoso.

Dentre todos os ritos tântricos, o mais sombrio e mais poderoso era o esotérico *kula prakriya*. Reservado apenas para iniciados de alto nível no tantrismo, procurava purificar a consciência do devoto através de atos rituais de transgressão, entre os quais a extração, troca, oferta e o consumo de fluidos sexuais. Talvez até existisse o sexo sacramental entre devotos, imitando a divina união do deus Shiva com sua própria emanação feminina, Shakti. Porém, mesmo dentro do culto tântrico, já esotérico e transgressor, tais práticas ocorriam na esfera de uma minoria "de esquerda" ou "sinistra". Seu objetivo era a libertação deste mundo, e não a feliz participação em seus prazeres, e os que seguiam a trilha da esquerda, presumivelmente, deviam executar seus rituais *sem* desejo.

Em teoria, portanto, o tantrismo voltado ao ascetismo não poderia estar mais distante do ambiente mundano e apaixonado do *Kamasutra*. Por volta do século X em diante, porém, *kama* e tantra se unificaram — e os resultados se evidenciaram de forma espantosa nas paredes dos templos por toda a Índia. Estátuas de casais entrelaçados já existiam desde os tempos de

Vatsyayana, porém os escultores, recém-conquistados pelas teorias tântricas, começaram a cinzelar ardentes cenas eróticas aos milhares, para adornar as paredes exteriores dos templos. Isto não foi tão chocante como possa parecer. Os templos indianos sempre haviam possuído um elemento intrinsecamente sexual. Eles se concentravam em torno de um *garbagriha*, ou câmara uterina, enquanto o principal objeto de devoção religiosa, pelo menos na tradição xivaíta, era o *lingam* de pedra, uma imponente representação escultural do falo do deus Shiva, em permanente ereção, em geral assentado sobre uma base esculpida representando a *yoni* feminina. É fácil exagerar o erotismo de tais objetos. Catedrais góticas também podem ser vistas como representações do corpo, afinal de contas, mas isto não significa que os cristãos da Idade Média cultuavam o erotismo.

Em boa parte graças ao tantrismo, os escultores indianos foram além de seus colegas ocidentais. O apogeu da arte erótica em templos foi o complexo gigante do século X, em Khajuraho, na Índia central. Os escultores eróticos eram apenas um décimo do total, mas tratava-se de uma fração proeminente e cativante. Ninfas de amplos quadris e seios rijos, entrelaçando-se, exibem seus corpos de contornos generosos e adornados com joias, nas paredes exteriores, em painéis requintadamente trabalhados. Essas *apsaras* roliças se apresentam sem inibição sobre a superfície de pedra, pintando-se, lavando os cabelos, jogando, dançando e atando e desatando incessantemente seus cintos — uma atividade repetida com obsessão semelhante no *Kamasutra* e na poesia erótica da época de ouro. Ao lado das ninfas celestiais, há fileiras compactas de grifos, divindades guardiãs e, mais notoriamente, *maithunas*, ou casais fazendo amor, entrelaçados de forma extravagante.

Hoje, Khajuraho é popularmente conhecido como o "templo do *Kamasutra*", mas suas estátuas enlaçadas, na verdade, não "ilustram" as posições de Vatsyayana. São a prole de uma estranha união entre tantrismo e temas relacionados à fertilidade, com uma boa dose de magia. Fertilidade e concepção, por certo, constituem uma ausência gritante no resolutamente secular *Kamasutra* — como é o tantrismo. É fácil imaginar o hedonista *nagaraka* tremendo só de pensar em ter um filho, e ele com certeza parece jamais entrar em um templo — a não ser para se divertir em uma festa ao luar, onde poderia arrumar mulheres. Os famosos grupos praticando o sexo não refletem a alegre precisão dos abraços de Vatsyayana; ao contrário, ocultam diagramas simbólico-mágicos, ou *yantras*, que eram colocados em locais determinados nas paredes dos templos, a fim de aplacar os espíritos malignos por meio da magia. Em Khajuraho, uma escultura de uma lavadeira agarrada ao pescoço de um asceta barbudo pode não mostrar simplesmente duas pessoas fazendo sexo; pode expressar a noção tântrica segundo a qual a "lavadeira", que representa a ideia da sutil energia de Kundalini, presente na espinha dorsal, subiu até o *chakra*, ou o sutil centro da energia vital, à altura do pescoço.

As esculturas eróticas do tempo em Khajuraho simbolizam primariamente a prática tântrica "de direita", de usar o sexo como metáfora para a jubilosa união com o divino. Elas celebram a libertação mística e não a efetiva ejaculação. Existe, no entanto, uma conexão poderosa com o *Kamasutra*. Por trás do significado tântrico de Khajuraho está o fato de, como outros templos "eróticos", ter sido construído por uma dinastia opulenta e poderosa para proclamar seu status. Virilidade controlada era um sinal seguro de um grande governante e esculturas eróticas eram uma esplêndida maneira de demonstrar a plena superioridade sexual do soberano. A mais alta expressão de controle era *alamkara*, ou ornamentação, um ideal estético que simbolizava a sofisticação artística, a habilidade de aperfeiçoar as matérias brutas da natureza. Vatsyayana e também os escultores de templos se deleitavam em imaginativas variações sobre o tema do prazer sensual, um deleite motivado pela ânsia de suavizar o erótico, transformando-o em arte. É esta visão estética compartilhada que palpita ao longo dos séculos, em última análise ligando o texto ao templo.

Quando a Índia entrou em seu período "medieval", nos primeiros séculos do segundo milênio, o erotismo foi novamente adotado pela religião. Desta vez, os vínculos com o *Kamasutra* eram menos sutis. O nascente culto *bhakti* enfatizava o amor emocional do devoto por deus, um amor que com frequência flertava com o abertamente erótico — e, às vezes, o abraçava com entusiasmo e fervor. As raízes do *bhakti* são pelo menos tão antigas como as do tantrismo, mas o culto se estabeleceu nos séculos VIII e IX em torno da excitante história erótica do deus Krishna e sua *rasa lila*, ou "dança do amor", com um bando inteiro de sensuais ordenhadoras. A história foi contada com muita delicadeza em um poema do século IX, o enlevado *Rasa-Pancadhyayi*. Enquanto as ordenhadoras dançam, descreve o poema, uma delas abraça Krishna; ela fica "exultante com os arrepios de bem-aventurança do corpo" e beija o braço dele com ternura. Outra, "enfeitada com brincos cintilantes que balançavam com a dança", encosta seu rosto contra o de Krishna e recebe uma noz de bétel de sua boca. Outra ainda gentilmente leva a mão do deus até seus seios. Juntas, elas se incitam, e o incitam, até atingir uma febre de êxtase sexual.

De algum modo, essa dança obscena tinha que ser conciliada com a bem estabelecida teoria, segundo a qual o amor das ordenhadoras por Krishna era puro e sem conotação sexual. A única maneira de fazê-lo era ressuscitar a antiga teoria do *Natyashastra*, isto é, que as emoções reais poderiam ser traduzidas para sua forma artística idealizada, como *rasas*. Guiadas pela mão da devoção religiosa, dizia-se, as paixões de *kama* poderiam ser igualmente purificadas e transformadas em um amor mais elevado, que era doce e sem sexo. Era divino em essência, mesmo sendo profundamente humano em sua expressão. Esse estratagema da ajuda teológica significava que os poetas poderiam empregar o quanto quisessem de sexo literário e escapar impunes. O famoso poema de Jayadeva, do século XII, sobre a dança do amor de Krishna, o sublime *Gitagovinda*, ousava ser até mais tangivelmente erótico que o *Rasa-Pancadhyayi*. Seu herói era um deus; e seu ideal, o amor divino, mas era tão somente uma luxuriante expressão poética do mesmo erotismo esboçado pelo *Kamasutra* — tanto que o clássico comentário do rei Mewari Kumbha, sobre o poema, na verdade cita a obra de Vatsyayana para explicar as muitas alusões do texto.

O golpe de mestre de Jayadeva foi exaltar Radha, uma das ordenhadoras, como a principal amante de Krishna, introduzindo um caso de amor bastante humano no âmago da dança relativamente etérea. Como arquétipo da heroína erótica, Radha é descendente da amante idealizada do *Kamasutra*. No Sexto Canto, enquanto ela espera pela chegada de seu amado, em uma isolada cabana na floresta, suas pálpebras tremem, exatamente como deveriam segundo o *Natyashastra*, e, quando por fim Krishna aparece, os olhos dela "se fecham languidamente" e seu corpo está "úmido de suor", como seria de se esperar. Ela revela então: "eu murmurava com o som suave do cuco; ele era mestre nas ações da ciência do amor; minhas tranças estavam salpicadas de flores; suas unhas arranharam a massa de meus seios firmes." A "ciência do amor" é, por certo, nada menos do que o livro de Vatsyayana. "Oh, amigo!" suspira Radha. "Faça com que ele me possua." E Krishna o faz — magistralmente.

Radha recorda: "minhas tornozeleiras enfeitadas tilintavam em meus pés; ele fez amor comigo de várias formas; meu cinto frouxo tilintava; ele me beijava e puxava meus cabelos. Oh, amigo!" suspira ela novamente, "Faça com que ele me possua."

Quer fosse o efeito onírico da dança do amor, ou a inspiração excitante das esculturas eróticas dos templos, ou a influência sutil, quase alquímica, do tantrismo, com a chegada do segundo milênio, *kama* mais uma vez tornou-se voga nas cortes principescas da Índia. A despeito do sucesso literário — e religioso — do erotismo, o estudo da ciência original de *kama* havia declinado. Então, pela primeira vez em séculos, novos manuais de erotismo foram encomendados por patronos aristocratas. Um monge budista do Nepal, chamado Padmasri, foi um dos primeiros escritores a assumir a batuta do erotismo, por volta do século X ou XI. Assim como Vatsyayana havia recorrido a velhos antepassados, Padmasri se valeu do então já antigo *Kamasutra* — além de um punhado de outras obras, a maior parte das quais veio a se perder. O fato de ele considerar o *Kamasutra* como o texto autorizado, apesar das profundas mudanças sociais ocorridas nos cerca de oitocentos anos desde o apogeu do *nagaraka*, é um sinal do sucesso de Vatsyayana.

A abordagem de Padmasri sobre o texto mestre estabeleceu o padrão para os muitos manuais eróticos que surgiram depois de sua obra pioneira. Seu *Nagarasarvasva*, ou *Guia completo do nagaraka*, mal se referia ao contexto mais amplo, social e filosófico do original — talvez porque este fosse tão flagrantemente antiquado —, mas se concentrava no conteúdo explicitamente sexual, que foi expandido para incluir os últimos desenvolvimentos teológicos e científicos. O *Nagarasarvasva* recomenda um número bastante espantoso de diferentes modalidades de beijos, por exemplo, e fornece incontáveis receitas de cosméticos. Ainda mais atual era a nova ênfase de Padmasri sobre psicologia. O "garanhão" já não era, como dizia Vatsyayana, apenas um homem com um pênis avantajado; no entender de Padmasri, era também sagaz, inteligente, corajoso e sexualmente voluptuoso. A "corça", por sua vez, não era somente uma mulher com vagina pequena; era ciumenta, apaixonada, afável e perita em fazer amor.

Padmasri também acrescentou uma considerável dose de magia, provavelmente por influência do tantrismo, que havia encontrado solo particularmente fértil nas montanhas luxuriantes do Nepal. A magia, é verdade, já estava presente nas receitas afrodisíacas do *Kamasutra*. Sorte no amor, por exemplo, requeria "beleza, boas qualidades, idade propícia e generosidade", mas, na falta dessas vantagens, segurar na mão direita um olho de pavão ou de hiena, banhados a ouro, faria o truque, assim como revestir o pênis com um pó feito de erva leiteira, asclépia, arsênico vermelho, enxofre e mel — ou mesmo espalhar a mesma mistura, com a criteriosa adição de excremento seco de macaco, sobre a mulher desejada. Porém, enquanto a magia de Vatsyayana se baseava na cultura rural, valendo-se de simpatias e remédios tradicionais, a de Padmasri se baseava em teorias altamente desenvolvidas de ioga tântrica.

O *Ratirahasya*, ou *Segredos de amor*, de Kokkoka, levou as tendências de Padmasri a um outro nível. A obra foi escrita "para satisfazer a curiosidade do Excelentíssimo Vainyadatta acerca da arte do amor", provavelmente no fim do século XII. Da mesma forma que Padmasri, Kokkoka recorreu ao *Kamasutra*, como fonte de sabedoria erótica, introduzindo, porém, várias inovações e tomando empréstimos selecionados de tradições científicas alternativas. Após invocar o deus Kama — "Amigo do Mundo, Fonte de Alegrias, o Justo, o Divino, o Deus que governa a Alegria na Vida" — Kokkoka admitia que, embora "a reputação e o crédito de Vatsyayana sejam mundiais", deveria ser aceito que "outras autoridades haviam tornado claros alguns assuntos que ele deixou obscuros".

Kokkoka assinalou que, enquanto o *Kamasutra* descrevia três tipos de homens e mulheres, classificados de acordo com o tamanho de seus órgãos genitais, outras autoridades indicavam quatro: a mulher-lótus, a mulher-concha, a mulher "versátil" ou "prodigiosa" e a desagradável mulher-elefanta. Como Padmasri, ele associava qualidades particulares a cada uma delas. A mulher-elefanta, por exemplo, não se movia com graça; seus pés eram gordos, com dedos enroscados, o pescoço curto e roliço, e os cabelos — que horror! — castanho-avermelhados; seu caráter não era mais atraente: "ela tende a ser vingativa", observava Kokkoka, "é um tanto obesa, e todo seu corpo, em especial sua *yoni*, tem o odor de 'urina' de elefante." Já a mulher-lótus é "delicada como um botão de lótus, seu odor genital é o do lótus em flor, e todo seu corpo é divinamente perfumado. Ela tem os olhos de uma gazela assustada, um pouco vermelhos nos cantos, e seios esplêndidos que causariam vergonha a um par de lindos marmelos; tem um nariz pequeno como uma flor de gergelim". Há um tempero deliciosamente pornográfico nessa passagem, um sabor sensual que não encontramos na dissecação clínica do assunto por Vatsyayana. Mas Kokkoka não pretendia apresentar descrições devassas. Sua tarefa, como ele a via, era cruzar as informações do *Kamasutra* com outras fontes antigas sobre *kama*, e vinculá-lo aos desenvolvimentos nas ciências sânscritas correspondentes. Ao descrever a mulher-elefanta e a mulher-lótus, Kokkoka se baseava na ciência sânscrita da fisiognomia, que era usada, junto com a astrologia, para predizer se a mulher seria apropriada para noiva e para parceira sexual. Cada um dos quatro tipos de mulheres, argumentava Kokkoka, prefere fazer sexo em dias diferentes do ciclo lunar, enquanto, "para obter os melhores resultados", cada uma deveria ser desfrutada em diferentes horas da noite. Ele até oferecia um calendário detalhado para o sexo. No quarto dia, por exemplo, "os amantes calculam abraçar a mulher ainda mais apertado, juntar bem os seus seios, morder seu lábio inferior, arranhar sua coxa esquerda, fazer o 'estalo' várias vezes nas axilas e untar o corpo da dama de olhos de lótus com a água que vem da fonte de seu próprio fluido de amor". O segredo do "estalo" nas axilas, infelizmente, se perdeu.

Kokkoka se via escrevendo um novo e aprimorado livro do amor. Não que as técnicas de fazer amor tivessem mudado ou precisassem ser atualizadas (embora Kokkoka já tivesse conhecimento do clitóris, o que não ocorria, aparentemente, com Vatsyayana). A grande tarefa dos escritores medievais como Kokkoka não era desenvolver os *shastras*, e muito menos testá-los empiricamente, mas reuni-los em um amplo sistema enciclopédico mais real e completo. Os *shastras* passaram a abarcar tudo, desde a gramática védica e o *trivarga* até — para citar apenas algumas áreas — medicina, treinamento em armas, música, perfumaria, alquimia, caligrafia, aritmética, adestramento de elefantes e a nobre arte do punguista. A essa lista poderiam ser acrescentadas todas ou algumas das "64 artes" ou *silpa-kalas* do *Kamasutra*, desde bordado e jardinagem a magia, brigas de galo e, evidentemente, relações sexuais. Essencialmente, mesmo os textos acerca dessas áreas de óbvio conhecimento prático tendiam a não descrever a realidade de seu tempo, mas um ideal baseado em veneráveis — e, às vezes, antigas — fontes. No mundo do *shastra*, a verdade era vista não como progressiva, mas regressiva. O problema, como o próprio Vatsyayana havia apontado, era que quanto maior o tempo transcorrido desde os 100 mil capítulos originais na mente de Brahma, mais fragmentado e insatisfatório se tornava o conhecimento.

O *Ratirahasya* de Kokkoka e o *Nagarasarvasva* de Padmasri foram os primeiros textos importantes a voltar ao tema do amor erótico em um milênio. Eles resumiam o que viria a ser o triste legado do *Kamasutra*: a transformação de uma obra-prima da cultura erótica em mera rubrica para virtuosismo sexual. O abismo entre a sutileza e sofisticação de Vatsyayana e o decadente escolasticismo de seus sucessores se mostra mais patente na obra de Yasodhara, que no século XIII escreveu um detalhado comentário sobre o *Kamasutra*. Segundo seu próprio relato, ele redigiu seu *Jayamangala* "porque tinha pavor de enfrentar a separação por parte de mulheres sofisticadas". Sua outra motivação pode ter sido menos pessoal e menos premente, mas era até mais importante. Mil anos após a composição do *Kamasutra*, os eruditos medievais que tentavam juntar os fios da tradição de *kama shastra* ainda lutavam para compreender as palavras de Vatsyayana.

O problema era o fato de ele ter usado a forma de sutras. Se um sutra ideal devia ser "breve, claro, essencial, universal", como determinava a máxima em sânscrito, os próprios sutras de Vatsyayana mostravam-se um tanto breves demais, essenciais demais e não inteiramente compreensíveis. No século XIII, a sensação era de que havia necessidade de se recobrir a ossada nua do livro do amor com alguma carne. O comentário de Yasodhara foi o primeiro sobre o *Kamasutra* — pelo menos, se houve outras obras anteriores, estas se perderam. A despeito da relativa proximidade no tempo entre Vatsyayana e Yasodhara, este entendeu mal ou desvirtuou o original repetidas vezes. Mais significativa foi a diferença que ele observou entre *kama* em geral — ou seja, prazer — e *kama* em particular — ou seja, sexo. Para Yasodhara, o sexo em si havia se transformado no foco definitivo. O prazer poderia ser experimentado através do toque, digamos, na mão ou no pé, mas o prazer máximo era "a descoberta recíproca, pelo homem e pela mulher, das diferenças naturais das partes inferiores de seus corpos, que são a vulva e o pênis". No entender de Yasodhara, este prazer não era apenas maior do que o prazer não sexual, mas na verdade de um tipo diferente. O prazer sexual genital produzia um *resultado*, mais especificamente a "emissão de sêmen" e a "bem-aventurança" associada ao orgasmo. Os outros prazeres eram meras sensações.

A ênfase estreita de Yasodhara sobre o sexo por vezes o levava a erros bizarros em suas interpretações. Onde o *Kamasutra* incluía o entalhe em madeira entre as 64 artes da pessoa culta, Yasodhara sentiu a necessidade de classificar a arte como muito útil especificamente para a criação de pênis artificiais. No ponto em que enumerava os tipos de sexo, Yasodhara realmente perdeu o enfoque do quadro maior. Vatsyayana refletiu que "como existem nove textos de acordo com cada um dos critérios de tamanho, tolerância e temperamento, quando estes se combinam não é possível enumerar todas as formas de sexo". Não que a multiplicação fosse desconhecida na Índia do século III. Era uma questão de retórica. *Kama*, para Vatsyayana, era maior do que o *shastra*: o sexo estava além do estudo do sexo. Yasodhara achava o contrário. Ele assinalou com tremendo pedantismo que, com nove formas em cada uma das três categorias para homens e mulheres, "se eles se acasalam em todas as combinações possíveis, o total chega a 729". A erva daninha erudita da classificação estava estrangulando a flor do erotismo.

Ao mesmo tempo que Yasodhara escrevia seu comentário, guerreiros muçulmanos estavam assumindo o controle do norte da Índia. Por um período, as ciências sânscritas, incluindo *kama*, ficaram protegidas de influências estrangeiras por seu próprio conservadorismo inato, e a princípio havia poucos sinais de que as cortes islâmicas estivessem muito interessadas nas crenças ou práticas das populações conquistadas. Gradualmente, porém, os príncipes muçulmanos passaram a conceder aos eruditos o mesmo patronato que teria sido oferecido por seus predecessores, os rajás hindus. O contato entre as culturas islâmica e sânscrita dificilmente poderia ser descrito como uma "fertilização cruzada", mas ambas estavam começando a flertar. Dentre as ciências hindus abraçadas com o maior entusiasmo estava a erótica.

Um dos primeiros e mais deliciosos frutos desse namoro foi o *Ananga Ranga*, cujo título eufônico significa "palco [ou teatro] do Incorpóreo", referindo-se ao antigo mito de como o deus Kama foi queimado até reduzir-se a cinzas pelo terceiro olho de Shiva. O livro foi escrito por volta do início do século XVI, constituindo-se em uma das últimas grandes obras sânscritas sobre erotologia — e uma das primeiras compostas para um governante muçulmano. Seu autor, Kalyanamalla, começa por invocar o deus hindu Kama, "tu, o brincalhão; tu, o libertino, que habitas nos corações de todos os seres criados". E continua, quase no mesmo fôlego, elogiando seu patrono muçulmano, Lada Khan, filho do rei Ahmad, "o ornamento da Casa de Lodi". A família Lodi foi uma dinastia muçulmana, que alcançou seu orgulhoso apogeu como a última casa reinante do sultanato de Délhi, antes que este fosse conquistado por Babur, o primeiro imperador mogol, em 1526. Lada Khan estava óbvia e suficientemente interessado na cultura sânscrita, para encomendar essa obra, porém não há impressão de que tal fascinação fosse mútua; o chamado muçulmano às orações quase não chega a ecoar no interior do mundo calmo e isolado do *Ananga Ranga*.

A tendência da literatura sânscrita de olhar para trás — e não para frente ou mesmo para fora — por certo continuava forte como sempre. Kalyanamalla afirma ter consultado "muitos homens sábios e santos" antes de redigir seu manual, e o mais sábio e mais santo era, evidentemente, Vatsyayana. Ele é citado duas vezes pelo nome (uma sorte que viria a salvar o *Kamasutra* de provável extinção no século XIX, como veremos no próximo capítulo) e tratado com muito respeito como um *rishi*, ou sábio de inspiração divina — uma vez, quando recomenda um preparado em forma de pó que fará com que um homem ou uma mulher "se submeta e obedeça ao sedutor" e outra, quando explica que o adultério pode ser admitido apenas em algumas circunstâncias de ameaça à vida. Estas seriam, de acordo com Kalyanamalla, "quando ele passa noites agitadas sem o conforto do sono [...] quando suas feições ficam abatidas e seu corpo emaciado [...] quando ele sente que se torna cada vez mais indigno e afastado de todo o senso de decência e decoro [...] quando o estado de excitação mental beira à loucura [...] quando começam a ocorrer desmaios" e, por fim, "quando ele se sente no limiar da morte".

Como ocorria com todos os manuais medievais indianos sobre sexo, o *Ananga Ranga* mesclava material novo e antigo. Ele identificava quatro tipos de vagina: a "macia por dentro, como os filamentos da flor de lótus" era, compreensivelmente, a melhor; a seguir, vinham uma "cuja superfície é salpicada de tenros nódulos de carne e elevações semelhantes" e a "repleta de ondulações, rugas e sulcos". A última da lista era a vagina "áspera como a língua da vaca". Kalyanamalla não se preocupava apenas com a estética da anatomia. Os quatro tipos de vagina eram um refinamento adicional das tradicionais quatro classes de mulheres, e o fruto de todo um sistema de pensamento que também identificava quatro períodos da vida, três tipos de humores, oito estados anteriores à existência, oito sinais de indiferença, quinze causas de infelicidade feminina e doze períodos de máximo desejo por sexo — entre os quais "ao longo da estação da primavera, durante trovões, relâmpagos e chuva".

Tanto a primavera como as tempestades, significativamente, são situações poéticas típicas para a *nayika*, ou heroína da literatura erótica, e esta, mais do que qualquer amante real, era a verdadeira obsessão de Kalyanamalla. O *Ananga Ranga* terminava com uma completa relação dos oito tipos de heroína aceitos pelo *Natyashastra* de Bharata — a fonte definitiva — e pelas convenções poéticas. "A mulher que vai ao encontro de seu amante", Kalyanamalla descrevia como "a que, excitada pela paixão, extremamente ousada, ostentando seus ornamentos, saindo às escondidas à noite, se dirigia à casa de seu amante para folguedos de amor — esta os sábios chamam de *abhisarika*". "A heroína traída" era "aquela cujo marido — com o corpo trazendo as marcas de amor infligidas pela outra esposa, com olhos injetados e toldados pelo sono — se aproxima dela pela manhã, pronunciando lisonjas por medo — a ela Bharata chama *khandita*". Eram essas mulheres, as *nayikas* dos poetas, e não as amantes de carne e osso de Vatsyayana, que viriam a ser a principal inspiração para o próximo importante desenvolvimento no erotismo indiano: a produção de sensuais miniaturas pintadas em forma de joias e manuscritos com iluminuras.

Depois do *Ananga Ranga*, manuais de sexo continuaram a ser compostos, mas eram cada vez mais degradados e derivados de outros. O próprio *Kamasutra* de tempos em tempos levantava a cabeça em público, porém com vigor decrescente. Um certo rei Virabhadradeva compôs uma versão metrificada do *Kamasutra* em 1577, e um comentário sobre o texto, o *Praudhapriya*, foi escrito em Varanasi em 1788. Porém, apesar desses movimentos ocasionais, o *shastra* de *kama* experimentou um lento e inexorável declínio e, com isso, o *Kamasutra* foi caindo no esquecimento. À medida que a cultura das cortes hindus ia aos poucos se desintegrando sob a pressão do constante aumento da presença muçulmana na Índia, a sabedoria sânscrita foi minguando e a poesia erótica finalmente entrou em agonia. Os eruditos brâmanes, enquanto isso, encaravam o erotismo com crescente desaprovação. O livro do amor de Vatsyayana foi se recolhendo gradualmente à escuridão empoeirada das bibliotecas religiosas, ficando perdido em meio a milhões de manuscritos em decomposição.

Mesmo enquanto o *Kamasutra* propriamente dito ia sendo lentamente esquecido, *kama* conquistava uma visibilidade cada vez maior — em grande parte graças à nova influência da pintura persa. É impossível seguir o fio de alguma conexão com a arte hindu, pois quase nenhuma obra sobreviveu, além de uns poucos murais do século V em cavernas de Ajanta. (As cenas encantadoras de prazeres da corte ali representadas talvez sejam, na verdade, o que há de mais aproximado a uma ilustração do *Kamasutra*, mas a ligação é forçada — não apenas pelo intervalo de alguns séculos, mas pelo fato de os artistas de Ajanta serem budistas.) É certo, pelo menos, que a arte erótica na Índia precedeu em muito a chegada da cultura islâmica. O próprio *Kamasutra* recomendava a pintura como uma das 64 artes — juntamente com "recortar formas em folhas" e "confeccionar diademas e faixas de cabeça". E até especificava que na casa ideal do *nagaraka* deveria haver uma prancheta para desenhar e pincéis. O *Natyashastra* descrevia que as paredes dos teatros eram decoradas com figuras masculinas e femininas, com padrões de plantas trepadeiras entrelaçadas e representações de feitos heroicos.

Infelizmente, é impossível imaginar como teria sido uma obra de arte produzida pelo *nagaraka*, ou reconstituir as pinturas que ornamentavam os teatros no período Gupta. Se formos nos guiar pelo abismo existente entre a serenidade da estatuária da Roma antiga e suas pinturas grosseiras e muitas vezes libidinosas, mesmo as esculturas sensuais de ninfas e casais fazendo amor que adornam os templos hindus talvez tenham pouca relação com a tradição da pintura que as precedeu. Ainda mais difícil é evocar as "ilustrações" que acompanhavam o *Kamasutra* nos tempos pré-muçulmanos. Provavelmente, não havia nenhuma. Com efeito, não sobreviveram quaisquer manuscritos indianos ilustrados anteriores ao século XII e alguns textos com iluminuras remontam apenas aos séculos XV e XVI. Dada a fragilidade dos manuscritos sobre folhas de palmeira, que só cederam lugar ao papel no fim do século XIV, sem mencionar o clima quente e úmido da Índia e a abundância de insetos e roedores, além do hábito dos estudiosos de substituir, ao invés de arquivar, velhos manuscritos, é bem possível que todos os antigos textos com iluminuras tenham simplesmente se perdido — incluindo os de um suposto *Kamasutra* ilustrado. Mas isso é improvável.

A arte erótica indiana que chegou até o presente é o belo fruto do estranho casamento entre a literatura erótica sânscrita e a pintura persa de miniaturas. As técnicas persas foram introduzidas na Índia no fim do século XV, e os pintores se apegaram depressa aos temas eróticos, em especial à famosa dança do amor de Krishna. Quando Akbar, o imperador mogol, assumiu o poder, em 1556, mais de mil artistas locais foram treinados por afamados mestres persas e se puseram a ilustrar os livros hindus que haviam sido recentemente traduzidos para a língua persa. Contudo, as maiores realizações na ilustração erótica não ocorreram na grande corte mogol, mas nas cortes de seus príncipes hindus vassalos, os rajput do noroeste da Índia.

Os ateliês dos rajput desenvolveram todo um gênero erótico, a partir do século XV. Os temas mais populares eram, de longe, o *nayaka* e a *nayika*, o herói e a heroína eróticos, que às vezes eram especificamente identificados como o escuro Krishna e Radha, sua amante ordenhadora. Inspirando-se em seus infindáveis flertes, namoros e desapontamentos, os pintores da corte rajput criaram álbuns de pinturas conhecidos como *ragamalas*, ou guirlandas de *ragas* — que eram uma espécie de ânimo inspirador (ou, por vezes, um padrão melódico) associado a um determinado tempo do dia, a uma estação e, na pintura erótica, a um momento crucial em um caso de amor. O foco recaía sobre a psicologia dos amantes e, em qualquer série de *ragamalas*, apenas algumas poucas pinturas podiam ter um contexto explicitamente sexual. No entanto, o amante culto poderia usar tais álbuns para dar ao ambiente uma inspiração erótica. Como as peças de Kalidasa e a poesia do período clássico, seu objetivo era estimular um elevado estado de consciência sensual. Em um certo sentido, tratava-se de pornografia, porém de uma forma muito elevada.

Relações sexuais eram, por certo, representadas na pintura indiana, em especial a partir do século XVIII. Quem quer que tenha passado os olhos em uma das miríades de "edições de arte" do *Kamasutra* que apareceram no século XX terá visto cenas fantásticas e, muitas vezes, improváveis, talvez envolvendo cinco ou seis mulheres, um balanço, uma quantidade de almofadas bordadas e níveis impressionantes de flexibilidade iogue. As raízes dessas representações altamente explícitas do sexo remontavam aos textos medievais de *kama shastra* e, em última análise, ao *Kamasutra*, mas essas pinturas não eram mais ilustrativas do livro do amor do que os entalhes nos templos de Khajuraho e Konarak. Com frequência, as cenas eróticas apenas serviam para evidenciar a masculinidade, a bravura e a posição social do modelo. Príncipes indianos do século XVIII poderiam se fazer retratar tanto como amantes consumados, ou também — em poses e trajes bem diferentes

— como grandes caçadores ou estadistas. Enquanto os nobres europeus tendiam a exibir nos quadros sua supremacia em *artha*, ou sucesso mundano, o aristocrata indiano, como sempre, também pensava em *kama*.

A inspiração para a representação erótica, por conseguinte, não era tanto o *Kamasutra*, mas o mesmo orgulho masculino que levava os aristocratas ingleses a posar com seus cães, cavalos ou filhas, para incontáveis quadros de Reynolds ou Gainsborough. E, exatamente ao mesmo tempo que os retratos eróticos entravam em voga na Índia, Joshua Reynolds estava pintando em seus quadros os primeiros aventureiros britânicos no subcontinente. Esses ousados soldados, mercadores e missionários não devem ter despido suas próprias roupas, mas se comprazíam bastante em comentar as curiosidades exóticas e eróticas que atraíam o perplexo olhar colonial. Quando não falavam de esculturas sensuais, traziam descrições de fascinantes "bayadères" e de "profissionais de *nautch* (espetáculo coreográfico)" — as *devadasis*, ou prostitutas dançarinas do templo, que eram as descendentes distantes e desvalorizadas das elegantes e refinadas cortesãs do *Kamasutra*.

Essas prostitutas dançarinas representavam um dos poucos remanescentes visíveis das quase moribundas práticas do *shastra* de *kama*. O outro era a arte erótica. Na década de 1830, George Eden, um dos primeiros governadores gerais da Índia, visitou a corte do marajá de Sirmur em sua capital, Nahan, nas montanhas do Punjab — que havia sido um dos centros da pintura erótica. Depois que as senhoras deixaram o salão, o marajá orgulhosamente mostrou sua galeria de quadros lúbricos. Muitos, ao que parece, haviam sido pintados pelos próprios cortesãos; neste caso, decerto o ensino das 64 artes — que tradicionalmente incluíam a pintura — ainda era preservado, 1.500 anos após o apogeu do *nagaraka*, pelo menos em círculos aristocráticos. Entrementes, em Orissa, no leste da Índia, "livros de posturas" populares, mostrando uma gama de posições sexuais, eram lançados às centenas. Alguns deles foram recolhidos por viajantes e colecionadores britânicos fascinados, mas havia poucas pistas sobre suas origens, pois as posturas raras vezes se reportavam a qualquer texto de *kama shastra* e, ademais, em geral sua arte era muito inferior.

Tais artes constituíam os últimos e já meio pútridos frutos da tradição que as havia gerado. O livro do amor de Vatsyayana, por outro lado, estava então quase enterrado no passado, e uma trabalhosa escavação seria necessária para descobri-lo. Entre os primeiros a empunhar a pá estava sir William Jones, um diligente sanscritista e o primeiro ocidental a fazer uma ampla incursão no grande tesouro de obras da literatura sânscrita. Quase por acaso, topou com uma importante relíquia da civilização erótica da Índia. Tratava-se do *Gitagovinda*, de Jayadeva, e era tão bom que Jones se sentiu impelido a traduzi-lo. Ele relutou, no entanto, em expor ao mundo a existência do material mais explicitamente erótico. Observou secamente que "é admirável observar até que ponto as obras de imaginação [da Índia] estão impregnadas pela ideia da sexualidade" e, para combater essa tendência viciosa, expurgou a magnífica conclusão de sua tradução de 1792. O glorioso ato sexual que encerra o atormentado caso entre Radha e Krishna foi, dessa forma, perdido, pelo menos por algum tempo.

Porém, à medida que a empolgante herança literária da Índia ia sendo aos poucos descoberta, era inevitável que a tradição erótica finalmente viesse a ser também exposta, a despeito dos esforços dos vários Jones. Mas seria necessário que dois notáveis cavalheiros vitorianos, combinando os raros talentos de serem ambos indólogos e iconoclastas, viessem revelar o conhecimento daquela tradição e trazê-la de forma triunfal ao Ocidente. Surpreendentemente, esses dois entusiásticos amadores britânicos viriam a ser, em última análise, os responsáveis pela redescoberta, por parte da própria Índia, de seus maiores clássicos eróticos.

*Q*UANDO A MOÇA aceita o abraço, o homem deve colocar em sua boca uma *tambula* ou amarrado de noz e folhas de bétel, e se ela não quiser, ele deve convencê-la por meio de palavras tranquilizadoras, súplicas, juras, e ajoelhando-se a seus pés [...]. Quando o homem lhe pergunta se ela o deseja, e se gosta dele, ela deve permanecer calada por um longo tempo, e quando afinal instada a se manifestar, deve dar uma resposta positiva com um aceno da cabeça. Se o homem já conhecia a moça anteriormente, ele deve comunicar-se com ela através de uma amiga, que deve ser favorável a ele, e da confiança de ambos, e conduzir a conversação entre ambas as partes. Em tal situação, a moça deve sorrir com a cabeça baixa, e se a amiga falar por ela mais do que o desejado, deve repreendê-la e discutir com ela. A amiga deve falar em tom de brincadeira mesmo o que a moça não deseja que ela diga, e acrescentar, "ela diz isso", ao que a moça deve dizer de forma indistinta e encantadora, "Oh não! Eu não disse isso"; então ela deve sorrir e lançar um olhar fortuito na direção do homem.

O Kama Sutra de Vatsyayana
Parte III: Como conseguir uma esposa
Capítulo II: Inspirando confiança na moça
Tradução para o inglês de
"A.F.F. e B.F.R." (1883)

Capítulo Três

A arte hindu do amor

Em outubro de 1842, um jovem alferes do Exército Indiano, Richard Francis Burton, chegou a Bombaim. Era um jovem brigão de 21 anos, com um histórico de dificuldades de adaptação. Em Oxford, havia estarrecido seus tutores, de modo deliberado, ao falar latim com um sotaque mediterrâneo puro-sangue e havia tido até a temeridade de procurar um curso particular de língua árabe — o que lhe foi categoricamente negado. Burton havia chocado seus colegas estudantes ao chegar à universidade ostentando um exuberante bigode e por desafiar um rival para um duelo — uma atitude tão invulgar a ponto de ser embaraçosa. Em menos de dois anos, seus irreprimíveis hábitos de jogar e de divertir-se ruidosamente e sua manifesta liberdade de pensamento foram considerados excessivos pelas autoridades universitárias, e ele foi expulso. Na esperança de que o exército pudesse ensinar-lhe alguma disciplina e proporcionar uma válvula de escape para sua belicosidade, seu pai pagou por um posto na Infantaria Nativa de Bombaim a principesca quantia de 500 libras. Esperava-se que as campanhas em andamento no Afeganistão pudessem ser um caminho rápido para a fama e fortuna ou, pelo menos, para uma promoção.

Infelizmente, quando o navio que trazia Burton aportou em Bombaim, após uma viagem de quatro meses, o conflito havia terminado. Este foi o primeiro golpe do que viria a ser um padrão de frustrações e desapontamentos ao longo de sua vida e também o primeiro a empurrá-lo para outras formas de descarregar sua agressividade e ambição. Burton foi então enviado para o quartel-general do regimento de Baroda, onde começou, quase obsessivamente, a aprender línguas indianas. Com a ajuda de seu *munshi*, um velho professor parse, chamado Dosabhai Sohrabji, e várias *bubus*, ou criadas-amantes nativas, em um ano passou nos exames do exército em hindustani (ou hindi). Mais tarde, ele contou a história de um anônimo oficial do exército de Bombaim que havia chocado seus subordinados indianos por "ter aprendido o hindustani com mulheres" e, por conseguinte, falar de si mesmo no feminino, um erro linguístico que "causava enorme escândalo entre os sipais". As *bubus* de Burton, porém, valiam bem mais do que o eventual lapso gramatical. Posteriormente, ele escreveu que uma amante local era "quase indispensável para o estudante", pois ela lhe ensinava "não só a gramática hindustani, mas as sintaxes da vida local". Esse comentário provou ser profético. Com o tempo, Burton viria a ser a força motriz da redescoberta da gramática original da vida social e sexual na Índia: o *Kamasutra*.

Na falta de oportunidades de se distinguir militarmente — uma série de contratempos e desencontros fariam com que ele jamais participasse de uma única batalha — Burton dedicou-se ao estudo de línguas indianas e, menos oficialmente, ao estudo do sexo indiano. Em pouco tempo, além do hindustani, aprendeu os idiomas gujaráti, marata, sindi e persa, e começou a rever e aprimorar o árabe básico que havia estudado sozinho em Oxford. Em 1844, seus incomuns talentos linguísticos foram postos a serviço do Departamento de Investigação (*Survey Office*) da província de Sindh, no atual Paquistão. Provavelmente, foi encarregado de trabalhos simples de inteligência. Pelo menos, a partir de então, sob disfarce, ele começou a se misturar com o povo local. Assumindo a identidade de um mercador meio-iraniano, meio-árabe, chamado "Mirza Abdullah, de Bushehr", Burton passou a negociar a partir de lojas alugadas em Karachi, abastecendo-as, em suas próprias palavras, "com tâmaras pegajosas, melaço viscoso, tabaco, gengibre, óleo rançoso e guloseimas doces de cheiro forte". Seu interesse particular deve ter sido, em grande parte, antropológico, mas os mexericos do bazar entreouvidos por Mirza Abdullah eram transformados em relatórios e passados para o capitão William McMurdo, o chefe da Seção de Inteligência, na gestão de Charles Napier, o conquistador de Sindh.

Após um ou dois anos no Departamento de Investigações de Sindh, Burton recebeu uma incumbência especial para investigar os bordéis masculinos de Karachi. "Sendo na ocasião o único oficial britânico que falava a língua sindi", escreveu ele mais tarde, "Mirza Abdullah, de Bushehr, passou muitas noites na cidade, visitou todos os antros de libertinagem e obteve os mais completos detalhes, que foram devidamente despachados para a Sede do Governo." Tais detalhes, de acordo com Burton, incluíam informações de que os jovens prostitutos valiam duas vezes mais do que os eunucos, pelo fato de que "o escroto do jovem não mutilado podia ser usado como uma espécie de brida que direciona os movimentos do animal". Esse tipo de detalhes específicos, íntimos e chocantes, foi uma amostra prévia do que viria a ser típico de Burton. Como seria de se esperar, seus superiores ficaram profundamente revoltados. Depois que Napier deixou Sindh, o relatório escandaloso chegou a Bombaim, onde alguém que Burton mais tarde identificaria apenas como "um dos sucessores de sir Charles Napier" propôs que ele fosse exonerado do serviço, em um "excesso de pudor ultrajado". O pudico oficial só pode ter sido o general Auchmuty ou seu subordinado, coronel Corsellis. De acordo com um raro exemplar remanescente de um caderno de anotações de Burton, ele já havia tido uma desavença com Corsellis, por causa de um epitáfio improvisado jocosamente certa noite no refeitório dos oficiais: "Aqui jaz o corpo do coronel Corsellis", improvisou Burton. "O resto do sujeito, imagino, no inferno está." O coronel ofendido denunciou-o por insubordinação.

Se o coronel Corsellis reservadamente trabalhou, ou não, pela exclusão de Burton por seu indecoroso interesse nas bridas escrotais dos garotos, é um mistério. Mas sua carreira sem dúvida começou a afundar. É possível, porém, que houvesse algo mais do que o famigerado relatório de Karachi. O principal bibliógrafo de Burton, James Casada, passou anos tentando localizar o tal relatório, sem encontrar nada. Em seu lugar, descobriu apenas um histórico de serviço consistentemente positivo, "entremeado de várias recomendações e sem qualquer indício de escândalos". Casada concluiu que Burton "romantizou em retrospecto e provavelmente inventou o episódio de seu desligamento do exército indiano". Também é plausível concluir que um relatório tão perigosamente obsceno teria sido logo destruído. Existe, porém, outra possibilidade: o homem que chamavam de "Dick Rufião" teria montado todo o "relatório de Karachi", como uma elaborada cobertura para suas próprias investigações particulares sobre os bordéis de homossexuais da Índia. Quaisquer rumores potencialmente prejudiciais acerca de tais atividades poderiam, assim, ser justificados como um eco malicioso desses serviços não reconhecidos pela Coroa. W. G. Archer, o encarregado da seção indiana do *Victoria and Albert Museum* nos anos 1960 e o primeiro a escrever com autoridade sobre o *Kamasutra*, ponderou que se viu tentado a encarar Burton "como um personagem cujas aventuras indecorosas já lhe haviam conferido uma aura de perversão, a vê-lo como um homem misterioso, uma espécie de T. E. Lawrence, porém com algo da sinistra perversão de um Roger Casement". Os indícios da homossexualidade de Burton apresentados por Archer eram especulativos:

> A preferência de Burton pela sociedade árabe, seus estudos obsessivos sobre pederastia, a própria meticulosidade de seu relatório de Karachi, sua amizade com Swinburne, seus longos afastamentos da sociedade, e até sua mania por esgrima e armas (em si, por vezes, uma característica do cripto-homossexual), sugerem que, por trás de sua investigação sobre o sexo em todas as suas formas, havia uma necessidade de aplacar, defender ou justificar uma homossexualidade latente.

Essa afirmação está carregada de toda a fantasia psicológica que os primeiros anos da década de 1960 poderiam expor. Decerto a "mania por esgrima" não chega a ser prova de que Burton era homossexual, da mesma forma que a observação de James Casada de que ele tinha uma "tendência por envolvimentos emocionais com homens".

Burton pode até ter tido inclinações homossexuais, ou mesmo relacionamentos, mas se houve um escândalo por trás de seus problemas na carreira, o mais provável é que tenha sido devido às suas relações sexuais com mulheres indianas. Ele não fazia segredo de seu relacionamento com sua *bubu*. Por volta de 1840, isso ainda não era socialmente inaceitável, como se tornaria no tempo do Raj, mas já se sabia que as esposas dos oficiais desaprovavam vigorosamente tais arranjos. Mais prejudicial à reputação de Burton foi a história que circulou entre os subalternos de que ele havia enterrado um filho ilegítimo junto a seu bangalô, embora o corpo fosse, de fato, o de seu profundamente pranteado galo de briga. Mas o que prejudicou sua autoestima foi uma infeliz consequência do fato de sua *bubu* ter lhe ensinado não apenas "as sintaxes da vida local", mas de ter lhe dado um curso intensivo sobre a gramática do sexo propriamente dito. Burton viria a escrever mais tarde que não havia conseguido satisfazer sua *bubu*, pois lhe faltava a "arte da retenção", cuja essência, em suas palavras, era "evitar o excesso de tensão dos músculos e manter a mente ocupada". Defendendo-se, ele argumentava que a dieta vegetariana da Índia e a falta de estimulantes tornavam a mulher frígida, de forma que elas "não conseguem se satisfazer [...] com menos de vinte minutos". Diferente de seus colegas oficiais monoglotas, Burton podia realmente entender o que sua *bubu* dizia e talvez tenha sido o único a compreender a inadequação de sua técnica "ocidental". Dada a obstinada curiosidade do homem, não é nada surpreendente que o desempenho sexual fosse um assunto ao qual Burton haveria de retornar.

Suas experiências sexuais na Índia não se limitaram às suas *bubus*. Ele afirmava que as esposas dos oficiais britânicos em

Sindh, apesar de todo seu moralismo, eram virtualmente livres de qualquer repressão sexual. Os oficiais, por sua vez, praticavam o sexo com mulheres indianas sempre que quisessem — tanto com mulheres casadas como com prostitutas. Em "*Past Loves (Amores passados)*", um poema não publicado, escrito na Índia por volta de 1847-8, Burton dizia: "Não posso revelar os nomes de batismo / de todas as minhas paixões passadas e presentes." A razão que ele dá tem menos a ver com o recato literário — que não era uma de suas virtudes — e mais com o próprio número de suas amantes:

> Uma veio das muralhas da longínqua Bucara
> Outra, das quedas de Gandoppa
> Uma quarta de Muskat
> Bagdá deu-me uma dúzia ao menos
> E Aden muitas belas libertinas
> Robustas como ratos almiscarados adultos
>
> A Núbia e a Abissínia
> Enviaram-me pelo menos uma vintena de amantes
> A Caxemira não ficou atrás
> Mas, de todas, a bela Nur Jan
> A Venus do Beluquistão
> Foi a que mais me encantou

Havia rumores, muitos registrados por sua sobrinha, Georgiana Stisted, de um romance com uma princesa persa, e o próprio Burton deixava vazar outras histórias veladas de escapadas eróticas, incluindo uma longa e maçante anedota sobre a tentativa de sequestro de uma freira de Goa — uma peça clássica de Burton sobre a quebra de tabus. A relação de Burton com

Nur Jan, uma *nautch girl*, ou dançarina prostituta, é mais bem documentada. Também parece ter sido um verdadeiro caso de amor, a julgar por alguns detalhes que ele deixou escapar. Seja qual for a verdade por trás de suas ligações românticas, as descobertas eróticas de Burton na Índia não ficaram limitadas ao campo pessoal. Seus quatro livros de viagens são repletos de detalhes sobre a cultura sexual do país. Ele discutiu o livro da noiva, de Sayyid Hasan Ali, *Lawful Enjoyment of Women* (*Satisfação legítima das mulheres*) e observou que os médicos indianos consideravam a falta de conhecimento do Ocidente sobre afrodisíacos "o mais extraordinário fenômeno". Em especial, dava descrições etnológicas detalhadas de ritos de passagem, incluindo os que envolviam a circuncisão, a puberdade e o casamento. Em seu primeiro grande livro, *Goa and the Blue Mountains* (*Goa e as montanhas azuis*), ele se estendeu sobre as *devadasis*, ou dançarinas prostitutas do templo, descrevendo:

> A família Numboory é regida por seus vários regulamentos exclusivos: apenas o mais velho de qualquer número de irmãos toma uma mulher de sua própria casta por esposa. [...] Essa vida de celibato tornou-se tão tediosa para os brâmanes, que eles induziram a casta Nair a permitir relações sexuais irrestritas entre suas mulheres e eles mesmos, ficando bem entendido que o sacerdócio conferia uma honra especial a seus discípulos.

Burton foi, na verdade, um pioneiro da antropologia e seus dois livros de viagem sobre a região de Sindh ainda hoje são considerados clássicos do gênero. Mais notavelmente, ele foi o primeiro escritor a puxar os lençóis para revelar as condutas e crenças sexuais indianas. Pesquisou as antigas raízes da tradição erótica da Índia e divagou com detalhes sem precedentes sobre os *shivalingams*, as pedras fálicas adoradas por toda a Índia, como símbolos e manifestações do deus Shiva. Quanto ao seu significado, Burton ainda se mostrou circunspecto: "Vocês olham para mim esperando alguma explicação para essas pedras eretas, pintadas de vermelho", escreveu, acrescentando: "Devo fechar meus lábios com o selo do silêncio, por mais que me entristeça fazê-lo." Ele não haveria de manter seu silêncio por muito tempo.

Em janeiro de 1847, após um episódio de cólera, Burton convenceu o chefe do serviço médico em Bombaim a lhe conceder uma licença de dois anos. Deixando as planícies, tomou o caminho do sul para a fragrante Goa e as florestas frescas das montanhas Nilgiri, uma jornada através do interior da Índia que encheu seus cadernos de viagem, os quais viriam a proporcionar mais tarde a volumosa matéria-prima para *Goa and the Blue Mountains*. Nos períodos de descanso, Burton se dedicava a traduzir para o inglês as pitorescas fábulas populares de Pilpay. Este foi, provavelmente, seu primeiro contato com um texto sânscrito, embora se desse através de muitas cortinas; na falta de um sólido conhecimento do sânscrito, ele foi obrigado a trabalhar a partir de uma versão em hindi de uma tradução persa do original. Pilpay foi também a primeira tentativa de Burton de tradução literária de um texto oriental "duvidoso" — uma tarefa que haveria de levá-lo à obra que coroou sua vida. O elemento moralizante dos contos havia levado Pilpay a descrever a própria conduta obscena, que ele supostamente desaprovava, proporcionando assim a Burton uma oportunidade inicial de fazer uma incursão além dos limites da aceitabilidade.

A licença permitiu que Burton visitasse as bibliotecas particulares de eruditos e de príncipes locais, onde pôde satisfazer sua paixão em colecionar livros. Estas constituíam uma espécie de *hobby* em moda entre os residentes britânicos mais intelectualizados da Índia, pois foi exatamente nesse período que os estudiosos ocidentais começaram a descobrir a completa e vasta extensão da literatura sânscrita. Ainda no século XVI, viajantes europeus haviam relatado, com grande surpresa, a existência dos livros sagrados hindus, mas somente na segunda metade do século XVIII os britânicos se deram conta de que dezenas de milhares de obras continuavam totalmente desconhecidas, inatingíveis, metaforicamente, pelo desconhecimento do idioma ou, literalmente, escondidas pelos brâmanes, com frequência relutantes em deixar que estrangeiros vissem seus textos sagrados. O estudo do sânscrito era ainda uma disciplina nova; as importantes traduções de sir Charles Wilkins e sir William Jones do que eles chamaram a *Bhagvat-Geeta* e de *Institutes of Menu* (*Preceitos de Menu*) tinham só pouco mais de meio século, enquanto a tradição do *kama shastra* continuava quase inteiramente desconhecida. (Na verdade, Jones havia traduzido a peça de Kalidasa, *O reconhecimento de Shakuntala*, mas nem ele, nem os muitos poetas e dramaturgos românticos — Goethe, em especial — que aclamaram o trabalho, estavam preparados para reconhecer as referências ao *Kamasutra*.)

Esta era a oportunidade de Burton deixar sua marca. A biblioteca que mais cativara o jovem alferes ficava em Bombaim, na sede da Companhia das Índias Orientais e, perto do fim de sua licença, ele ficou pela cidade fingindo que continuava doente, fazendo repetidas visitas e até encomendando cópias novas de antigos textos, feitas especialmente para ele. O principal motivo de orgulho da biblioteca da Corte de Diretores era sua rara coleção de quase 3 mil manuscritos em sânscrito, que haviam sido doados por H. T. Colebrooke, o grande professor de direito hindu e sânscrito do Fort William College, em Calcutá. Colebrooke foi o primeiro a proclamar o Himalaia como a maior e mais alta cordilheira do mundo; foi um pioneiro, bem ao gosto de Burton. Muitos de seus manuscritos ainda tinham que ser examinados mais minuciosamente, e um em particular continuava totalmente obscuro. Tratava-se de um volume modesto de 150 páginas, com 30 cm de comprimento e apenas 12 cm de largura. Encadernado junto com um comentário posterior, seguindo o costume indiano, estava o *Kamasutra*. Se Colebrooke chegou a se confrontar com o livro do amor de Vatsyayana — ou ser afrontado por ele —, não se sabe, já que ele não o descreveu e, na verdade, nem fez qualquer referência a ele. Tampouco Burton, pelo menos na ocasião. Se, em alguma manhã em Bombaim, ele apanhou o *Kamasutra* de Colebrooke, não registrou suas impressões — embora seja difícil ter certeza, pois todos os cadernos de anotações de Burton viraram fumaça no incêndio de um depósito, em 1861. Sabemos apenas que entre os papéis preciosos reduzidos a cinzas havia uma coleção de manuscritos persas e árabes, incluindo trabalhos de "literatura afrodisíaca". Colebrooke não teria lamentado perder a oportunidade de se tornar conhecido como o descobridor do maior texto erótico da Índia. Burton, contudo, certamente teria dado uma surra em si mesmo.

    O *Kamasutra* permaneceu desconhecido no Ocidente por algum tempo ao menos. Somente quando outro visitante da biblioteca o copiou à mão, foi que a notícia da existência do livro vazou para o público. Felizmente para a carreira posterior de Burton, o vazamento se deu de forma muito imperceptível, aparecendo na forma de um registro em um catálogo de manuscritos sânscritos, de 1864, da Biblioteca Bodleian, uma obra laboriosa com o extenso título de *Catalogi Codicum Manuscriptorum Bibliothecae Bodleianae*. Foi composto pelo indólogo alemão Theodor Aufrecht, um infatigável pesquisador e organizador de catálogos — e improvável candidato ao título de pioneiro do erotismo. Ao compilar seu catálogo, Aufrecht anexou o *Kamasutra* de Colebrooke a uma segunda cópia "desconhecida", que havia sido discretamente legada à Biblioteca Bodleian em 1842 por Horace Hayman Wilson, outro gigante dos estudos sânscritos. Muito provavelmente, Wilson havia descoberto o texto enquanto estudava manuscritos em Benares, na década de 1820, mas ele era ainda menos talhado do que Aufrecht ou Colebrooke para publicar uma obra desse tipo, pois não era apreciador de "literatura pueril e maçante", como já havia descrito a tradição erótica da Índia.

    O catálogo de Aufrecht pode não ter sacudido o mundo, mas incluiu a primeira descrição publicada do *Kamasutra*, a saber: "O livro de Vatsyayana, por quem a arte do amor não é traduzida de forma ligeira ou ambígua, mas como convém a um indiano culto — mesmo quando se trata de coisas repulsivas e sórdidas." Ao que parece, Aufrecht não conseguiu decidir-se entre denunciar o texto por seu assunto e elogiar seu autor por conseguir tratar seu material com um pouco de delicadeza. Transcreveu os primeiros três parágrafos do texto, arriscou (incorretamente) um palpite sobre a identidade de Vatsyayana e escreveu — em latim — que esperava que, com sua ação, "os nomes dos santos homens dos anos passados que labutaram no mesmo estudo sejam resgatados do esquecimento". Seria preciso muito mais do que isso para resgatar o *Kamasutra* da profunda obscuridade na qual havia mergulhado. Seria preciso, em última análise, um Richard Francis Burton.

Antes que pudesse aprofundar suas explorações sobre a cultura da Índia, Burton viu-se forçado a sair de lá, em uma situação desfavorável. No fim de 1848, pouco depois de retornar de Goa e das montanhas Nilgiri, foi preterido ao posto de tradutor junto ao general Auchmuty, comandante do exército indiano nas campanhas de Multan e Punjab, na segunda guerra com os siques. Ele ficou arrasado: anteriormente naquele ano, havia tido êxito nos exames do idioma punjabi, realizados pelo exército, acrescentando-o às suas qualificações em meia dúzia de outras línguas locais; seu oponente, entretanto, era um tenente que conhecia apenas o hindustani. Burton embarcou em 13 de maio de 1849. "Doente, desgostoso, quase chorando de raiva", conforme escreveu, "despedi-me de meus amigos e camaradas na Índia." E deu adeus também a seus estudos sobre o país, voltando seu interesse para o Oriente Médio e a África. Não seria como um destemido oficial do exército no Afeganistão que ele haveria de fazer seu nome na sociedade vitoriana, nem como um viajante culto em Sindh e nas montanhas Nilgiri, mas como o audacioso explorador dos mais misteriosos e perigosos lugares do mundo.

Sua primeira grande expedição foi, como era de seu feitio, terrivelmente transgressiva. Em 1853 partiu sozinho para a cidade proibida de Meca, em uma versão de seu antigo disfarce como "Mirza Abdullah", providenciando o necessário passaporte de identidade muçulmana. Com grande risco pessoal, ele chegou a rabiscar algumas notas quando se encontrava no interior do mais sagrado local do Islã, a tenda que envolve a

Caaba. O livro resultante, o extraordinário *Personal Narrative of a Pilgrimage to Al-Madinah and Mecca* (Narrativa pessoal de uma peregrinação a Medina e Meca), teve enorme sucesso, o que lhe permitiu, quatro anos depois, embarcar em outra jornada em busca do sagrado e do proibido. Durante sua estada na Arábia, Burton havia conversado com mercadores que falavam da existência de montanhas com picos nevados e mares gigantes no coração da África. Ele conhecia Ptolomeu e a lenda de que o Nilo era alimentado por uma série de grandes lagos, e decidiu organizar uma expedição. Na companhia do jovem e menos experiente John Hanning Speke, em junho de 1857 Burton partiu de Zanzibar para o interior da África. Passados 21 meses, os dois retornaram, prostrados por doenças e febres. Mas a nascente do Nilo havia sido encontrada e Burton havia enchido mais cadernos de anotações com descrições do comportamento sexual "nativo".

Surpreendentemente, considerando seu incrível sucesso e o entusiasmo com que foram realizados, a peregrinação a Meca e o "grande safári", a par da celebridade, provocaram também intrigas. Estas, em última análise, desempenhariam um papel crucial na eclosão de sentimentos de desapontamento, frustração e isolamento que acabariam por levar Burton a publicar o *Kamasutra*. Para começar, a estada em Meca teve repercussões danosas para sua carreira posterior no serviço consular britânico. Como resultado de sua blasfêmia em visitar a cidade santa, países com governantes islâmicos jamais haveriam de sentir-se totalmente à vontade com Burton. Seu conhecimento relativamente sofisticado da cultura e da política árabes, sem falar no seu domínio da língua, representava outro problema. Homens como Mohammed Rashid Pasha, o uale turco que governava a Síria quando Burton era cônsul em Damasco, de 1869 a 1871, sempre dariam maior preferência a trabalhar com algum inglês típico, bronco e de pouca visão, que lhe daria a garantia de entender pouco do que visse e de informar menos ainda, e não com o homem a quem chamavam de "negro branco". O *Foreign Office* (Ministério das Relações Exteriores) se mostrava cético a respeito da utilidade de Burton, exatamente pelas mesmas razões. Henry Elliot, o embaixador britânico em Constantinopla, denunciou Burton em termos muito fortes, como um homem

> [...] cujo caráter era tão bem conhecido no Oriente, que representava a certeza de que dele só poderiam advir problemas [...] A questão é que os viajantes do Oriente são, em grande parte, exatamente as pessoas menos qualificadas para preencher postos de responsabilidade, como cônsules na Turquia.

Observadores atentos como o poeta anti-imperialista e arabista Wilfred Scawen Blunt devem ter percebido que a maioria dos celebrados "recitais" dos viajantes eram apresentados *pour épater les burgeois*, mas os conservadores do *Foreign Office* jamais se convenceriam de que "Dick Rufião" era uma ajuda confiável. Não era só sua aparência que sugeria um toque de sangue negro, mas sua linguagem e conduta acrescentavam um inconfundível bafo de enxofre.

Enquanto isso, a sociedade londrina inegavelmente palpitava com os relatos da conduta escandalosa de Burton. Sabidamente, ele adorava excitar seus ouvintes com a história do rapaz em seu grupo de peregrinação a Meca, que o havia visto urinando em pé, à moda europeia, em lugar de agachado, como faziam os árabes. Percebendo que, sem querer, havia se denunciado, Burton se vangloriava de ter seguido o rapaz fora da tenda e de tê-lo matado a facadas, para preservar seu disfarce e, por conseguinte, sua vida. Bram Stoker revelou que Burton lhe dissera que a história "era totalmente verdadeira". Em Damasco, a pergunta de Lord Redesdale sobre o mesmo assunto recebeu a despreocupada resposta: "Bem, dizem que o sujeito morreu." Um jovem cura de Trieste, que ousou sondá-lo, foi alfinetado com sua famosa réplica: "Senhor, tenho orgulho em dizer que já cometi todos os pecados do Decálogo." O fato de tantos jornalistas consagrados acharem por bem importunar Burton com a pergunta é provavelmente mais revelador do que a maneira um tanto rude como ele a respondia. Nos clubes de Londres e também nas residências rurais da Inglaterra, ele era visto como uma espécie de urso semidomesticado: o principal motivo de tê-lo por perto era fazê-lo rosnar. É provável que Burton contasse sua história de "assassinato" menos como provocação genuína e mais para alardear sua compreensão e assimilação de *todos* os costumes dos árabes: desde seu domínio do chamado do muezim para a oração — que ele se comprazia em executar para amigos deliciosamente horrorizados — até a forma correta de urinar no deserto.

Sua expedição ao Nilo rendeu-lhe uma notoriedade ainda maior. A nascente do grande rio havia sido encontrada afinal; o problema era que Burton e Speke divergiam profunda e veementemente sobre o local exato. A desavença os seguiu até a Inglaterra: Speke havia anunciado suas conclusões na Real Sociedade Geográfica, sem aguardar a chegada de Burton, e havia organizado uma nova expedição sob seu comando; por isso, Burton considerou que ele o havia traído. Speke era festejado,

Burton isolado e criticado. Os trabalhos geográficos e topográficos de Speke eram louvados, a obra histórica e etnográfica de Burton mal era discutida. E o pior, Burton acreditava que seu ex-parceiro, agora "inflamado rival", estava espalhando boatos venenosos a seu respeito, fazendo referências maldosas ao seu hábito de observar os costumes sexuais locais e talvez alegando abertamente que sua abstinência — ou sua preferência — sexual era suspeita. Swinburne, o poeta e amigo de Burton, dizia que houvera um "bem-amado e misterioso objeto de suas afeições centro-africanas", cujos "encantos caudais e seduções símias eram muito fortes para as limitadas leis da castidade levítica ou mosaica, que confinam a joia de um homem ao lótus de uma fêmea meramente humana pela mais odiosa e antinatural das restrições religiosas". O casamento secreto de Burton, em janeiro de 1861, com Isabel Arundell, a filha idealista de uma aristocrática família católica inglesa — contra a vontade dos pais dela — pode ter ajudado a abafar tais rumores.

Com o tempo, ficaria provado que Speke estava certo: o lago Vitória — e não o lago Tanganica — era a principal nascente do Nilo, embora não pelas razões que ele apresentou. As contribuições de Burton à geografia e à antropologia da África Oriental foram, sem dúvida, de maior valor, mas a descoberta da nascente do Nilo foi o único feito da exploração que repercutiu verdadeiramente na imaginação do Ocidente. Foi "o maior troféu geográfico desde a descoberta da América". Burton pode ter feito um melhor levantamento do terreno para o imperialismo, mas Speke abriu o caminho para a expansão. O desapontamento de Burton foi aprofundado pela disputa com o ex-amigo, traduzida em artigos de jornal e em áspera correspondência privada. Por fim, Speke matou-se com um tiro — supostamente acidental — na véspera do primeiro debate público entre os dois exploradores, em setembro de 1864. Em carta ao *The Times*, Burton disse: "o triste evento [...] deve selar meus lábios a respeito de muitas coisas." Manter a boca fechada, porém, estava muito longe de seus hábitos, e a controversa questão dos exatos detalhes topográficos da bacia hidrográfica do Nilo continuou a ecoar após a morte de Speke, em um debate nacional que dividiu os geógrafos e também fascinou o público. Burton ainda continuou a insistir em sua teoria do lago Tanganica até 1881, quando as descobertas de seus sucessores na África — notadamente Livingstone e Stanley — o levaram, final e publicamente, a admitir a derrota. "Há um tempo para deixar o Continente Negro", escreveu, contrito, "que é quando a ideia fixa começa a se desenvolver." Em todo caso, muito antes de 1881, antes até da morte de Speke, uma nova obsessão havia atraído Burton a outro continente, em muitos sentidos ainda mais misterioso: o reino pouco explorado do erotismo.

Em 1863, quando as recriminações em torno do caso Speke estavam em seu ponto culminante, Burton e um amigo, o dr. James Hunt, fundaram uma "nova religião" — pelo menos, foi assim que Burton descreveu sua "Sociedade Antropológica de Londres" em carta a seu amigo e patrocinador, o conservador membro do parlamento e patrono literário Richard Monckton Milnes. Em muitos aspectos, a Sociedade Antropológica era sua resposta combativa às amargas consequências da expedição ao Nilo. O clube de Burton dava mais ênfase às novas e modernas ciências da etnologia e antropologia do que às antiquadas e rudes explorações. Seus objetivos eram mais intelectuais do que heroicos. A Geografia, até então, havia se ocupado em mapear o mundo físico e, graças a homens como Speke, os mapas eram cada vez mais completos. Os antropólogos como Burton, porém, pretendiam mapear as crenças e modelos de comportamento que sustentavam a sociedade humana. Para criar tal mapeamento, a sexualidade precisaria ser discutida, e abertamente.

O primeiro trabalho de Burton foi um relatório sobre os "costumes peculiares" do Daomé, em especial a poligamia, o culto fálico e a prática de mutilação genital masculina e feminina. A Sociedade também se dedicou seriamente a dissertações sobre prostituição, rituais de fertilidade e dançarinas *nautch* do sul da Índia, que estavam começando a conquistar fama por toda a Europa como guardiãs de uma antiga tradição erótico-espiritual, cujos detalhes eram então pouco entendidos. Tais temas não teriam sido bem recebidos na Real Sociedade Geográfica, para não dizer coisa pior. O ensaio de Burton foi uma escaramuça inicial do que viria a ser sua luta de toda vida contra a ignorância, a censura e a hipocrisia sexual, usando como principal arma seu conhecimento do "Oriente", incluindo a África. Posteriormente, ele protestaria no "Terminal Essay" (Ensaio Final) de 1886, que concluía sua tradução de *As mil e uma noites*:

> Poucos fenômenos são mais chocantes do que a visão de uma venerável criança, que viveu metade de sua longa vida no meio das mais fantásticas extravagâncias e monstruosidades antropológicas e, ainda assim, ignora tudo o que a Índia e a Birmânia apresentam diante de seus próprios olhos [...] Contra tal falta de conhecimento, minhas notas são um

protesto. [...] Nesse assunto, eu fiz o máximo possível, isso em um tempo em que se espera do infeliz viajante inglês que escreva como uma senhorita para outras senhoritas, sem jamais reparar no que há por baixo da camada mais superficial.

Em 1863, contudo, o "Terminal Essay" ainda não fora escrito — e provavelmente a época não permitiria que o fosse. Em seus livros de viagem, Burton ainda censurava suas próprias observações, em respeito ao pudor de seus leitores. "Como viajante e autor de livros de viagem", escreveu, "considerei impossível publicar as questões de economia social e as observações fisiológicas, sempre interessantes e, por vezes, tão valiosas para nossa humanidade comum." A Sociedade Antropológica resolveria o problema; seria um refúgio para "uma independência de pensamento e liberdade de expressão desconhecidas por qualquer outra sociedade na Grã-Bretanha". Dessa forma, ela atraiu um pequeno grupo de homens que, como Burton, tinham um desejo fora do comum de desafiar a censura velada dos costumes públicos, em especial quando se tratava de sexo. Burton descreveu como havia originalmente desejado exercer a "independência de pensamento" e a "liberdade de expressão" nos seus escritos, assim como em conversações particulares. Seu motivo era

> [...] oferecer aos viajantes uma entidade que resgatasse suas observações das trevas exteriores dos manuscritos e publicasse suas informações curiosas sobre temas sociais e sexuais, sem espaço nos livros populares [...] Porém, mal tínhamos começado quando a "Respeitabilidade", esse se-

pulcro imaculado, repleto de toda a imundície, se ergueu contra ela. O "Decoro" nos abafou com seus gritos, com sua voz impudente e espalhafatosa, e a confraria se desfez. No entanto, a entidade era muito necessária e ainda é.

O sexo foi apenas uma das frentes abertas pela Sociedade Antropológica original em sua campanha contra a respeitabilidade e o decoro. A outra foi a religião. A descoberta de culturas religiosas como as da Índia, que não poderiam ser levianamente descartadas como primitivas, havia aberto as portas para um novo relativismo religioso. O empirismo científico era a força motriz por trás da antropologia e, graças à sua disciplina, estava se tornando cada vez mais claro para um crescente número de intelectuais e também para viajantes diletantes que a alegação do cristianismo de ser a única mensagem era indefensável. As descobertas na Índia, em particular, cada vez mais estavam sendo apresentadas como provas de que Deus, se é que Ele existia, devia adotar muitas formas. Foster Fitzgerald Arbuthnot, velho amigo de Burton dos tempos da Índia, foi um dos primeiros a comentar a "extraordinária" semelhança entre Krishna e Cristo. E ainda foi além: assinalando que "Cristna" — como ele chamava o deus hindu — "tomou forma anos antes do nascimento de Jesus", declarou que "a história de Jesus de Nazaré é tão idêntica à de Cristna, no que se refere a nome, origem, ofício, história, eventos e morte, que fica patente que foi copiada quase inteiramente da vida da divindade hindu."

Muitos membros da Sociedade Antropológica eram ateus, ou pelo menos, de modo geral, deístas — mais notoriamente Charles Bradlaugh, fundador da Sociedade Secular Nacional, que mais tarde se tornou *cause célèbre* no campo da publicação de livros "obscenos". Burton normalmente se recusava a revelar suas próprias crenças, dizendo à Sociedade: "Minhas opiniões religiosas não são de interesse para ninguém, a não ser para mim mesmo [...] Eu não gosto de confissões, e não confessarei." Isto dito, ele inseriu um ponto de vista distintamente relativista e ateu em seu longo poema satírico, *Stone Talk*, publicado em 1865. O poema, contudo, era enunciado através dos lábios de um brâmane preso em uma pedra de calçamento, e foi impresso anônima e privadamente. Burton não haveria de se manter circunspecto por muito tempo. Em breve, enviou uma declaração belicosa à Associação Nacional de Espiritualistas: "Pessoalmente, ignoro a existência de alma e espírito, e não sinto a necessidade de um ser dentro de outro ser, de um eu dentro de um eu." Em lugar disso, transferiu sua fé para a novíssima teoria da evolução, declarando: "Não posso deixar de ficar do lado dos macacos." A obra de Darwin, *Sobre a origem das espécies por meio da seleção natural*, havia sido publicada alguns anos antes, em 1859.

Para alguns, a Sociedade Antropológica era menos uma tribuna a favor do ateísmo do que uma máscara para paixões mais primitivas. Um núcleo secreto de amigos e colegas de Burton costumava reunir-se nos salões do Bartolini em Londres, para beber, comer, contar histórias escandalosas e entregar-se ao que ele chamava de "orgias" — porém não, ao que parece, do tipo sexual. Normalmente, mulheres não eram admitidas. Se os farristas começassem a fazer muito tumulto, um moderador os chamaria à ordem batendo com um bastão no chão — provocando, obviamente, vivas estridentes. O bastão era entalhado mostrando uma figura africana mordendo um fêmur e simbolizava a obstinada simpatia do grupo pela transgressão. A figura paterna desse "Clube Canibal" era Richard Monckton Milnes, que foi alçado à nobreza como Lorde Houghton, em 1863. Ele foi um dos primeiros homens a subir aos ares em um balão inflado com ar quente e também a descer às profundezas do mar em um sino de mergulho; foi ardente (e frustrado) pretendente de Florence Nightingale. No entanto, talvez fosse mais conhecido pelas festas de fim de semana em Fryston Hall, sua casa oitocentista em Yorkshire, onde reunia exploradores, escritores, luminares do Partido Conservador e outros cavalheiros elegantes e influentes.

Isabel, a esposa de Burton, descreveu a mansão de Milnes em um artigo sobre "Celebridades em casa" para a revista *The World*. Bem no coração de Fryston, escreveu ela, ficava a biblioteca, cujo estilo refletia as tendências orientais então em voga. Tratava-se de "um salão longo, elegante e confortável, com tapetes macios e repleto de divãs e sofás luxuosos". O que, inevitavelmente, faz lembrar a casa ideal do *nagaraka*.

> As paredes eram cobertas por livros, assim como toda a casa, não em fileiras formais, mas em armários separados, cada um para um determinado assunto — poesia, magia, Revolução Francesa, pensamento oriental, teologia e antiteologia, processos criminais, ficção, de Manon Lescaut a George Eliot.

Os assuntos relacionados por Isabel eram quase todos inconvencionais, desde os livros sobre "antiteologia" aos sobre a Revolução Francesa. Ainda menos ortodoxa era a seção sobre "processos criminais", que na verdade tratava de uma variedade de castigos escolares. O interesse no Oriente não era nada incomum, mas o pensamento de Milnes seguia contra a corrente normal. Em sua coletânea de poesias de 1844, *Palm Leaves*, ele lamentava que "tiramos nossas noções sobre a vida doméstica oriental muito mais do balé do que da realidade, e as colorimos com tanta ferocidade e depravação que o que na realidade é lugar-comum se torna paradoxal".

Havia ali um grupo de estantes que Isabel preferiu não descrever. Secreta e ilegalmente, Milnes havia reunido a mais seleta biblioteca da Europa sobre erotismo, uma coleção tão vasta, que os íntimos de seu círculo de livres pensadores com admiração se referiam à sua casa como "Afrodisiópolis". (Como curiosidade, Fryston Hall havia sido primeiramente um mosteiro e hoje em dia é o hotel para recém-casados Monk Fryston.) Além de colecionar literatura erótica, Milnes reunia ao seu redor uma pequena e anárquica roda seleta de cavalheiros abastados, que tinham em comum a paixão por livros raros e pornográficos, e por viagens ao Oriente e experimentações sexuais. O jovem e rebelde poeta Algernon Charles Swinburne era um *habitué* do círculo, assim como Richard Burton. Swinburne descreveu Milnes como "*o colecionador sádico de fama europeia*". Como Milnes escreveu, enigmaticamente, em *Palm Leaves*,

> Quem pode determinar a fronteira do Prazer?
> Quem pode distinguir os limites da Dor?...
> E a vida será mais cara e mais clara na angústia
> Do que jamais se sentiu nas palpitações da alegria.

O principal agenciador de livros eróticos para a biblioteca de Milnes era um ex-capitão da Guarda, Frederick Hankey, que havia se mudado para Paris para usufruir do ambiente moral relativamente frouxo da cidade. Seus métodos eram engenhosos e ele fazia bom uso de seus contatos nos meios mais prósperos. Alguns livros pornográficos chegavam até Milnes, graças aos bolsos fundos do sobretudo do diretor da Ópera, um certo sr. Harris, outros vinham escondidos entre os despachos enviados de Constantinopla para Lorde Palmerston — Hankey conhecia pessoalmente o mensageiro da rainha; outros eram simplesmente incluídos na mala diplomática, tendo como destinatário um dos amigos de Hankey no Ministério das Relações Exteriores. Em abril de 1862, ele recebeu a visita dos irmãos Goncourt em seu apartamento na *rue Laffitte*. Em uma famosa passagem expurgada de seus diários publicados — e só revelada na edição de Mônaco — os Goncourts o descreveram horrorizados, como "*un fou, un monstre* [...] um desses homens à beira do abismo". "Henkey", como eles chamavam esse "terrível excêntrico", tinha "cerca de 30 anos, era calvo, com têmporas protuberantes como uma laranja [...] sua cabeça — e isso é estranho — é como a de um daqueles jovens padres emaciados e extáticos que rodeiam os bispos em pinturas antigas". Hankey mostrou aos horrorizados irmãos livros com fechos metálicos que pareciam falos, caveiras e instrumentos de tortura, e contou que gostava de espetar as prostitutas com alfinetes, até fazê-las sangrar. Também mostrou um livro que, ele lamentava, ainda não possuía uma capa decente. Olhando para suas unhas com um jeito ostentosamente superexcitado, Hankey disse que para isso estava

[...] esperando a pele de uma jovem. [...] Mas é algo desagradável [...] a pele tem de ser retirada de uma jovem ainda viva [...] Eu tenho um amigo, o dr. Barth, como sabem [...] aquele que viaja pela África, e quando for tempo de massacres [...] ele me prometeu conseguir essa pele, de uma fonte viva.

Hankey era um homem dado ao fantástico, mas nesse caso estava dizendo a verdade. O "dr. Barth" era nada mais, nada menos que Richard Burton, que o havia visitado em Paris, em 1859. Foi Milnes quem os apresentou. Burton descreveu o festival de massacres da África Oriental na palestra de 1864, em que relatou suas viagens, *A Mission to Gelele, King of Dahome* (*Missão a Gelele, rei do Daomé*), e realmente havia escrito a Milnes, do Daomé, dizendo: "Estive aqui por três dias e, no geral, estou desapontado. Nenhum homem morto, nenhum sujeito torturado [...] Pobre Hankey, vai ter que esperar ainda por sua *peau de femme*."

Em 1860, Milnes registrou em seu livro de citações as impressões de Burton sobre Hankey. Falando como antropólogo, Burton lhe disse que

> [...] não há explicação para preferências na superstição. Hankey gostaria de ter uma Bíblia encapada com pedaços de pele arrancados a sangue-frio das vaginas de cem meninas e, no entanto, não poderia ser persuadido a experimentar a sensação de f---r um pato-do-mato enquanto este tinha sua cabeça cortada.

O tom é de diversão sincera e talvez jocosa, de prazer na transgressão, e não do *frisson* da excitação sexual. Isto não quer dizer que Burton não partilhasse das preferências sádicas de

Hankey, apesar de observar, em uma carta de 1889 ao editor pornográfico Leonard Smithers sobre uma planejada edição em inglês de *Justine*, que "o francês do dr. Sade é bastante monstruoso e apenas algumas páginas já me desencorajaram. Mas que soco no estômago seria em brutal anglo-saxão." Perspicazes, os irmãos Goncourt reconheceram que Hankey não era de fato um louco ou uma aberração monstruosa, mas o produto de uma particular deformação da sociedade inglesa. "Por intermédio dele, eu vislumbrei, como se fosse através de um véu rasgado, algo abominável, um aspecto assustador de uma aristocracia endinheirada e *blasé*, a aristocracia inglesa que leva a ferocidade ao amor e somente encontra satisfação através do sofrimento das mulheres."

O próprio Milnes era o mais perfeito exemplo dessa aristocracia abominável. Ele compôs um poema pornográfico flagelatório, que Hankey mostrou para Burton durante sua estada em Paris e que afinal foi impresso em 1871 — anonimamente, é claro — como *The Rodiad*, tendo circulado entre os amigos que esposavam as mesmas ideias. Para Burton, isso foi uma primeira lição para mostrar como uma edição particular poderia contornar as leis sobre obscenidade. Enquanto isso, A. C. Swinburne escrevia versos burlescos sobre castigos corporais aos alunos, para a revista pornográfica *The Pearl*, e compunha um épico bufo, intitulado *The Flogging Block*. (Até seus poemas "oficiais" eram famosos por sua carga sexual, levando o crítico John Morley a considerá-lo "um imundo diabrete do inferno" e "o laureado libidinoso de um bando de sátiros".) Swinburne também conhecia Hankey e descreveu sua coleção de livros e gravuras eróticos como "sem rival sobre a terra — e sem igual, imagino eu, no céu".

Os membros do Clube Canibal não eram apenas transgressores da alta sociedade, que se entregavam à excitação como forma de divertimento. Discutir sexo abertamente era, em si, um ato político radical. Escrevendo a um amigo em 1873, Burton confessou: "nós não tremíamos ante a ideia de 'adquirir uma notoriedade negativa'. Queríamos ter a verdade, toda a verdade, como cada homem a vê. Pretendíamos abrir espaço para todas as formas de pensamento, o ortodoxo e o heterodoxo; o subversivo e o conservador; o retrógrado juntamente com o progressista." Os "canibais" eram cientistas, mas de um tipo amador; eles ajudaram a limpar o caminho para os sexólogos e psicólogos profissionais, que em breve os seguiriam, assim como os grandes arqueólogos, antropólogos e historiadores da arte da era vitoriana, todos amadores, pavimentaram a estrada para que os profissionais a trilhassem em seus próprios campos de pesquisas. Rejeitando o que encaravam como a hipocrisia do *establishment* inglês, os membros do clube usavam o Oriente — incluindo a África — como um espelho para refletir os hábitos sexuais de sua própria sociedade. A luz assim produzida foi considerada rudemente reveladora. Conforme escreveu Milnes,

> Eu não hesito em dizer que não consigo encontrar superioridade na moral e nos costumes do Ocidente, e sou levado a suspeitar que os males ligados às relações entre os sexos são mais causadores de sofrimento e degradação nas, assim chamadas, nações cristãs do que nas que se mantêm apegadas aos costumes do mundo antigo.

Como todos os verdadeiros amadores vitorianos, os canibais eram não só observadores, mas também praticantes; exploravam o erótico não apenas em outras sociedades, mas entre eles mesmos. Milnes, Swinburne, Burton e seu bando de sátiros não estavam interessados apenas em falar, ler e escrever sobre flagelação. Em carta de 1863 a seu mentor, Milnes, a quem se referia como "Monsieur Rodin", Swinburne perguntou-lhe: "Suponho que deva usar um tom de colegial ao dirigir-me a meu erudito lorde & professor?" Em outra, lamentava a partida de seu "tentador e ouvinte favorito" — "Posso esperar voltar a ser um bom menino", divagava Swinburne, "depois de tão 'deliciosas chibatadas' como só Rodin ousaria administrar [...] O capitão foi demais para mim." "O capitão", quase com certeza, era uma referência ao posto de Burton no exército indiano. O próprio Milnes, demonstrando aprovação, anotou em seu caderno de citações que "Burton diz ter observado vários homens com o vício de Studholme Hodgson [...] todos eles se deleitando com a crueldade". Hodgson era membro do Clube Canibal e se envaidecia com a alcunha de "coronel Espancador" — pelo menos até ser promovido ao posto de general. Burton chegou a dedicar-lhe um volume de sua tradução de *As mil e uma noites*, descrevendo-o como "meu preceptor de tempos passados", a quem recorria "com frequência, para bons conselhos e orientação correta".

Em sua correspondência com Milnes, várias vezes Burton perguntou por Hodgson, mandando lembranças, por exemplo, em carta de abril de 1862, ao "amável trio, Hodgson, Bellamy e Hankey". Uma carta de março de 1863, escrita durante sua lua de mel tardia em Tenerife, sugere que as folias flagelatórias dos canibais não se limitavam aos membros apenas. Referindo-se à elevação de Milnes à nobreza, Burton pilheriou:

Você já é um lorde, se sente lorde, e como é essa estranha sensação? Alguma notícia de Hankey? Suponho que Bellamy ainda esteja rechaçando o irado maníaco. Pobre Stewart! Não tive tempo de *confectionner une orgie chez elle*. Deixei Hodgson, o general, padecendo com a angústia de uma ambição frustrada e ficaria feliz em saber que ele expulsou o assunto irrelevante.

Em 1873, Burton especulava que "Fred Hankey deve ter sido quase queimado". E continuava: "O que é feito do Grande Coronel (Hodgson)? E de Stuart, vulgo Potter?" "Stewart" ou "Stuart, vulgo Potter" era quase certamente um pseudônimo da flageladora madame Sarah Potter, que possuía uma série de bordéis onde suas meninas podiam ser espancadas e até espetadas com objetos pontiagudos. Hodgson, Bellamy (que posteriormente viria a se inscrever para a primeira edição de assinatura do *Kamasutra*), Burton, Milnes, Charles Duncan Cameron (o cônsul abissínio que mais tarde sumiu da Inglaterra sob suspeita) e vários outros membros do Clube Canibal eram, quase certamente, seus clientes. As conversas durante seus jantares deviam tornar o ar viciado.

A Sociedade Antropológica e o Clube Canibal estavam funcionando há pouco tempo, quando Burton foi nomeado cônsul em Santos, no Brasil. Milnes havia persuadido o Ministério das Relações Exteriores a dar uma oportunidade ao seu protegido. Em maio de 1865, a Sociedade ofereceu a seu membro fundador um jantar de despedida. Como concessão especial, a esposa de Burton recebeu permissão de ficar ouvindo por trás de um biombo, tremendo de medo, com seu usual prazer ansioso, de que seu marido dissesse a coisa errada para a pessoa errada. "Ele adorava chocar as pessoas obtusas", lembraria ela mais tarde.

Muitas vezes, sentada à mesa de jantar dessas pessoas, eu lhe implorava por meio de sinais para não continuar, mas ele se encontrava em um verdadeiro êxtase de contentamento; ele dizia que era tão engraçado que acreditassem nele quando estava pilheriando, e tão curioso que não acreditassem quando falava a verdade.

O Brasil, infelizmente, não conseguiu oferecer a Burton as ricas histórias e os conceitos antropológicos que o Oriente lhe havia proporcionado. Mesmo enquanto vivia e viajava pela América do Sul, seus pensamentos começaram a voltar-se para a Índia. Iniciou a tradução de outro conjunto de contos populares hindus, adaptando livremente e expandindo de modo generoso uma parte do *Vetalapancavimsati*, uma coletânea de histórias dentro de uma estrutura narrativa um tanto semelhante à de Sheherazade de *As mil e uma noites*. Na versão de Burton, finalmente publicada em 1870 sob o título de *Vikram and the Vampire* (*Vikram e o vampiro*), um rei (Vikram) faz um trato com um morto-vivo, ou *baital* (o vampiro), que lhe conta uma série de histórias enigmáticas em noites sucessivas. Os sentimentos de Burton sobre essa obra não tinham nada de apaixonados: ele avisou seu editor simplesmente que os contos "não eram desprovidos de uma qualidade exótica". Este foi, no entanto, um primeiro passo na trilha que o levaria à sua personificação final como tradutor. Como ele próprio comentou mais tarde, o trabalho era "o rude início do gênero de história fictícia que foi amadurecendo até 'As mil e uma noites'". Foi também o primeiro passo na direção do *Kama Sutra de Vatsyayana*.

Em *Vikram e o vampiro*, Burton enfrentou o dilema do que podia ser traduzido explicitamente e impresso em um livro, e o que não podia. Como diz o vampiro ao rei:

Enquanto eles estavam fazendo suas oferendas, um grupo de donzelas, acompanhadas por uma multidão de escravas, desceu pela escadaria em frente. Permaneceram ali por algum tempo, conversando e rindo e olhando em torno, para ver se havia crocodilos infestando as águas. Convencidas de que o tanque era seguro, despiram-se para banhar-se. Foi um espetáculo verdadeiramente esplêndido — "A respeito do qual, quanto menos se falar, melhor", interrompeu o rajá Vikram, em tom ofendido.

A interrupção, na verdade, é da autoria de Burton. Ele também acrescentou uma nota de rodapé que, como era típico dele, exibia seu conhecimento pessoal do hinduísmo: "A conversação frívola sobre mulheres", afirmava, "é uma ofensa pessoal para os hindus mais sisudos." Contudo, como ele devia saber muito bem, era mais provável que seus próprios leitores burgueses ingleses se ofendessem, e não algum hindu imaginário — sisudo ou não.

Cinco anos depois do Brasil e de *Vikram*, Burton foi nomeado para um posto muito mais atraente: Damasco. Mais uma vez, Milnes havia atuado em favor de seu amigo. Foi lá, em 1869, ou talvez 1870, que um projeto mais promissor despertou o interesse de Burton. Ele recebeu algumas notícias intrigantes de seu velho amigo da Índia, Foster Fitzgerald Arbuthnot, dando conta que este último e um colega de Bombaim, Edward Rehatsek, vinham discutindo a urgente necessidade de se traduzir textos orientais para o inglês. Um tipo excêntrico de origem húngara, Rehatsek trabalhava como professor de latim e matemática no Wilson College de Bombaim, mas sua principal paixão se voltava para o estudo e a tradução de textos persas — muitos deles eróticos. Arbuthnot queria saber se Burton, com seu conhecimento da língua árabe e seu interesse no estudo da sexualidade, estaria disposto, junto com ele e Rehatsek, a empreender uma série de traduções de clássicos eróticos orientais. Por sua parte, Arbuthnot estava pensando em traduzir o *Ananga Ranga*, de Kalyanamalla.

Burton devia conhecer o manuscrito, ainda de seus tempos na Índia. Como era uma manifestação relativamente recente da tradição do *kama shastra*, que havia sido adotada pela aristocracia muçulmana, era possível obter cópias na Índia com relativa facilidade. Uma versão do *Ananga Ranga* em marata — a língua de Maharashtra, a região em torno de Bombaim — havia sido publicada em 1842, o mesmo ano da chegada de Burton à Índia. Por certo, à época em que escreveu seu "Terminal Essay", ele já havia recolhido algumas cópias

> [...] em sânscrito e marati, gujaráti e hindustani: a última é uma edição de 66 pp. não numeradas, incluindo oito páginas com as mais grotescas ilustrações mostrando os vários *Asan* (as *Figurae Veneris* ou posições de cópula), que parecem ser os triunfos de contorcionistas. Tais panfletos, litografados em Bombaim, estão espalhados por todo o país.

O comentário sobre as litografias de Bombaim é clássico de Burton. Somente ele, com sua singular e disfarçada penetração na sociedade indiana e seu domínio dos idiomas locais, poderia ter investigado tal aspecto da cultura "nativa". Da mesma forma, somente o antropólogo Burton teria se interessado pelo assunto: outros *sahibs*, isolados em seus acantonamentos onde só se falava inglês, jamais saberiam, ou desejariam saber, o que se passava nos dormitórios de seus subalternos.

Foster Fitzgerald Arbuthnot poderia parecer um candidato surpreendente para publicar uma notória obra da erotologia indiana. Funcionário público de carreira no governo de Bombaim que havia atingido o posto de Coletor — cuja função era estabelecer o valor de *toka*, ou recolhimento de imposto territorial —, Arbuthnot era, nas palavras do biógrafo de Burton, Thomas Wright, "um homem do mundo, mas totalmente incontaminado por ele". Quando jovem, tinha feições roliças, quase efeminadas, com sobrancelhas delicadamente arqueadas e uma boca sensual. Era conhecido pela "doçura e serenidade" de suas maneiras. Contudo, "como tantos de seus homens tranquilos, possuía uma determinação — um heroísmo firme, que fazia com que tudo se resolvesse. Contrariar Burton significava receber imediatamente um golpe direto e certeiro; contrariar Arbuthnot resultaria em ser posto de lado, discreta e amavelmente — mas, de qualquer forma, posto de lado" Arbuthnot e Burton se conheceram na Índia em 1853, quando este último se encontrava em Bombaim, descrevendo sua peregrinação a Meca. Como Speke, Arbuthnot foi mais um dos jovens que Burton periodicamente tomava sob sua proteção. Mas, ao contrário de Speke, ele provaria ser um amigo fiel e se mostrava bastante satisfeito em ser o parceiro menos importante na relação. Burton até chamava seu discípulo de "Bunny" (coelhinho), sendo este o único amigo que ele distinguiu com um apelido.

Conforme escreveu Isabel Burton após a morte de seu marido, Arbuthnot foi o "melhor amigo [dele] nos últimos quarenta anos". Os dois, sem dúvida, tinham em comum uma curiosidade inquieta sobre questões sexuais, e talvez algumas predileções particulares também. Durante a primeira licença de Arbuthnot na Inglaterra, de 1859 a 1860, Burton o apresentou a Richard Monckton Milnes e é provável que ele tenha conhecido os membros do círculo transgressor deste último, e talvez até participado de suas atividades. Em carta a Milnes, Burton menciona ter recebido notícias de "Coelhinho", ao mesmo tempo que pergunta sobre a saúde de Fred Hankey e pede notícias de Hodgson e da cafetina flageladora Sarah Potter, cujo pseudônimo era Stewart. O próprio Arbuthnot parece, pelo menos, ter tido conhecimento da atividade de Potter: escrevendo a Bellamy em 1884, para marcar uma reunião, ele mencionou que estava "feliz em saber que você salvou da destruição algumas das coisas de Potter. Eu vi o homem com quem elas foram deixadas, e ele me informou que deveria ter destruído tudo".

Em 1872, por ocasião de uma segunda licença na Inglaterra, Arbuthnot trouxe consigo o manuscrito concluído do *Ananga Ranga* e o mostrou ao seu amigo. Burton não ficou impressionado e comentou com Richard Monckton Milnes que o rascunho de Arbuthnot era "um tanto insípido", ponderando que era "curioso ver o efeito embotante do ar da Índia, mesmo sobre o mais alegre dos rapazes. Na realidade, ele fala de história antiga!" Parecia que a erudição mais séria de Arbuthnot já estava colidindo com a atitude relativamente fanfarrona de Burton. Este foi o início do debate que mais tarde giraria em torno do *Kama Sutra*. Seria o *Ananga Ranga* um documento instrutivo com muita coisa a ensinar ao Ocidente e, como tal, um acréscimo importante a qualquer biblioteca sobre assuntos orientais? Arbuthnot certamente parecia pensar assim, pois o material preocupantemente não científico sobre astrologia e alquimia foi relegado a um apêndice. Ou seria um clássico erótico, com uma aplicação comercial mais ampla? Burton sabia muito bem que poderia apresentar o livro como antropológico. Da mesma forma como fotografias de mulheres com os seios à mostra apresentadas na revista *National Geographic* viriam a ser consideradas aceitáveis por uma geração posterior, com base em seu aspecto "etnológico", assim as descrições da antiga sociedade indiana no *Ananga Ranga* poderiam funcionar como uma folha de figueira acadêmica para o conteúdo "pornográfico". E, por certo, o erotismo poderia tornar a antropologia vendável.

Burton aprimorou de forma seletiva o ultrassério rascunho de "Coelhinho" Arbuthnot até que estivesse ao seu próprio gosto, mais devasso. Ele acrescentou suas costumeiras ponderadas notas de rodapé esotéricas e, ainda por cima, inseriu uma boa dose de cor local. Um parágrafo inteiro foi adicionado, focalizando uma de suas próprias e particulares obsessões sexuais.

> A esposa se lembrará que, sem o especial exercício de vontade de sua parte, o prazer do marido não será perfeito. Para esse fim, ela deve sempre esforçar-se para fechar e contrair a Yoni até que esta segure o Linga, como se fosse um dedo, abrindo e fechando ao prazer dela e, finalmente, atuando como a mão da moça Gopala, que ordenha a vaca. Isso só pode ser aprendido após longa prática e especialmente projetando a vontade para a parte a ser afetada... Enquanto faz isso, ela repetirá mentalmente "Kamadeva! Kamadeva", a fim de fazer descer uma bênção sobre a tarefa. [...] Seu marido então a valorizará acima de todas as mulheres, e não a trocará pela mais bela *Rani* (rainha) dos três mundos. Tão adorável e agradável para o homem é aquela que contrai.

É difícil imaginar a católica fervorosa Isabel invocando o deus Kama em um sussurro, e ao mesmo tempo contraindo sua *yoni*. Não satisfeito em compor seu próprio conselho sexual, Burton acrescentou uma nota de rodapé tipicamente antropológica, sugerindo que o importante não era tanto que Isabel empregasse a técnica de "bombear", mas que esta lhe fosse desconhecida.

> Entre algumas raças, os músculos *constrictor vaginae* são anormalmente desenvolvidos. Na Abissínia, por exemplo, uma mulher pode acioná-los de modo a causar dor a um homem e, quando sentada sobre as coxas dele, ela pode induzir o orgasmo sem mover qualquer outra parte de sua pessoa. Uma artista como essa é chamada pelos árabes de "Kabbazah", que significa literalmente "retentora", e não é surpreendente que os mercadores de escravos paguem altas somas por ela. Todas as mulheres têm o poder, umas mais, outras menos, mas elas o ignoram totalmente; na verdade, há muitas raças na Europa que jamais haviam sequer ouvido falar disso. A elas, as sábias palavras ditas pelo poeta Kalyana Malla deveriam ser especialmente aceitáveis.

Após suas intervenções criativas, em 1873 Burton disse a Arbuthnot que estava satisfeito que o texto fosse enviado para impressão. Por coincidência, aquele ano representou um marco para a indologia. No inverno, o explorador arqueológico Alexander Cunningham havia investigado as ruínas de uma cidade com construções de tijolos no Punjab, que deveriam datar, como se concluiria posteriormente, do terceiro milênio a.C. Um livro do século XVI sobre sexo, impresso reservadamente, poderia não causar o mesmo impacto potencial que as descobertas de Harappa, mas ambos os eventos constituíram um importante passo para a descoberta da civilização indiana pelo Ocidente. O *Ananga Ranga*, pelo menos, representou uma espécie de levantamento arqueológico preliminar do terreno

— as pás dos escavadores ainda teriam que encontrar o *Kamasutra*, o maior e mais antigo remanescente da desconhecida civilização que fora a cultura erótica da Índia. Em um sentido mais amplo, a "descoberta" de Harappa e do *Ananga Ranga* pertenciam ao mesmo projeto do Ocidente, de absorver todos os aspectos da cultura oriental que ele ainda não possuísse. A assombrosa antiguidade da civilização pré-clássica — uma cultura logo colonizada em retrospecto como "ária" ou "indo-europeia" — foi uma dessas contribuições. A outra, foi a erotologia. Na verdade, enquanto o Ocidente tateava o caminho que levaria a Freud, o que se necessitava com urgência era de uma elaborada e autorizada ciência do erotismo.

Arbuthnot, ou mais provavelmente Burton, alterou o título de *Ananga Ranga* para *Kama Shastra, ou a arte hindu do amor* (*Ars Amoris Indica*). O tamanho desajeitado do novo título era consequência de sua função como uma série de códigos, cada um dirigido a um público diferente. "Kama Shastra" era a parte que aludia às expectativas de Arbuthnot e Burton pelo impacto de seu livro no campo da indologia. O novo título sugeria que o *Ananga Ranga* era um texto fundamental da grande tradição da ciência erótica — e não simplesmente um guia útil para um sexo melhor. Para o pornófilo leigo: "A arte hindu do amor" era bastante explícita, enquanto o subtítulo em latim, dirigido aos classicistas, era um sugestivo empréstimo do poema erótico de Ovídio, *Ars amatoria*. Uma breve passagem do exemplar de divulgação enfatizava ainda mais a conexão: "Esta obra pode ser honestamente considerada única, desde os tempos de Sótades e Ovídio até nossos dias", proclamava. A palavra "sotádico" — derivada do nome do autor grego de algumas sátiras poéticas obscenas do século III a.C. — se tornaria o eufemismo preferido de Burton para "homossexual".

Não satisfeitos em alterar o título, os tradutores fizeram o possível para ocultar suas próprias identidades e suas ambições com relação ao livro. A página de rosto trazia a legenda: "Traduzido do sânscrito e comentado por A.F.F. e B.F.R. Apenas para uso particular dos tradutores, em conexão com um trabalho sobre a religião hindu e sobre os hábitos e costumes dos hindus." Fazer seu livro parecer subordinado a um trabalho maior e mais erudito somente traía o nervosismo de Arbuthnot e Burton. Por algum tempo, eles até consideraram traduzir todo o texto para o latim, "para que não venha a cair nas mãos da plebe". Porém,

> [...] considerações posteriores nos convenceram de que ele não contém nada de essencialmente imoral, e sim muito material que merece mais respeito do que recebe no presente. A geração que imprime e lê as traduções literais para o inglês do depravado Petrônio e das espirituosas indecências de Rabelais não pode ser puritana a ponto de reclamar do devoto e altamente moral Kalyana Malla.

Esta afirmação é, decerto, obviamente retórica, uma forma de fazer seus motivos parecerem mais altruístas. A sugestão era que a publicação do texto em inglês não fora feita para chocar ou satisfazer os gostos da plebe, mas porque o próprio texto era essencialmente *moral* em seus objetivos. Essa declaração tendenciosa, ao que parece, se baseava na conclusão do próprio Kalyanamalla, segundo a qual "a monotonia provoca a saciedade, e a saciedade, a aversão ao ato sexual" e disso, por sua vez, resultam "poligamia, adultérios, abortos e todas as formas de vício". Nesse sentido, o livro mostrava "como o marido, variando o prazer de sua esposa, pode viver com ela como se fosse com 32 mulheres diferentes, sempre variando o prazer dela, e tornando a saciedade impossível". Na verdade, esta passagem inteira provavelmente foi mais uma das imaginativas inserções de Burton.

"A plebe", infelizmente, jamais teve a oportunidade de ter em suas mãos, extremamente morais, um exemplar do *Kama Shastra, ou A arte hindu do amor*. Os impressores rodaram apenas quatro (ou, de acordo com Burton, seis) cópias das provas, antes de pararem para examinar o que realmente estavam imprimindo. Como seria de se prever, houve um alvoroço e, quer pelo ultraje moral, quer por medo de perseguição, eles se recusaram peremptoriamente a continuar. Por ironia, a vontade declarada dos tradutores de imprimir seu texto "apenas para uso particular" foi cumprida e o desejo de Burton e Arbuthnot de se tornarem os pioneiros da publicação de textos eróticos indianos permaneceu irrealizado.

A existência do *Kama Shastra* de 1873 não foi, contudo, totalmente apagada. Burton e Arbuthnot enviaram uma de suas preciosas cópias ao mais excêntrico cultor de *hobbies* da Inglaterra vitoriana, o rechonchudo e afável Henry Spencer Ashbee. Junto com sua provável autoria de *My Secret Life* (*Minha vida secreta*), uma obra concisa de pornografia pretendendo apresentar os detalhes gráficos das ligações de "Walter" com mais de mil mulheres, Ashbee estava trabalhando com afinco na compilação de um catálogo descritivo sério, em três volumes, de livros pornográficos. Como Richard Monckton Milnes, ele combinava a bibliofilia com uma mania geral por assuntos sexuais e um particular entusiasmo pela flagelação. O primeiro volume, de 500 páginas, de sua extensa bibliografia foi impresso em 1875 por James Henry Gaball, de Brixton Hill, um dos mais prolíficos impressores clandestinos de Londres, com o título de *Index Librorum Prohibitorum*, maliciosamente calcado na famosa lista de livros proibidos pela Inquisição, e com autoria ostensiva de um certo "Pisanus Fraxi" — um anagrama das palavras latinas *fraxinus* (freixo) e *apis* (abelha).

O elaborado frontispício do livro mostrava uma estante de livros em forma de altar, com um único volume bem no centro, sendo queimado por um demônio em miniatura; as chamas se elevavam até um frontão triangular decorado com uma cabeça de sátiro, de cujos chifres pendia um esmerado pênis artificial; mais abaixo, uma única prateleira estava cheia de volumes, entre os quais, *New Epicurean*, *Sublime of Flagellation*, o livro de Hankey, *Instruction Libertine* — e o *Kama Shastra*. No corpo do livro, Ashbee dava uma descrição detalhada do texto, tão detalhada, na verdade, que ele deve ter mantido correspondência, por um tempo razoável, com pelo menos um dos tradutores — provavelmente Arbuthnot, embora os dois não viessem a se encontrar pessoalmente pelos próximos oito anos. Ashbee, com certeza, tinha conhecimento das identidades dos autores. Conforme observou, com seu costumeiro jeito sério: "Os talentosos tradutores são F. F. Arbuthnot e o famoso explorador da África, R. F. Burton, com as iniciais de seus nomes invertidas." Ele também comentou, com autorização de Arbuthnot, que "há muitas referências aos poetas e filósofos de tempos antigos", e conjeturou que "não é provável que um sistema tão tremendo e artificial tenha surgido já maduro de um único cérebro".

Este comentário era um primeiro lampejo de percepção do que poderia existir na escuridão da noite indiana. Arbuthnot havia empunhado uma vela e visto a luz incidir sobre fileiras de manuscritos de *kama shastra*. Como uma das últimas manifestações da longa tradição de *kama shastra*, o *Ananga Ranga*, é claro, não poderia estar mais longe de ter surgido já pronto de um único cérebro. Mas ele se originava basicamente de uma única fonte textual: o *Kamasutra*. Em um volume posterior de sua eroto-bibliogragia, *Catena Librorum Absconditorum (Série de livros dignos de serem silenciados* ou, em outras palavras, *A cadeia de livros dos escondidos)*, Ashbee relatou o que Arbuthnot lhe havia dito sobre o *Kama Shastra* de 1873: "nas páginas 46 e 59, aparecem referências ao santo sábio VATSYAYANA e às suas opiniões. Os eruditos me informaram que o *Kama Sutra de Vatsyayana* era então a obra modelo sobre o amor na literatura sânscrita e que nenhuma biblioteca especializada no idioma estaria completa sem um exemplar dele. E acrescentaram que a obra já era muito rara."

Posteriormente, o próprio Arbuthnot forneceu uma descrição mais completa sobre como exatamente "Vatsyayana foi inicialmente trazido à luz". A curiosidade de Arbuthnot havia sido despertada, ao que parece, após discussões com os *pandits*, ou brâmanes especialistas em sânscrito, que o estavam ajudando a traduzir o *Ananga Ranga*. E recordou que, enquanto traduzia,

> [...] com frequência encontrava uma referência a um certo Vatsya: o sábio Vatsya tinha tal opinião, ou alguma outra. O sábio Vatsya dizia, e assim por diante. Naturalmente, perguntou-se quem era esse sábio e os eruditos responderam que Vatsya era o autor da obra modelo sobre

o amor, na literatura sânscrita, e que nenhuma biblioteca especializada estaria completa sem seu livro, e que este era muito difícil de conseguir em sua forma completa.

Na verdade, Vatsyayana é mencionado apenas duas vezes no *Ananga Ranga*. O sexto capítulo do livro, sobre "a arte pela qual o homem ou a mulher se tornam submissos e obedientes a quem os fascinou, que com esse propósito usa certas drogas e encantamentos", dá uma lista de prescrições. A primeira provém do "santo sábio Vatsyayana Muni", que

> [...] declarou que todo aquele que pegar o pó de planta sensitiva, a raiz de flores de lótus verdes, a Bassia latifolia, e a flor da cevada; e, após misturar tudo com seu próprio *Kama-salila* [traduzido em outro local como "semente do amor" e "água da vida"], aplicar tudo como uma marca distintiva em sua própria fronte, este dominará o mundo das mulheres, e aquela que olhar para sua testa não poderá evitar sentir por ele o mais ávido desejo.

O sétimo capítulo, sobre "Diferentes sinais em homens e mulheres", termina discutindo a ética do adultério ou, para citar o próprio texto, as circunstâncias nas quais, "a despeito de toda essa ignomínia, desonra e afronta, é absolutamente necessário ter relações com a esposa de outro".

O livro de Vatsyayana, o Rishi, nos ensina o seguinte: suponhamos que aconteça de uma mulher, tendo atingido o vigor sensual de sua idade, tornar-se tão inflamada em seu amor por um homem, e tão ardente de paixão que ela provavelmente acabaria morrendo em resultado do arrebatamento, se seu amado se recusar a fazer sexo com ela. Sob essas circunstâncias, o homem, após permitir ser assediado por algum tempo, deve refletir que sua recusa custará a vida dela; ele deve, portanto, desfrutar dela em uma ocasião, mas não sempre.

Se Arbuthnot e Burton quisessem explorar mais e com maior profundidade o campo desconhecido da antiga sexualidade indiana, sua empreitada seria agora encontrar um manuscrito completo desse "livro de Vatsyayana".

UMA MULHER VIRTUOSA, que tenha afeto por seu marido, deve agir em conformidade com os desejos dele, como se ele fosse um ser divino e, com o consentimento dele, deve tomar para si todo o cuidado da família dele. Ela deve manter a casa toda bem limpa, e colocar arranjos de flores de vários tipos em diferentes lugares, e deixar o chão liso e polido, de modo a dar ao todo uma aparência asseada e decente. Ela deve rodear a casa com um jardim e nele deixar preparados todos os materiais necessários para os sacrifícios da manhã, do meio-dia e da noite. Além disso, ela própria deve reverenciar o santuário dos Deuses do Lar, pois, como diz Gonardiya, "nada atrai mais o coração do dono da casa para sua esposa do que a cuidadosa observância das coisas acima mencionadas".

[...] Quando a esposa quiser aproximar-se de seu marido em particular, seu traje deve consistir de muitos ornamentos, vários tipos de flores, e um tecido decorado com diferentes cores, e alguns óleos ou unguentos docemente perfumados. Mas sua roupa de todos os dias deve ser feita de um tecido fino, de trama fechada, com alguns ornamentos e flores, e um pouco de perfume, não em demasia.

O Kama Sutra de Vatsyayana
Parte IV: Sobre a esposa
Capítulo I: A maneira de viver de uma mulher virtuosa
Tradução para o inglês de "A. F. F. e B. F. R." (1883)

Capítulo Quatro

Rasgando o véu

O fracasso da impressão do *Ananga Ranga* significava que a carreira e a reputação pública de Burton estavam salvas. Mas, como um homem bem casado perseguido por lembranças de um abraço furtivo, ele não conseguia esquecer seu namoro malogrado com a publicação clandestina. Nos anos que se seguiram, sua frustração e sensação de impotência só fizeram crescer, alimentando-se de uma sensação maior de desconsideração e de injúria pessoal. Em outubro de 1872, pouco antes da impressão do *Kama Shastra*, Burton havia aceitado o cargo de cônsul britânico em Trieste. Para seus contemporâneos do Ministério das Relações Exteriores, teria parecido um ótimo posto. Lá estaria livre do febril ar africano de Fernando Pó, uma ilha ao largo do golfo de Benin, onde ele havia "mofado" entre 1861 e 1863; e livre da insalubridade de Santos, no Brasil, onde Richard e Isabel tiveram que se esquivar dos mosquitos e da cólera, de 1865 a 1868. Estaria livre, também, das intrigas diplomáticas de Damasco, tão inimigas do caráter irreverente de Burton, que haviam provocado sua exoneração como cônsul em 1871, após apenas dois anos de serviço marcados por persistentes controvérsias. A notícia humilhante lhe fora transmitida por um mensageiro; dois dias depois, em suas palavras, "deixei Damasco para sempre; parti às três horas, ainda escuro, com uma grande lanterna; todo meu pessoal chorava [...] *Nunca mais?* Sentia-me fraco. Demissão desonrosa, aos 50 anos de idade, sem aviso prévio, ou remuneração, ou reputação".

Para Burton, Trieste jamais poderia compensar a perda de Damasco — e muito menos a perda da Índia. Por mais cosmopolita que fosse, não era o Oriente. Bram Stoker — que viria a escrever o (profundamente erótico) romance *Drácula* um quarto de século depois — comentou que o posto de cônsul em Trieste era "considerado um local de repouso para um homem de letras". Como tal, estava bem abaixo de uma designação de alto nível que Burton acreditava lhe ser devida, como reconhecido especialista em Oriente. Na verdade, foi um profundo desapontamento, como confirmou sua esposa Isabel: "O trabalho comercial em um pequeno e civilizado porto marítimo europeu, em nível inferior e salário reduzido", ela reclamou, "não pode ser considerado compensação pela perda da agitada vida diplomática no Oriente." Tomado de autocomiseração, Burton comparou-se ao poeta Ovídio, exilado em Tomos, junto ao mar Negro, pelo imperador Augusto. "Eu também", escreveu ele, "sou um livro abandonado, roído por traças", "um riacho obstruído por lama", "um Faláris, preso, sem qualquer motivo especial, no ventre de um touro de bronze". Ironicamente — e ele devia estar bem consciente da ironia — é provável que o motivo do exílio de Ovídio tenha sido o escândalo causado por seu poema erótico, *Ars Amatoria*, ou *Arte do amor*. Para Burton, ao contrário, o exílio em Trieste haveria de lhe proporcionar a compensação por uma vida de desapontamentos. Isabel havia se queixado de "que seus escritos o haviam mantido afastado de postos ou do poder", mas agora a tradução da literatura erótica seria a realização que coroaria sua vida. Um dos primeiros e maiores projetos de Burton foi a preparação de uma edição do *Kamasutra* em inglês.

Em seu primeiro verão em Trieste, em 1873, o casal Burton recebeu a visita do jornalista Alfred Bate Richards, um velho amigo e *sparring* — Burton, ao que parece, era superior na espada, mas não era páreo para o soco de Richards no ringue de boxe. Ele fora um dos oito que assistiram ao casamento clandestino de Burton e Isabel em 1861. Sua descrição da residência do casal, um apartamento no quarto andar, com vista para o mar, começava com sinais indicativos do profundo catolicismo de Isabel em seus aposentos privados:

> Tudo o que há ali tem relação com a cruz, mas assim que passamos para as pequenas salas de estar, começam a aparecer os sinais do crescente. Estas salas, que se abrem uma para outra, são vibrantes com tapeçarias orientais, bandejas e pratos de ouro e prata polida, cálices extravagantes, chibuques (cachimbos orientais) com grandes bocais de âmbar e preciosidades orientais feitas de madeiras aromáticas.

Damasco poderia estar perdida para Richard Burton, mas ele estava claramente fazendo o possível para fazer de suas salas, pelo menos, um simulacro de Constantinopla.

Aos olhos de Alfred Bate Richards, o próprio Burton, com "mãos e pés de pequenez oriental", parecia ter passado por algum tipo de transformação exótica. "A aparência oriental e distintamente árabe do homem", escreveu ele, "torna-se mais pronunciada pelos malares proeminentes (um deles cortado por uma cicatriz resultante de um ferimento por lança), pelos cabelos pretos cortados rente, com apenas uns toques grisalhos, e um par de olhos negros penetrantes, como os dos ciganos." Quando Charles Ashbee, filho do bibliógrafo erótico Henry Spencer Ashbee, conheceu Burton, no fim da década de 1880, após sua importante tradução de *As mil e uma noites*, a metamorfose oriental estava completa.

> Ele era o djim que trazia a machadinha e a corda, era Agib perdendo o olho, o barbeiro extraindo o osso da garganta do corcunda, o adorador do fogo que amarrou o príncipe Assad, o caçador de pássaros que prendeu o rei Beder na armadilha, era o mercador de drogas de Aladim, o mágico africano, rei dos djins — não havia fim para as possíveis transformações daquela sua barba espantosa.

Para o jovem Ashbee, a habilidade mágica de Burton de se autotransfigurar era tão marcante quanto sua aparência oriental. Outros escritores que o conheceram na década anterior ficaram mais impressionados pela força erótica que parecia emanar dele. Bram Stoker, que esteve com Burton no trem de Dublin a Belfast em agosto de 1878, achou-o "enigmático e vigoroso, e dominador e implacável. Eu jamais havia visto um semblante tão férreo". Mais tarde, ele sugestivamente disse a seu amigo, o ator-empresário sir Henry Irving: "Ele é de aço! Poderia atravessar alguém como uma espada!" O escritor Frank Harris, hoje mais conhecido por suas francas confissões sexuais, *My Life and Loves*, encontrou Burton, já com 60 anos, em uma festa em Londres. Em seu livro *Contemporary Portraits*, ele afirmou que

Burton tinha "um ar de indomado [...] os olhos escuros, sem óculos — imperiosos, agressivos, nem um pouco amigáveis; os maxilares fortes e o queixo proeminente davam-lhe uma expressão desesperada". A fascinação de Burton por conversas obscenas — eróticas e sádicas — e assuntos orientais também atraíram a atenção de Harris. Em suas palavras, Burton

> [...] tinha um curioso gosto pelas "cutiladas do idioma saxão" — todas aquelas palavras que pareciam sair quentes da cunhagem da vida [...] Ele costumava contar histórias da filosofia indiana ou dos perversos hábitos de luxúria e canibalismo dos negros, ou ficava a ouvir descrições sobre a crueldade chinesa e sobre as automutilações dos russos, até as estrelas empalidecerem. Católico em sua admiração e simpático a todo tipo de grandeza, eram as aberrações e não as qualidades divinas dos homens que o fascinavam.

O excêntrico poeta Wilfred Scawen Blunt concordava que "em suas conversas ele aparentava uma brutalidade extrema". E observou que os olhos de Burton eram "como os de uma fera selvagem", mas, como bom observador, ele identificou um quê de constrangimento, dizendo que Burton o fazia lembrar-se de "um leopardo negro, enjaulado, porém implacável".

Para Burton, o animal lutador, Trieste era sua jaula; para Burton, o orientalista de trajes deslumbrantes, sua camisa de força. Ele ansiava pelo Oriente com a paixão de um amante. Durante todo seu tempo em Trieste, Burton e sua esposa enredaram-se, com persistência quase maníaca, na remoção para um posto de maior relevância e mais oriental, desde o de comissário especial encarregado de reprimir o contínuo tráfico de escravos no mar Vermelho até o cargo de cônsul britânico no Marrocos. Burton escreveu a seu velho amigo e patrono, Richard Monckton Milnes, queixando-se de que conhecia "todos os paus e pedras em um raio de 100 milhas [...] E agora estou cansado disso. Quero estar em atividade". Em fevereiro de 1873, ele perguntou a Milnes: "Por que o Ministério não me nomeia residente em Cabul para descobrir o que a Rússia anda fazendo por lá? Eu sei cavalgar, ando mais rápido que minha égua, falo o pashto (afegão), o persa, o hindustani e outros mais." Uma carta semelhante foi remetida ao enviado secreto da rainha Vitória, tenente-general William Wylde, com um adendo: "Peço que interceda por mim e me envie um animador 'Rumo ao Oriente'!"

Na primavera de 1874, por um período a impressão era de que haveria pouco tempo para algum tipo de futuro, no Oriente ou em qualquer outro destino. Durante uma escalada do Schneeburg, nos Alpes, Burton decidiu passar a noite ao relento, na neve, e não abrigado em uma cabana com seus companheiros. Ele usava apenas roupas leves. Era um gesto típico seu — uma mistura de bravata com uma determinação real de manter o corpo em sua condição férrea. Burton evidentemente queria provar a si mesmo que ainda era capaz de fazê-lo. Mas não: em alguns dias, caiu seriamente doente. Uma inflamação na virilha, concentrada no que foi descrito como um "tumor", e acessos de febre alta ao longo de um mês quase o levaram à morte. Ao saber das notícias, Swinburne atestou que teria sido uma grande perda para o seu país, tanto mais porque "ele foi negligenciado e desperdiçado, com todas suas maravilhosas e inigualáveis energias". Swinburne percebia o triste âmago da questão: ainda faltava à vida de seu amigo a realização mais importante. O próprio Burton o reconhecia. No dia 6 de dezembro de 1883 ele registrou em seu diário sua profunda insatisfação: "Há onze anos, neste dia, cheguei aqui; que humilhação!!!"

Enquanto Burton patinava e se irritava em Trieste, seu amigo Foster Fitzgerald Arbuthnot se ocupava em sua pesquisa na Índia, tentando localizar um manuscrito do "livro de Vatsyayana". A teoria delineada na obra de Ashbee, *Catena Librorum Absconditorum*, segundo a qual "nenhuma biblioteca especializada em sânscrito estaria completa sem uma cópia daquele", podia ser muito boa, mas Arbuthnot encontrou uma realidade bem diferente. Em investigação mais minuciosa, soube que a obra era "muito rara" e "no momento, muito difícil de obter em sua forma completa". O problema, ao que parecia, era o precário estado das bibliotecas indianas. Sob o Raj britânico — estabelecido em 1858, quase dez anos depois de Burton ter deixado a Índia — não era apenas o tradicional governo real que estava desmoronando; as antigas estruturas da cultura também estavam sofrendo. O ensino religioso estava relativamente a salvo em mosteiros autônomos e instituições religiosas, mas as áreas de estudo tradicionalmente dependentes do patronato da corte, em especial as ciências eróticas, há muito que se viam ameaçadas. As bibliotecas reais estavam se reduzindo a pó, suas coleções vendidas aos lotes ou mesmo jogadas fora.

A esse problema juntava-se o fato de que, no início da década de 1870, o estudo do sânscrito pelos britânicos estava apenas começando a se recuperar de décadas de descaso oficial. À idade de ouro de Wilkins, Jones, Wilson e Colebrooke, seguiu-se um período marcado por embates entre os "orientalistas", que eram a favor da promoção do ensino "nativo" sob a patriarcal mão orientadora dos britânicos, e os "anglicistas", que pretendiam que a Índia adotasse o inglês como a língua, não só do governo, mas também nas escolas. Em 1835, o grande ensaísta e legislador colonial Thomas Babington Macaulay havia banido o ensino de outras línguas que não o inglês, declarando que "toda a informação histórica coligida para compor todos os livros escritos no idioma sânscrito tem menos valor do que o que pode ser encontrado nas mais despretensiosas sinopses usadas em escolas preparatórias na Inglaterra". Deixando de lado o preconceito de Macaulay, ele não poderia ter conhecimento da existência mesmo de uma fração mínima dos textos em sânscrito que viriam a ser descobertos cerca de quarenta anos depois.

Na década de 1870, o Ocidente se encontrava no auge de uma verdadeira renascença oriental e muitos indólogos britânicos sentiam que era *dever* imperial da Grã-Bretanha estar na vanguarda; entre estes estava Foster Fitzgerald Arbuthnot. A Inglaterra, insistia ele, "tem o dever de assumir a dianteira de manter o mundo informado de todos os assuntos ligados à literatura oriental". Arbuthnot era famoso por utilizar um tipo de carruagem rápida e um tanto perigosa, puxada por quatro cavalos, controlados por apenas um cocheiro exímio, e se valeu de uma metáfora conhecida, argumentando que: "Certamente não é chegado o tempo para que ela tome o assento de trás na carruagem, deixando outras nações fazerem o trabalho que ela própria deve assumir." Se a Inglaterra não tomasse a dianteira, ele sabia que outros países o fariam. A Alemanha, com suas crescentes fileiras de linguistas e filólogos, representava uma ameaça em especial.

Felizmente para a causa imperial, um dos principais estudiosos alemães do sânscrito, Johann Georg Bühler, estava atuando do lado britânico. Como professor de Línguas Orientais e História Antiga no Elphinstone College de Bombaim, e também entusiástico membro da Real Sociedade Asiática, a nacionalidade de "George Buehler" — como seus contemporâneos britânicos o chamavam — não era necessariamente um problema. Ele havia começado a reunir manuscritos sânscritos para sua própria coleção particular, mas em repetidas ocasiões teve suas ofertas ultrapassadas — no mais das vezes por um antiquário de Bombaim, Bhau Daji. O dinheiro era um problema; e o fato de Bühler não ser indiano, outro. Como ele mesmo disse, "os sentimentos ortodoxos da maioria dos brâmanes, que consideravam ímpio o comércio com 'a face de Sarasvati' e abominavam o próprio pensamento de transferir suas tradições sagradas aos *Mlechchhas* [estrangeiros], tornavam as operações muito difíceis". Contudo, valendo-se de "brâmanes desconhecidos que vieram secretamente à minha casa em Puna, e que estavam em grandes dificuldades financeiras", Bühler conseguiu acumular uma coleção de cerca de 400 e tantos manuscritos, alguns antigos, outros copiados. Ele começou a perceber que a lamentável situação do "estudo nativo" significava que o tempo estava se esgotando, e observou: "manuscritos invendáveis em Gujarat em geral acabam caindo nas mãos dos fabricantes de papel de Borah e são destruídos." Perigos semelhantes ameaçavam a preservação de manuscritos em outras regiões.

Em 1868, Bühler recebeu permissão oficial para investigar os acervos das antigas bibliotecas da Índia, em nome do Serviço de Educação, como parte de um monumental e ambicioso programa governamental de catalogação de todos os manuscritos sânscritos no país e fora dele. O verdadeiro trabalho de campo competia em grande parte às várias agências da Real Sociedade Asiática, que enviou especialistas — britânicos e indianos — para extensas visitas a bibliotecas nas várias regiões e províncias da Índia, "para examinar os manuscritos dos quais se tem conhecimento, procurar novos manuscritos, adquirir aqueles que podem ser obtidos por valores razoáveis e fazer cópias dos que são exemplares únicos ou que sejam de interesse por alguma razão, mas dos quais os proprietários não desejam se desfazer". O ambiente agora era outro: sob o eficiente patrocínio do Raj, as investigações casuais e refinadas dos dias de Wilson, Colebrooke e até mesmo Burton seriam coisa do passado.

Cartas foram enviadas para todo o país, e os *pandits* e diretores de escola locais encarregados de persuadir os bibliotecários brâmanes a renunciar à sua ciumenta guarda de seus textos sagrados. Um eminente intelectual britânico, Peter Peterson, queixava-se de que seus olhos estavam toldados por uma "densa e ampla" nuvem que encobria a história da literatura sânscrita. Para dissipar essa nuvem, ele tinha necessidade urgente de novos manuscritos. Ele teve suficiente clarividência, porém, para reconhecer que a "comunidade nativa" estava trabalhando, comparativamente, em plena luz do sol. Os agentes foram escolhidos, pois, por sua habilidade para usar de persuasão para penetrar nos segredos dos bibliotecários brâmanes, tanto quanto por seus conhecimentos. Georg Bühler pôde atestar, por experiência pessoal, as dificuldades desse trabalho para os europeus. Eis o que ele escreveu para o Diretor da Instrução Pública em seu relatório para o inverno de 1874-75:

Em maio, recebi cartas do sir Sûbâ e de meu agente dizendo que o S'rîpûj havia voltado e tinha concordado em mostrar-me seus livros. Com isso, em 16 de maio fiz uma segunda viagem a Pathan, que uma tempestade de areia e várias trovoadas que me surpreenderam em campo aberto tornaram muito desagradável. Quando cheguei, o S'rîpûj parecia ter mudado de ideia. A princípio, ele tentou despistar, mostrando-me um *kothalî*, ou saco cheio de manuscritos em papel bastante danificados. Quando o pressionei um pouco mais, apresentou sucessivamente outros seis daqueles *kothalîs*, que continham no todo entre seis e setecentos manuscritos. Ele então me assegurou solenemente que aquilo era tudo o que tinha — uma afirmação que eu me recusei a aceitar como verdadeira.

A persistência de Bühler acabou sendo recompensada e, no início da década de 1870, os manuscritos começaram a chegar aos milhares.

Bühler e seus colegas se fixaram em cerca de 14 mil textos conhecidos em sânscrito e outras línguas, mas o *Kamasutra* não se encontrava em nenhum lugar em suas listas de desejos. Na verdade, todo o campo de *kama shastra* era estranhamente ignorado. Não que os estudiosos ignorassem a existência de material "erotológico". Até os primeiros missionários haviam se queixado da iniquidade das escrituras indianas, embora eles provavelmente se referissem à tradição dos épicos populares, tais como o *Mahabharata*, e aos romances polígamos dos deuses hindus. No início do século XIX, porém, o missionário Jean-Antoine Dubois, autor de *Description of the Character, Manners and Customs of the People of India, and of their Institutions, Religious and Civil* (1816), de fato descreveu textos da tradição de *kama shastra* propriamente dita. Ele relatou ter encontrado "livros abomináveis", tratando "das mais sórdidas e repugnantes formas de devassidão", "da arte de dar variedade ao prazer sexual" e "da preparação de beberagens destinadas a excitar as paixões". O extraordinário é que isto soa como se o abade Dubois tivesse obtido uma cópia do *Ananga Ranga* ou *Ratirahasya*, se não do próprio *Kamasutra*.

Georg Bühler talvez não tenha localizado os textos de *kama shastra*, mas alguns ainda acabaram incluídos nos sucessivos *kothalis* de manuscritos que foram levados e afinal catalogados para o governo. Em 1874, o estudioso alemão Hermann Jacobi, durante uma viagem por Rajputana (atualmente Rajastão), na verdade encontrou e copiou um manuscrito do *Kamasutra* para Bühler. Porém, como H. T. Colebrooke e Horace Hayman Wilson antes dele, *Herr* Jacobi não achou conveniente escrever sobre sua descoberta. (Com sua reputação assim protegida, Jacobi chegou a ser o respeitado professor de sânscrito em Bonn, e sua magnífica biblioteca particular — incluindo o esquecido *Kamasutra* — acabou sendo vendida para o Museu Britânico.) Mesmo que Jacobi tenha mencionado seu curioso achado a Bühler, este também manteve silêncio a respeito. Como a maior parte de seus colegas, Bühler era nitidamente pudico em face das referências mais explícitas ao sexo na tradição erótica hindu. Ao traduzir as *Leis de Manu*, em 1886, seus escrúpulos o levaram a verter o trecho do original sobre a proibição de "sexo com fêmeas não humanas, com homens, com mulher menstruada, em qualquer coisa que não seja a vagina" como proibição de "crime bestial, ou crime antinatural com uma mulher".

O campo permaneceu aberto para estudiosos e entusiastas mais ousados. Em algum momento de 1874 ou possivelmente no início de 1875, Foster Fitzgerald Arbuthnot procurou Bühler em Bombaim para pedir-lhe ajuda. Os *pandits* que o haviam auxiliado com o *Ananga Ranga* haviam se mostrado totalmente incapazes de localizar uma cópia do legendário texto primitivo, o *Kamasutra* de Vatsyayana. Para sua frustração, um manuscrito parecia ser tão raro quanto lhe haviam assegurado. Teria Bühler, talvez, alguma ideia de onde ou como tal manuscrito pudesse ser encontrado? Bühler lamentou não poder ajudar Arbuthnot diretamente. Talvez ele não soubesse da descoberta de Jacobi, ou não quisesse admitir que ouvira falar dela. Mas sabia, sim, como ajudar de outra forma. Arbuthnot assim contou o episódio para Henry Spencer Ashbee: "Após algumas perguntas", recordou que

> [...] o dr. Bühler, hoje professor de sânscrito em Viena, mas na época contratado pelo Departamento de Educação de Bombaim, recomendou-me o Pundit BHUGWANTLAL INDRAJI, que por várias vezes havia trabalhado para os srs. James Ferguson e James Burgess, copiando e traduzindo para eles escritos encontrados em placas de cobre, em marcos de pedra e em templos de muitas regiões da Índia.

Arbuthnot marcou uma entrevista com Indraji. Ele não sabia, mas esse encontro haveria de fazer o *Kamasutra* iniciar sua lenta jornada ao Ocidente.

Bhagvanlal Indraji era singularmente qualificado para ajudar Arbuthnot em sua busca. Nascido em Junagadh, ao norte de Bombaim, em 1839, havia sido educado na tradição dos brâmanes. Havia aprendido o sânscrito com seu pai, pertencente a uma subcasta hereditária gujaráti, que gerava muitos médicos, astrólogos ou leitores e intérpretes da literatura sagrada hindu.

Adquiriu um profundo conhecimento da medicina aiurvédica, desenvolvendo uma honestidade sobre questões físicas que mais tarde lhe seria de grande valia. Enquanto seu irmão mais velho seguia a tradição, tornando-se diretor de uma escola de sânscrito sob a autoridade do Nawab de Junagadh, Indraji não se interessava pelo que mais tarde chamaria "a obscura tradição dos *shastras*". Viu-se atraído, porém, pelas "tradições históricas de sua província nativa". Um residente britânico de Junagadh, um certo coronel Lang, o chamava carinhosamente de "pequeno antiquário". Como adulto, ganhando a vida com dificuldade no comércio de Bombaim, encontrou tempo para trabalhar como discípulo e assistente do antiquário e arqueólogo Bhau Daji — exatamente o mesmo Daji que repetidas vezes havia frustrado Bühler em sua busca por manuscritos.

Entre 1861 e a morte de Daji em 1874, Indraji fez numerosas e exaustivas viagens pela Índia a mando de seu patrono, infatigável em sua busca por moedas, inscrições e manuscritos antigos. Um obituarista lembrou sua "indomável energia" e as qualidades que a sustentavam.

> Ele perseguia o conhecimento sob dificuldades, puramente pelo conhecimento em si, sem pensar em vantagens ulteriores. E o perseguiu com firmeza, com ardor e com notável sucesso. Pelo bem do conhecimento, passava dias e noites em florestas desoladas, em cavernas e mosteiros, às vezes na proximidade dos habitantes nativos de florestas, sem se importar com calor ou frio, fome ou sede, conforto ou desconforto.

Em maio de 1874, após a morte de Bhau Daji, Indraji se viu obrigado a considerar sua posição. O patrocínio europeu era talvez a única forma viável de continuar seu trabalho, mas, embora tivesse aprendido um pouco de inglês em suas viagens, suas relações entre os entusiastas europeus eram limitadas. Georg Bühler recordou que Indraji lhe fez uma visita repentina na primavera de 1875, "enquanto eu estava temporariamente em Bombaim em alguma atividade oficial". Apesar do acanhamento inicial de seu visitante, Bühler gostou dele, relembrando mais tarde que "depois de superar sua timidez natural e a desconfiança pelos europeus, que, a meu ver, haviam sido implantadas artificialmente, ele se tornou uma companhia muito agradável".

Bühler, portanto, não teve receio de recomendar Indraji a Arbuthnot. Seus conhecimentos haviam lhe aberto o acesso aos tipos certos de bibliotecas, sua prática lhe permitia reconhecer e entender manuscritos antigos, enquanto sua experiência com os europeus lhe permitia discernir a provável importância de uma obra como o *Kamasutra*. Quando os dois se conheceram, Arbuthnot se viu diante de um homem vestido de modo simples com um olhar meigo e intimidado, feições refinadas e um jeito marcadamente humilde, quase hesitante. Havia, porém, um quê de determinação em seu queixo e seu comportamento sem afetação não conseguia esconder a paixão pela história ou o entusiasmo pela grande tarefa de trazer à luz a herança da Índia. O diálogo foi embaraçoso de início, oscilando entre o inglês vacilante de Indraji e o gujaráti de Arbuthnot, mas por fim, sobre a divisão linguística, emergiu uma verdade excitante. Por um extraordinário acaso, Indraji possuía uma cópia do *Kamasutra*. Cerca de cinco anos antes, conforme contou a um atônito Arbuthnot, o havia descoberto em uma livraria de Benares e, reconhecendo sua raridade, solicitou que fosse especialmente copiado. Poderia até mostrar o livro a Arbuthnot, se este assim o desejasse.

A oferta de um manuscrito, sem dúvida, fechou o negócio. Infelizmente, revelou Indraji a um desapontado Arbuthnot, o texto em suas mãos estava incompleto. E o mais grave é que lhe faltava o crucial comentário *Jayamangala*, que ajudaria a explicar as muitas partes obscuras do original. Arbuthnot não hesitou; contratou os serviços de Indraji na hora e o fez iniciar o trabalho de coligir um texto completo do *Kamasutra* em sânscrito, seguindo as pistas para conseguir quaisquer outros manuscritos que pudessem ser encontrados. Nesse sentido, Indraji escreveu aos muitos contatos que havia feito em bibliotecas por toda a Índia, durante suas longas viagens. Era como um comunicado circular para bibliotecários brâmanes: procuravam-se manuscritos do *Kamasutra*; haveria boa remuneração em moeda britânica por informações que levassem à obtenção dos mesmos. Arbuthnot, por sua vez, escreveu a Burton para lhe informar que o grande projeto estava finalmente em andamento, e Burton transmitiu as excitantes notícias a Richard Monckton Milnes, em Fryston Hall.

A carta de Burton com as boas novas dizia: "Trieste (purgatório), 2 de março de 1875. Caro Milnes, como disse o ianque diante da grande luta com o Urso, 'Deus Todo-poderoso, não costumo importunar-te muitas vezes', mas agora tenho realmente algo que vale a pena contar. O pequeno Bunny vem se portando como um bom sujeito e está devotando sua mente (como eu, seu paizinho, sempre o aconselhei) ao estudo puro e simples da literatura erótica hindu." Em tom triunfante, Burton pedia ao amigo para ir até sua biblioteca secreta de erotologia encontrar a cópia do *Ananga Ranga* ali guardada — aquela traduzida por "dois facínoras" — e abri-la na página 46. Ali encontraria uma alusão a um certo "Vátsyáyana Muni", um personagem que, como Burton tinha o prazer de comunicar, não mais era misterioso. Graças às pesquisas de Bunny, agora finalmente se sabia que esse Vatsyayana era ninguém menos que

> [...] o pai de *ars amoris* em sânscrito, que viveu por volta de 100 d.C. e escreveu um livro em sete capítulos falando "*de omni re scribili et femina*". Ele também faz citações de nada menos do que sete outros autores cujas obras desapareceram por completo. Um de seus capítulos trata de cortesãs, outro de como lidar com a própria esposa e um terceiro de como agir com as esposas de outros. Este é *o* livro clássico.

Um livro contendo "tudo o que se pode escrever sobre mulheres" era algo que Milnes certamente desejaria a qualquer custo ter em sua biblioteca. Havia, contudo, o problema de se encontrar uma cópia completa e, depois, a questão menor de traduzi-la. Felizmente, Burton tinha um homem em campo, "Bunny" Arbuthnot, que "encomendou o livro em Benares, onde o 'Santo Sábio' viveu, e começará a traduzir sem demora" (nenhuma menção foi feita, é claro, aos *pandits* indianos que fariam a maior parte do trabalho). Burton minimizou suas próprias ambições com relação ao livro, provocando seu velho amigo com a perspectiva de que "se for totalmente moral, espero acrescentar algumas notas. E por que, quando a velhice se aproxima, não deveríamos nos devotar a popularizar os preceitos dos sábios?" Milnes estava bastante acostumado a ler nas entrelinhas. Burton, ele sabia, esperaria para ver quão *obsceno* ficaria o livro para então decidir se valeria a pena adorná-lo com o véu acadêmico de suas cultas notas de rodapé.

Se o livro do amor de Vatsyayana viesse a ser tudo o que Burton esperava que fosse, esta seria a última oportunidade de deixar sua marca. Em sua peregrinação a Meca, mais de vinte anos antes, ele havia conseguido ouvir mercadores árabes falando a respeito das nascentes do Nilo. Mais tarde ele descreveu sua intensa exaltação, a clareza sobrenatural de um momento no qual ele sentiu que havia descoberto "*the mot de l'enigme*, a maneira de fazer um ovo ficar em pé, o rompimento do véu de Ísis" — embora, como acabou acontecendo, coubesse a outro homem, John Hanning Speke, romper o véu e reivindicar a glória. Quando Arbuthnot contou a Burton que o *Kamasutra* havia sido encontrado, que "*o* livro clássico" sobre a sabedoria sexual estava (mais uma vez?) ao seu alcance, mesmo que ainda não em sua forma completa, ele deve ter sentido uma sensação semelhante. Se ele não pôde ser o primeiro homem a fisicamente romper o véu de Ísis, postado triunfante nas nascentes do Nilo, talvez pudesse ao menos ser o primeiro a penetrar a "Ísis" da sabedoria erótica indiana.

Burton resolveu retornar à Índia antes do fim de 1875. Surpreendentemente, dada sua conhecida reputação como católica austera, a ideia foi de sua esposa, Isabel. Ainda uma jovem memorialista solteira, Isabel rogava ao destino que

> [...] me deixasse seguir com o marido de minha escolha para a luta, zelar por ele em sua tenda, segui-lo sob o fogo de dez mil mosquetes [...] Por que, contando com talento, cérebro e energia, devem as mulheres viver para o trabalho mais desagradável e para as questões domésticas? Isto me enoja e eu não o farei.

Richard Burton não era o único a relutar em viver confortavelmente em Trieste. Isabel havia ouvido e lido incontáveis histórias dos velhos tempos de seu marido na Índia e lhe sugeriu esse retorno como uma forma de redescobrir e saborear sua juventude. Não se sabe se ela também havia ouvido as histórias de um certo Vatsyayana e seu livro do amor.

Os sentimentos de Burton a respeito do retorno à "terra fatal" eram ambivalentes. Durante sua ausência, os dias impetuosos da administração da Companhia das Índias Orientais haviam dado lugar às convenções lacônicas do Raj Britânico; e em seguida ao motim de 1857, a confraternização com os nativos, ao feitio de Burton, era mais desaprovada do que nunca. Para Burton, a viagem em si era menos uma questão de redescobrir sua juventude do que de ser confrontado com sua idade — em consequência da doença ele havia ficado fraco e com os movimentos limitados, e talvez tenha se enfrentado com a impotência. No livro *Life of Sir Richard Burton*, Thomas Wright descreveu que quando o navio passou pelo Oriente Médio o veterano repetidas vezes perguntava por antigos camaradas e conhecidos.

Ao alcançarem Yambu, Burton perguntou se Sa'ad, o chefe dos Ladrões, que havia atacado a caravana na viagem a Meca, ainda vivia, e ficou sabendo que o patife há muito havia feito sua última pilhagem e estava agora a salvo em Jehannum [...] Em Aden, ele perguntou por seus antigos companheiros de Harar. Shahrazad ainda estava lá, a coquete Dunyazad na Somalilândia, Kaladar havia sido assassinado pela tribo Isa e O Fim dos Tempos havia "morrido de morte natural" — ou seja, alguém havia lhe cravado uma lança (história de *As mil e uma noites*). No dia 2 de fevereiro, chegaram a Bombaim.

Ao chegar, Burton encontrou seu mais antigo e mais íntimo amigo muito bem. Ele e a esposa se hospedaram no bangalô de verão de Arbuthnot à beira do mar, em Bandra, a cerca de 20 km de Bombaim. Era uma bela casa, fruto de trinta anos de labuta a serviço do governo. Isabel ficou completamente encantada, tanto pela residência como pelo amigo solteiro de seu marido, que os levou em longos passeios em sua perigosa carruagem de quatro cavalos. O trio excursionou pelos pontos turísticos da juventude de Burton e se divertiu em festas com rapazes locais vestidos como tigres que executavam "danças nativas", consideradas por Isabel "extremamente graciosas". Arbuthnot também apresentou os Burton a seus amigos locais, entre os quais o excêntrico intelectual húngaro Edward Rehatsek. Recentemente aposentado como catedrático do Wilson College, ele havia se retirado para uma pequena casa feita de junco, vivendo como eremita. Usando roupas surradas e dispensando empregados, trabalhava furiosamente em infindáveis traduções e colaborações para o jornal da Real Sociedade Asiática em Bombaim. Juntos discutiram o plano de Arbuthnot para reviver o Real Fundo Asiático de Tradução, um projeto que visava resgatar da obscuridade linguística textos em sânscrito e outros idiomas.

As conversas também acabaram abordando o erotismo. Arbuthnot explicou que ainda estava esperando uma cópia do *Kamasutra* que incluísse o *Jayamangala* completo — um comentário que, conforme lhe assegurava seu *pandit* Indraji, era absolutamente necessário para dar início à tradução propriamente dita. Rehatsek revelou que ele também vinha fazendo pesquisas sobre erotologia, embora em seu próprio campo de textos persas e árabes, e que tinha um profundo conhecimento de clássicos persas de erotologia, até então inéditos. Nesse ponto, Burton deve ter exposto sua grande e ousada ideia. Com a ajuda de amigos e contatos na Inglaterra, como Milnes e os membros do Clube Canibal — além dos serviços de editores menos pudicos do que os que haviam abortado o esquema do *Ananga Ranga* —, essas obras extraordinárias do erotismo oriental poderiam se tornar acessíveis a um ávido grupo de leitores no Ocidente. E explicou que, juntos, poderiam inventar um "clube" simulado que serviria de disfarce para uma editora. Eles chamariam tal clube de... Sociedade Kama Shastra. E os censores que se danassem! Isabel lembrou que os três homens "riram muito" com a ideia, descrevendo a sociedade como uma "entidade fantasma" inventada "com o propósito de confundir as pessoas quando elas quisessem publicar qualquer livro que não pudesse ser exposto na mesa da sala de estar".

Por certo, antes que pudesse enfeitar qualquer mesa inglesa, da sala de estar ou alguma outra, o *Kamasutra* precisava ser traduzido. E, quando Indraji finalmente recebeu de Benares sua encomenda de um novo manuscrito contendo o comentário *Jayamangala* — esse manuscrito ainda tem a data do copista, "Samvat 1933", que representa aproximadamente algo entre março de 1876 e março de 1877 —, Burton já havia voltado para Trieste. O trabalho, porém, continuaria sem ele. Junto com seu próprio manuscrito original do *Kamasutra* e dois outros que haviam chegado de Calcutá e Jaipur, Indraji tinha então quatro textos para trabalhar. "A primeira coisa a ser feita", recordou Arbuthnot, "é encontrar um homem competente para preparar o texto em sânscrito e, depois disso, um tradutor competente." O homem com a competência de preparar o texto obviamente era Indraji. Uma nota amarelecida na bela caligrafia de Arbuthnot, colada em uma cópia encadernada do texto em sânscrito revisto de Indraji, explica como o trabalho foi feito:

O manuscrito anexo foi corrigido por mim, após comparar quatro diferentes cópias da obra. Contei com o auxílio do comentário chamado "Jayamangala" para corrigir a parte do capítulo I até o capítulo V, mas tive muita dificuldade para corrigir a parte restante, pois, com exceção desta cópia, que estava razoavelmente correta, todas as outras cópias que eu tinha estavam bastante incorretas, porém considerei correta a parte sobre a qual a maioria das cópias estava de acordo.

Uma explicação quase idêntica apareceu na introdução de Arbuthnot para a edição de 1883.

A identidade do "tradutor competente" é mais misteriosa — e problemática. Arbuthnot declarou apenas que "a tradução para o inglês foi feita" a partir do manuscrito sânscrito corrigido. Não há menção de quanto do trabalho foi feito por Arbuthnot e quanto por Indraji — deixando de lado, por enquanto, toda a questão do tamanho da eventual contribuição de Burton. No século XIX, era prática comum que os estudiosos europeus empregassem *pandits* para esclarecer passagens difíceis de um texto e ajudá-los a preparar traduções em rascunho. Ao recorrer a Bhagvanlal Indraji, Arbuthnot, o veterano funcionário público, normalmente deveria estar ciente, não tanto de ter um cotradutor, mas um assistente especializado, embora subalterno. O fato de Indraji não ser fluente em inglês — atestado por numerosos contemporâneos seus — sob circunstâncias normais o teria relegado a uma função subordinada.

Porém, traduzir o *Kamasutra* para o inglês não foi absolutamente um processo "normal". Arbuthnot mais tarde recordaria que na primeira entrevista ele havia considerado que Indraji entendia "suficientemente" o inglês, mas, ao que parece, não quis dizer "suficientemente para traduzir do sânscrito, junto comigo". Em 1898, o alemão Hermann Oldenberg, sanscritista, relatou que "o bom Bühler" — então refestelado em sua cátedra de professor em Viena — lhe havia dito que o *Kamasutra* foi realmente traduzido *em sua totalidade* para o gujaráti por Indraji, e que essa versão foi então traduzida para o inglês por um "funcionário nativo" que não sabia sânscrito, e que um "alto funcionário" do Serviço Civil Britânico — ou seja, Arbuthnot — o havia depois "revisado, para certificar-se de que a expressão linguística estava correta". (Se Indraji fez a tradução para o gujaráti, estava simplesmente seguindo sua prática usual; cada um dos muitos trabalhos de Indraji sobre arqueologia era escrito em gujaráti e só depois traduzido para o inglês por amigos e colaboradores europeus.) Se Oldenberg estava certo, traduzir o *Kamasutra* deve ter sido uma tarefa excitante para Arbuthnot, pois o texto de Vatsyayana foi emergindo lentamente, saindo de trás dos sucessivos véus linguísticos: primeiro o sânscrito, depois o gujaráti, o inglês do *pandit* e, por fim, a prosa simples — poderíamos até dizer despojada — do próprio Arbuthnot.

Produzir uma tradução acurada dessa maneira laboriosa é um feito extraordinário. Contudo, ao que parece, foi realmente assim que Arbuthnot e os *pandits* trabalharam. A história de Bühler foi corroborada pelo grande historiador da arquitetura indiana, James Burgess, que mais tarde empregou Indraji e informou que Bühler havia lhe dito não só que Indraji estava sendo remunerado pelo trabalho com o *Kamasutra*, mas também que estivera procurando ativamente um "estudante que soubesse inglês, para traduzir para ele". Esse "estudante" — certamente o mesmo "funcionário nativo" de Oldenberg —

foi, portanto, o primeiro homem a verter o *Kamasutra* para o inglês (embora a partir da versão em gujaráti de Indraji e não do original sânscrito). O fato frustrante é que ele, dentre todas as pessoas que trabalharam nesse projeto clandestino, desapareceu totalmente de cena. Arbuthnot revelou seu nome a Henry Spencer Ashbee, admitindo parcimoniosamente que "com a ajuda de outro brâmane chamado SHIVARAM PARSHURAM BHIDE, então estudando na Universidade de Bombaim, e bom conhecedor tanto do sânscrito como do inglês [...] uma tradução completa [...] foi preparada". A única outra observação de Arbuthnot sobre Bhide foi que ele estava "agora trabalhando a serviço de Sua Alteza, o *guicowar* de Baroda". Esta é a única pista acerca de sua carreira subsequente.

Baroda (hoje Vadodara, em Gujarat) era um reino semiautônomo dentro do estado de Bombaim, este sob administração britânica — bem perto da cidade para onde Burton havia viajado como jovem soldado, para assistir a espetáculos encenados por Sua Alteza, tais como "uma luta entre dois elefantes com as presas cortadas, ou entre um tigre enjaulado e um búfalo". Na década de 1870, o *guicowar* — ou *gaikwar* ou *gaekwad* — era uma figura menos sanguinária. O marajá Sayaji Rao III havia subido ao trono ainda um menino de 12 anos, em 1875 — após a deposição de seu antecessor por tentar envenenar o representante britânico —, e dentro de quatro anos havia fundado uma universidade para o estudo da astrologia tradicional hindu e da língua e literatura sânscritas. Esta foi uma incipiente, porém significativa, reação nacionalista indiana à indologia britânica. Parece provável que Shivaram Parshuram Bhide tenha trabalhado nessa universidade, sem dúvida fazendo bom uso da experiência, como estudante, de seu trabalho com o *Kamasutra*. Talvez ele também tenha sido contaminado pela paixão de colecionar de Indraji; em todo caso, ao fim do reinado de Sayaji Rao, Baroda possuía mais de 13 mil manuscritos em sânscrito.

Ao contrário de Bhide, Bhagvanlal Indraji tornou-se uma figura celebrada — mas não por seu trabalho com o *Kamasutra*. Bühler o colocou em contato com vários arqueólogos europeus que precisavam de um "homem no campo" e no decorrer de uma década de infatigáveis viagens veio a ser uma importante autoridade em paleografia e história antiga indianas, dirimindo a incômoda controvérsia sobre antigos símbolos numéricos, descobrindo o famoso *stupá* (monumento funerário) em Supara com J. MacNabb Campbell, e legando ao Museu Britânico uma valiosa coleção de moedas e fragmentos arqueológicos — entre os quais o belo "Capitel do Leão" de Mathura. "Seu caráter franco e afável, sua aguda inteligência e sua extensa cultura fizeram com que eu me afeiçoasse muito a ele", escreveu Bühler, e seus sentimentos eram compartilhados por muitos intelectuais europeus. Oliver Condrington, autor do obituário de Indraji, lembrou em 1888 que ele "não tinha desejo por dinheiro ou luxos [...] e seu único deleite era a satisfação pelo reconhecimento de seu trabalho por parte de estudiosos da Europa, que demorou um pouco a chegar, mas acabou chegando afinal". De fato, Indraji foi eleito membro honorário da filial de Bombaim da Real Sociedade Asiática em abril de 1877 e, após ser convidado a apresentar um trabalho no Congresso Oriental realizado em Leyden, em 1883, recebeu o título de Doutor em Letras. No entanto, nenhuma das instituições teria tido a mais vaga ideia do que foi, talvez, sua maior conquista: transformar uma antiga e quase desaparecida obra da literatura sânscrita no mais famoso livro de erotologia do mundo.

Fazer os *pandits* ocuparem seu verdadeiro lugar de honra como tradutores não significa que Arbuthnot deva ser derrubado de seu pódio. A menos que, em um passe de mágica, um rascunho da tradução surja de alguma caixa de papéis esquecidos, é impossível saber exatamente como o trabalho foi realizado. Em seu brilhante romance *Love in a Dead Language*, focado no *Kamasutra*, Lee Siegel zomba da ideia de que um tal rascunho venha a aparecer algum dia. Um personagem encontra um manuscrito (fictício) na coleção (real) de Burton na Biblioteca Huntington, que contém o que ele chama de a "primeira tentativa" do *pandit*. A passagem cuja redação ficou sendo: "Os amantes também podem sentar-se no terraço do palácio ou da casa, e apreciar o luar e conduzir uma conversa agradável. Nessa ocasião, também, com a mulher deitada no colo dele, com o rosto voltado para a lua, o cidadão deve mostrar-lhe os diferentes planetas, a estrela da manhã, a estrela polar e os sete Rishis, ou Ursa Maior" foi traduzida como: "Subida à varanda para observar a órbita da lua, Sahib e Mensahib conversam, conversam, muito loquazmente. Sab diz que essa estrela e aquela outra são isso e aquilo." É claro que os primeiros rascunhos não poderiam ser nada parecidos com isso, e a extraordinária correção da tradução final prova que Arbuthnot fez muito mais do que simplesmente melhorar a redação em inglês de Shivaram Parshuram Bhide. Ele trabalhou em estreita colaboração com ambos os *pandits*. Pode-se imaginar a cacofonia trilíngue das sessões de tradução, em sua casa em Bombaim.

Se Richard Burton deve partilhar, ou não, dos louros como tradutor é questão ainda mais controversa. Assim como seus colegas oficiais do Exército Indiano detectaram uma sombra de corrupção moral a acompanhá-lo, suspeitas semelhantes há muito vinham sendo nutridas por estudiosos de sua vida e obra com relação a suas habilidades como tradutor. Segundo alguns, sua tradução posterior de *As mil e uma noites* tem passagens inteiras plagiadas do trabalho de seu rival, John Payne. O mesmo rumor também maculou o papel de Burton na publicação do *Kamasutra* — porém com mais razão ainda. A maioria dos biógrafos atenua o problema, ao que parece não desejando sofrer a perda póstuma de uma das mais extraordinárias realizações de seu herói. Mas há poucas provas de que Burton tenha sido mesmo um sanscritista, apesar de sua muito alardeada fluência em algo entre 24 a 40 idiomas e dialetos — dependendo de como se faz a conta. O Exército Indiano exigia que seus tradutores fossem versados nos vernáculos existentes, e não em línguas eruditas mortas (embora na Índia de meados do século XIX a situação do sânscrito fosse um tanto parecida com a do latim na Europa do Iluminismo). Burton, pelo menos, se interessou pelo sânscrito, tomando aulas em 1843, pouco tempo depois de ser aprovado em seu exame de hindustani. Assim sendo, ele teria sido capaz de "ler" um texto em sânscrito tendo por perto um *munshi*, ou professor, para ajudá-lo — e, com muita frequência, era exatamente esta a prática dos orientalistas britânicos. Mas Burton, hoje sabemos, já havia deixado a Índia quando Indraji começou o trabalho.

A contribuição de Burton, porém, foi a de um revisor de renome. Arbuthnot de alguma forma deve ter providenciado que a tradução completa chegasse às mãos de seu amigo em Trieste. Talvez tenha usado os velhos truques de Hankey, de contrabandear documentos na mala diplomática, ou convenientemente escondidos nos sobretudos de amigos respeitáveis;

talvez tenha esperado até ele mesmo voltar à Inglaterra. O certo é que Burton se pôs a dar ao *Kamasutra* um polimento final e acrescentar algumas de suas famosas notas de rodapé. Até que ponto tal polimento foi vigoroso, ainda hoje não está muito claro. Em 1963, W. G. Archer, o moderno editor do *Kamasutra*, presumiu que, "Se ficasse por sua conta, Arbuthnot não poderia ter lhe dado vigor rítmico e estilo ousado". Burton, em outras palavras, acentuou seu cunho sexual. É verdade que as tentativas posteriores de Arbuthnot na carreira literária solo apresentam uma redação rude e, por vezes, desajeitada, mas o estilo do *Kamasutra* traduzido não é especialmente ousado ou vigoroso. Em sua maior parte, é obviamente trivial. Nas "Observações Finais" dos tradutores, Arbuthnot se referiu com admiração ao estilo singelo de Vatsyayana. "Sendo uma coletânea de fatos, contados em linguagem comum e simples", explicou ele, "devemos lembrar que naqueles tempos antigos não havia certamente a noção de enfeitar a obra, quer através de um estilo literário, de uma fluência da linguagem, quer com uma quantidade de palavreado supérfluo."

As traduções que Burton fez sozinho se esmeram no floreado, no rococó e, acima de tudo, no supérfluo. O arabista Robert Irwin criticou sua tradução de *As mil e uma noites* por estar repleta de "vulgarismos vitorianos" e alegou que seu vocabulário oscilava "entre o erudito e o simplesmente grosseiro". O *Kamasutra* em inglês, ao contrário, inteligentemente toma uma terceira via, que lhe permite evitar os dois extremos: as palavras *lingam* e *yoni* são usadas o tempo todo para indicar o pênis e a vagina. É surpreendente que, embora ambas sejam na verdade palavras sânscritas, o original de Vatsyayana as emprega só raramente — o *lingam*, por exemplo, aparece apenas três vezes.

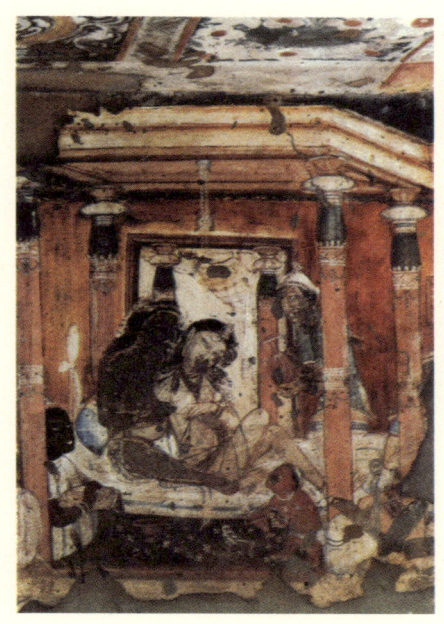

Este luxurioso mural mostrando o príncipe Visvantara em uma cena amorosa com sua esposa Madri é o mais próximo possível do que seria uma ilustração do *Kamasutra*. Pintado no século V, o mural sobrevive precariamente no complexo budista da caverna-monumento de Ajanta.

O Templo Lakshmana de Khajuraho é adornado com este terno *maithuna*, ou casal abraçado, do século X. Os detalhes superficiais sintetizam a refinada tradição erótica que começou com o *Kamasutra*; mais profundamente se esconde o místico significado tântrico. A fotografia é de Raymond Burnier, amante do primeiro tradutor do *Kamasutra* para o francês.

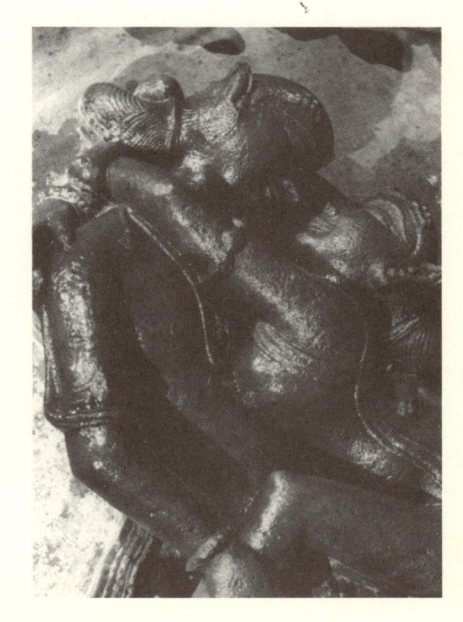

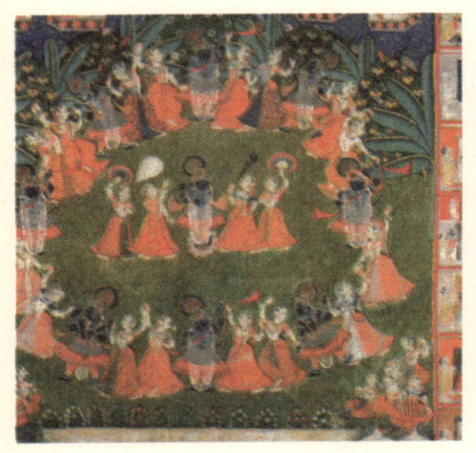

A história de *rasa lila*, ou dança do amor, de Krishna com uma multidão de adoradoras de vacas é a mais preciosa flor da tradição erótica da Índia. Nesta aquarela do século XIX de Nathadwara, no Rajastão, Krishna se manifesta de incontáveis formas, para melhor enlevar suas amantes.

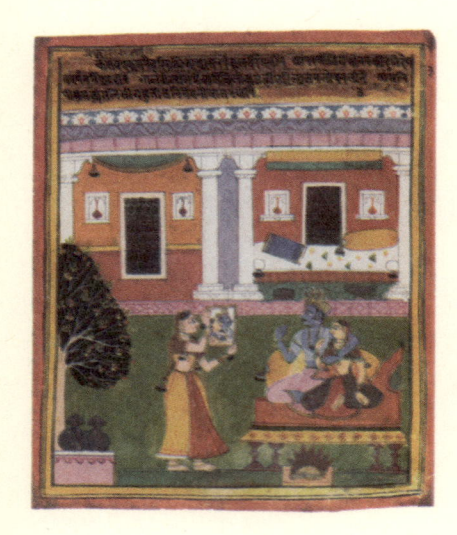

Tirada de um manuscrito do *Kavipriya*, um poema de fins do século XVI, esta aquarela mostra os divinos amantes Krishna e Radha. A inibição dos dois é típica da tradição erótica da Índia. A imagem (c. 1640) é da corte da dinastia Sisodia de Mewar, que governava a lendária cidade lacustre de Udaipur.

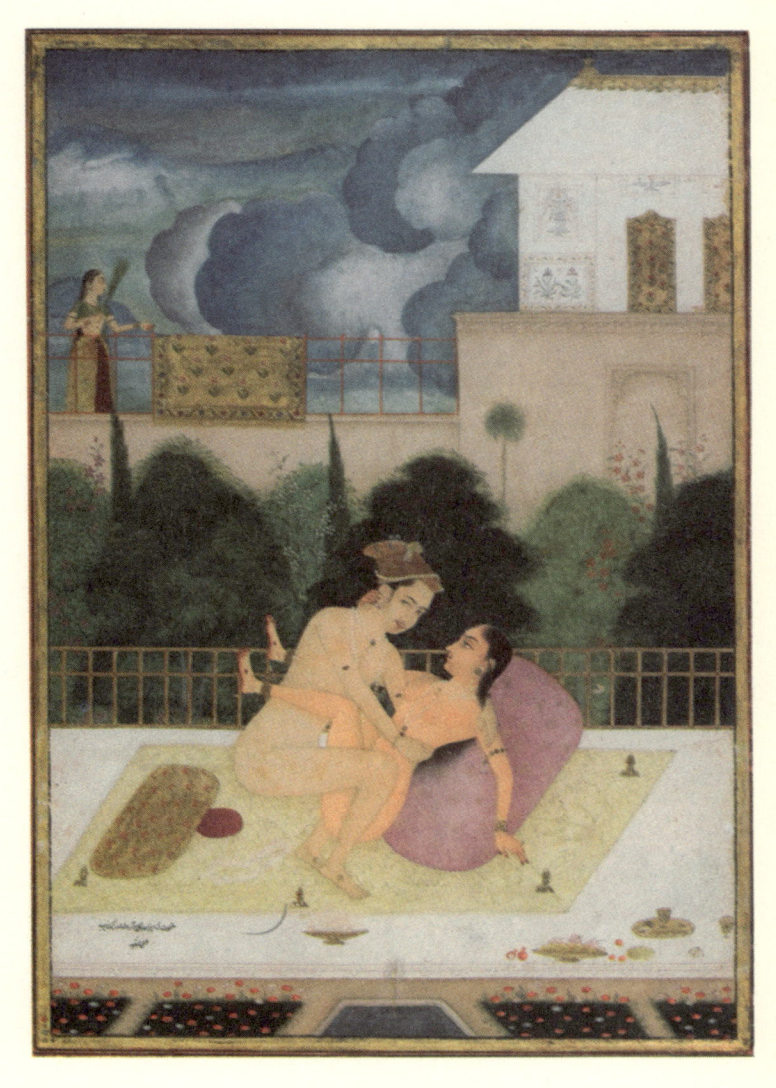

Esta miniatura talvez seja do final do século XVII e posterior ao período mogol, mas a cena de um ato sexual aristocrático em um jardim sobre um terraço provém diretamente do *Kamasutra*. Trata-se do "prazer privado" do príncipe Muhammad Shah; o miniaturista é Rashid, do principado Rajput de Bikaner.

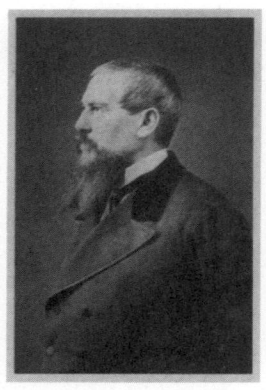

Depois de ser enviado a Trieste como cônsul, o explorador Richard Francis Burton envolveu-se em um esquema arriscado e criminoso: publicar o *Kamasutra* em inglês. A fotografia é do álbum de sua esposa; a famosa cicatriz em sua face foi encoberta.

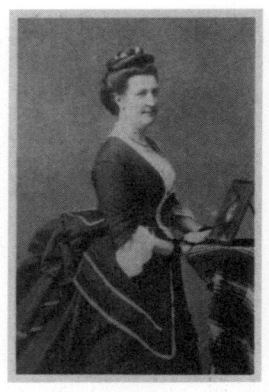

Isabel Burton era filha devota da família católica Arundell. Se ela aprovava e tolerava os interesses eróticos do marido, ou se estes a faziam considerar-se uma mártir, é um mistério que perdura até hoje.

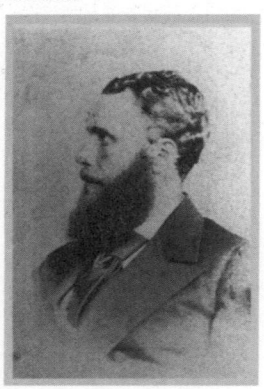

O respeitável funcionário público de Bombaim Foster Fitzgerald Arbuthnot foi a força motriz por trás da primeira tradução do *Kamasutra*. Richard Burton, seu melhor amigo e colaborador, o chamava de "Bunny" (Coelhinho).

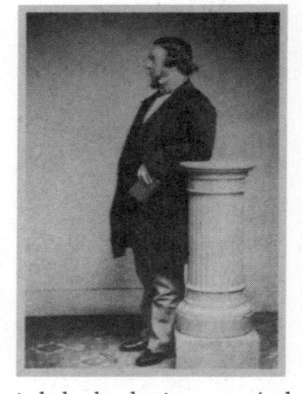

A sociedade clandestina por trás do primeiro *Kamasutra* em inglês supostamente tinha um terceiro membro: Richard Monckton Milnes. Poeta, conservador (como lorde Houghton) e pretendente de Florence Nightingale, foi também o maior colecionador de material erótico da Europa.

Os tradutores indianos do *Kamasutra* lutaram para encontrar uma versão completa do texto. Finalmente, em 1876 ou 1877, localizaram este manuscrito em Benares (hoje Varanasi) e iniciaram o trabalho.

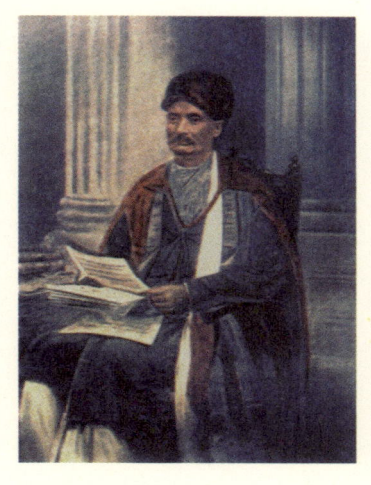

Este retrato do modesto *pandit* Bhagvanlal Indraji se encontra na Sala Durbar da Sociedade Asiática de Mumbai. Relembra mais seu trabalho como arqueólogo do que como o primeiro tradutor do *Kamasutra*.

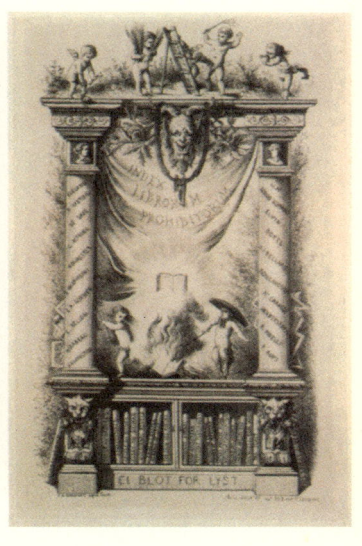

Nesta folha de rosto da enciclopédica e divertida bibliografia de literatura erótica *Index Librorum Prohibitorum* (1873), de Henry Spencer Ashbee, o *Kama Shastra* – precursor do *Kama Sutra* – aparece junto a *Nocturnal Revels* e *Sublime of Flagellation*.

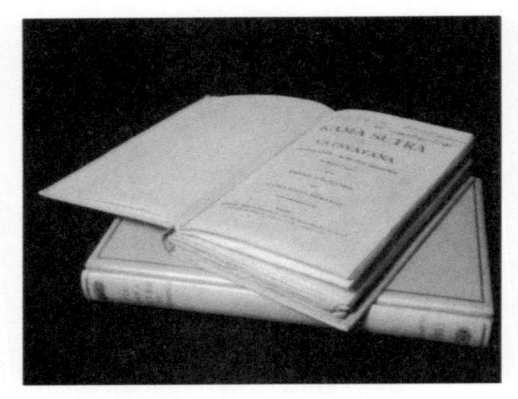

Com esta capa de velino branco, com gravação em ouro e etiqueta de preço indicando 2,10 libras, a publicação ilícita de 1883 de *The Kama Sutra of Vatsyayana* era verdadeiramente luxuosa. A foto mostra as raras primeira edição e primeira reedição.

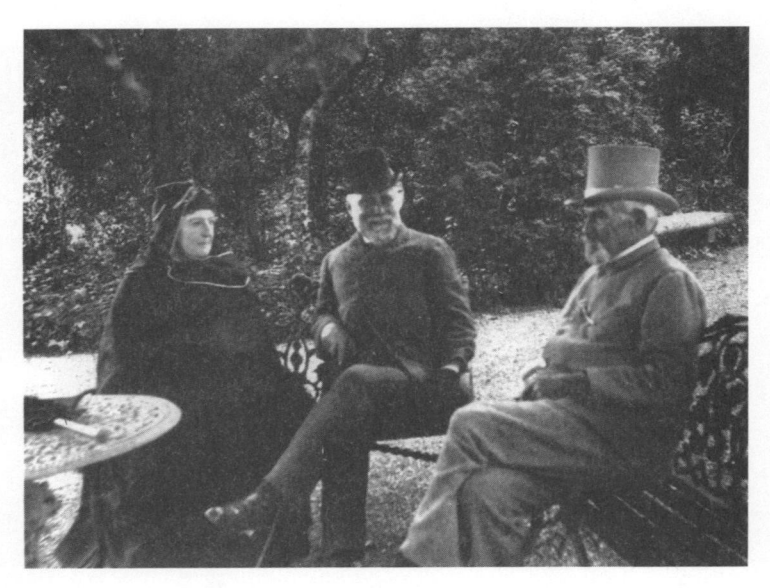

Mesmo com a saúde abalada, Richard Burton trabalhou com vigorosa energia em traduções eróticas. Poucos meses antes de sua morte, ele e a esposa receberam a visita de seu velho amigo e colaborador "Bunny" Arbuthnot, em sua residência em Trieste.

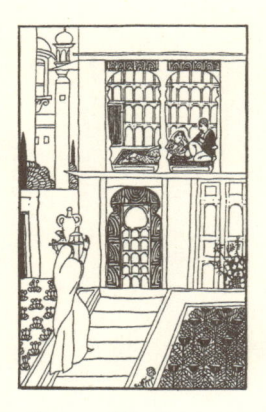

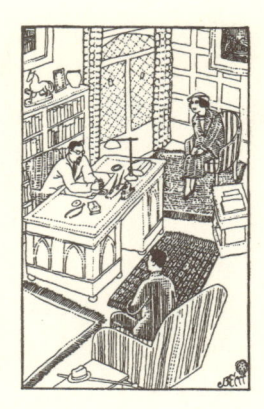

O *Kama Sutra* publicado em 1936 pela Medical Press de Nova York foi o primeiro com ilustrações. O artista, Mahlon Blaine, combinou a dupla reputação do *Kamasutra*: como obra de literatura antiga e como manual ao qual mesmo casais modernos poderiam recorrer para aconselhamento "conjugal".

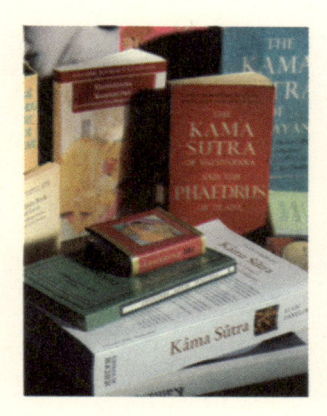

Depois de 1960 e do fim da "proscrição de lady Chatterley", uma grande onda de livros eróticos inundou as livrarias, retirando o *Kamasutra* da obscuridade pornográfica para a luz do dia. O livro do amor rapidamente tornou-se a obra mais conhecida da literatura oriental em todo o mundo.

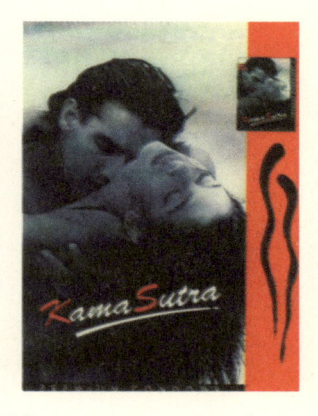

O lançamento, em 1991, do preservativo KamaSutra na Índia representou um momento decisivo na moderna política sexual indiana. O prazer na sexualidade, dizia a campanha publicitária, não era uma corrupta importação ocidental. O *Kamasutra*, afinal de contas, era o suprassumo do livro sobre sexo.

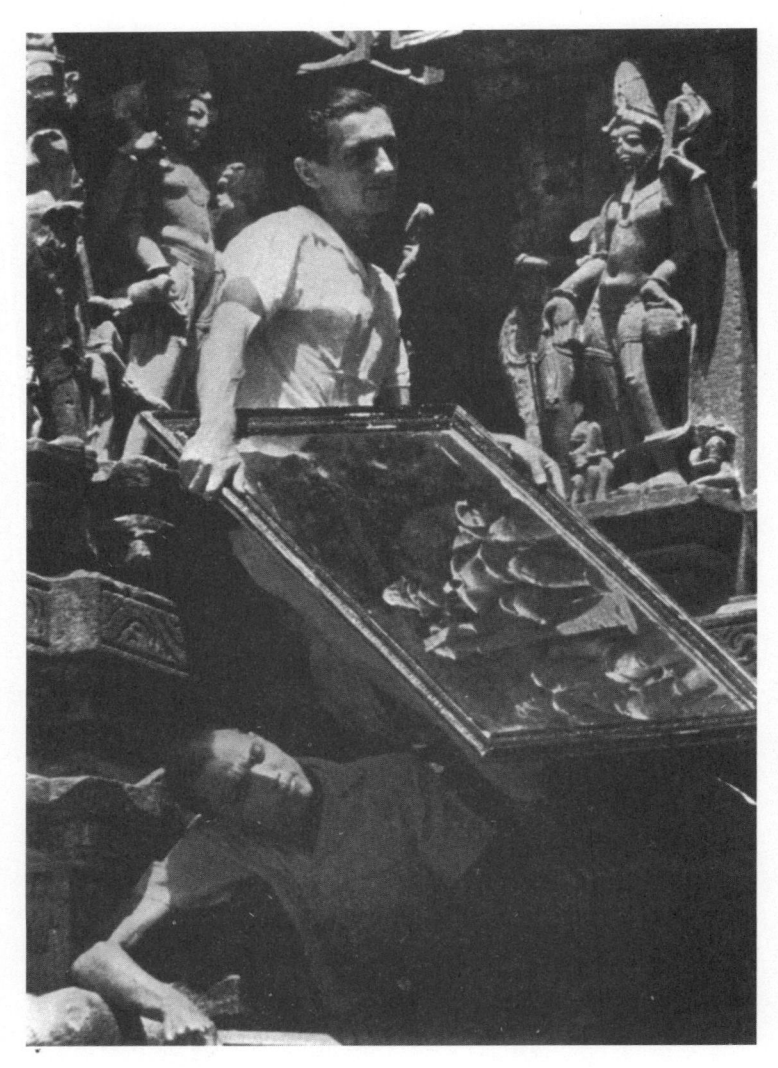

Os primeiros tradutores ingleses usaram o *Kamasutra* para defender o direito das mulheres ao prazer sexual; o primeiro tradutor francês, Alain Daniélou, o usou para argumentar a favor dos direitos dos homossexuais. Seu companheiro, Raymond Burnier, foi o autor desta foto de Daniélou e seu assistente, Murlidhar, em Khajuraho, em 1943.

É provável que a escolha nem tenha sido tanto uma questão de cobrir com uma folha de figueira verbal as palavras que os leitores pudessem considerar obscenas; conforme veremos no próximo capítulo, Burton em particular se opunha de forma resoluta à censura acovardada. Foi, isto sim, uma solução inteligente para a falta de um registro neutro aceitável para se falar de sexo em inglês. Não foi nem erudita, nem comum; nem vulgar e nem ginecológica.

Foi, no entanto, enganosamente religiosa. *Lingam* e *yoni* podem significar "pênis" e "vagina" em sânscrito, mas na tradição hindu as palavras cada vez mais passaram a se referir a símbolos de divindade. No fim do século XIX, um *lingam* hindu era um pênis tanto quanto uma cruz era um instrumento romano de execução; mais precisamente, era uma coluna de pedra representando o poder ascético do deus Shiva. Arbuthnot sabia disso muito bem. Uma de suas últimas publicações foi um curioso livreto intitulado *Sex Mythology, Including an Account of the Masculine Cross*. Este tentava investigar o uso de símbolos fálicos em mitos religiosos, e Arbuthnot observou que "existe no Hindustão um emblema de grande santidade, que é conhecido como Linga-Yoni". Ele chegou até a tentar criar a palavra "yônico" para corresponder a "fálico".

Quando o *Kamasutra* foi revivido na década de sessenta do século XX, os afrontosos *lingams* e *yonis* foram em boa parte responsáveis pela surpreendente nova reputação que o livro adquiriu como texto espiritual, e não como meramente pornográfico. Não temos como saber quem foi o responsável pelas palavras, mas se Burton sentiu que um texto original não era suficientemente condimentado, ele era mais do que capaz de acrescentar uma pitada de tempero exótico. Um "escravo negro" de *As mil e uma noites*, por exemplo, transforma-se em "um grande criado negro salivante, rolando os olhos até deixar aparecer só o branco, uma visão verdadeiramente chocante". Burton algumas vezes inseriu suas próprias histórias em *As mil e uma noites* e confessou que em sua "tradução" dos contos de *Vikram e o vampiro* havia "se aventurado a corrigir a concisão de sua linguagem, revestindo o esqueleto com carne e sangue".

Ele por certo interferiu profusamente no *Ananga Ranga*. À descrição da suntuosa câmara de sexo do texto original, ele acrescentou o que devia ser o fruto de sua experiência com os bordéis indianos do século XIX.

> Espalhados por esse cômodo, coloque instrumentos musicais, especialmente a flauta e o alaúde; e também petiscos, como coco, folha de bétel e leite, tão úteis para manter e restaurar o vigor; frascos com água de rosas e várias essências, leques e *chauris* para refrescar o ar, e livros com poemas amorosos e que alegrem o olhar com ilustrações de posturas amorosas. Esplêndidos *divalgiri*, ou arandelas, devem luzir em torno da parede, refletidos por cem espelhos.

A inclusão anacrônica de livros "com ilustrações de posturas amorosas" revela suas intenções, assim como a ansiosa recomendação vitoriana que vem a seguir, a saber, "tanto o homem como a mulher devem lutar contra qualquer reserva, ou falso pudor, entregando-se em completa nudez à voluptuosidade irreprimida". Burton também deu uma certa fluência narrativa à enumeração um tanto solene de posições sexuais do *Ananga Ranga*. Em determinado ponto, ele faz "o poeta" interromper seu próprio texto, para se dirigir ao seu público — um rei cuja atenção, presume-se, está decrescendo: "Oh, rajá", ele faz o poeta dizer,

[...] há muitas outras formas de cópula, tais como Harinasana, Sukrasana, Gardhabasana, e assim por diante; mas elas não são conhecidas das pessoas e, sendo inúteis, assim como muito difíceis de executar, e além do mais, algumas vezes tão cheias de imperfeições a ponto de serem excluídas ou proibidas, não as informei. Mas, se desejais ouvir algo mais sobre posturas, podeis perguntar, e vosso servo tentará satisfazer vossa curiosidade.

"Muito bem!", exclamou o rei. "Desejo muito que me descrevas o Purushayitabandha." "Ouvi, oh rajá", recomeçou o poeta, "enquanto eu digo tudo o que deve ser sabido a respeito dessa forma de ato sexual." Purushayitabandha é o contrário do que os homens normalmente praticam. Nesse caso, ele se deita por baixo, traz sua esposa para cima dele e a desfruta.

Tudo isso é típico Burton; os leitores de um dos raríssimos textos originais do *Ananga Ranga* procurarão em vão por essa passagem.

As "Observações Finais" de Arbuthnot parecem fazer uma discreta repreensão a seu arrogante colaborador: "O autor revela ao mundo o que sabe, em linguagem muito concisa", escreveu ele, "sem qualquer tentativa de produzir uma história interessante." Arbuthnot não queria nenhuma "cor local" acrescentada a seu *Kamasutra*. Este seria inteiramente fiel ao original. Burton se viu relegado ao fim da página, onde poderia introduzir algumas de suas características notas de rodapé picantes. Quando Vatsyayana menciona os "Lokayatikas", ou filósofos materialistas, Burton pondera: "Esses eram com certeza materialistas que pareciam pensar que um pássaro na mão vale mais do que dois voando." Onde Vatsyayana diz que "uma cortesã, bem vestida e usando seus ornamentos, deve se sentar ou postar-se à porta de sua casa", Burton observa que "na Inglaterra, as categorias mais baixas de cortesãs andam pelas ruas; na Índia e em outros lugares do Oriente, elas se sentam às janelas ou nas portas de suas casas". A presença de Burton, o viajante — e de Burton, o antropólogo, tratando o *Kamasutra* como se este descrevesse a sociedade indiana de seu tempo — é palpável demais.

O próprio Burton considerava que a tradução fosse essencialmente trabalho de seu amigo. Em janeiro de 1883, ele escreveu a John Payne, perguntando, "Arbuthnot já lhe enviou seu Vatsyayana?" No outono de 1888, Burton manteve uma correspondência regular com o livreiro e editor de obras eróticas, Leonard Smithers, que havia apoiado sua edição de *As mil e uma noites*. Em uma de suas cartas a Smithers, hoje incluídas na Coleção Burton da Biblioteca Huntington, ele atacava o "indecente editor" Edward Avery, a principal luz (vermelha) do comércio de livros eróticos de Londres: "Avery é um tratante dos mais perniciosos; ele pirateou o livro de meu amigo Arbuthnot e nosso trabalho conjunto." O livro em questão era, obviamente, o *Kamasutra*. Mesmo que Burton tivesse apenas o papel de editor de texto, é difícil não lhe atribuir o maravilhoso parágrafo de despedida das "Observações Finais":

> E embora possam existir debates e discussões sobre a imortalidade do corpo ou da alma, ninguém pode negar a imortalidade do gênio, que permanece sempre como uma brilhante estrela guia para os homens em confronto, em sucessivas eras. Esta obra, portanto, que resistiu à prova dos séculos, colocou Vatsyayana entre os Imortais e sobre Esta, e sobre Ele, qual-

quer elegia ou elogio não poderiam ser melhores do que as seguintes palavras: Enquanto os lábios se beijarem e os olhos enxergarem, / Por todo esse tempo Esta vive, e dá vida a Ti.

Essas palavras finais poderiam ter sido escritas igualmente a respeito de Burton, como de Vatsyayana — pode-se certamente suspeitar que foram escritas *por* Burton, talvez por essa mesma razão. A Arbuthnot, Bhide e Indraji pode ser devido o verdadeiro crédito pela tradução do *Kamasutra*, mas sem o impulso e a determinação de Burton, provavelmente ele teria apodrecido entre os papéis particulares de Arbuthnot ou, no máximo, teria aparecido em alguma obscura e erudita publicação de estudos asiáticos. E sem a influência da notoriedade de Burton, o *Kamasutra* jamais teria conseguido sua atual celebridade global. Na fase seguinte da vida do livro, seu renascimento no Ocidente, Burton assumiria o primeiro plano.

Mas quando é o homem que toma a iniciativa, ele deve alcançar intimidade desde o primeiro momento. Ele a vê em uma ocasião natural ou planejada. Uma ocasião natural pode ocorrer perto de sua própria casa e uma planejada, perto da casa de um amigo, parente, ministro de Estado, ou médico, em um casamento, sacrifício, festival, desastre, em um piquenique, ou outro tipo de situação. Quando ela o vê, ele a encara constantemente, enviando sinais, passando as mãos nos cabelos, estalando as unhas, tilintando suas joias, mordendo o lábio inferior, e usando de vários outros artifícios. Quando ela está olhando, ele conversa com seus amigos a respeito dela, sob o pretexto de discutir outros assuntos; ele demonstra sua generosidade e seu gosto por divertimentos. Sentado no colo de um amigo, ele muda a posição de braços e pernas, boceja, ergue uma sobrancelha, fala devagar, e presta atenção às palavras da mulher.

Kamasutra
Livro Cinco: Esposas de outros homens
Capítulo Dois: Formas de se tornar íntimo
Tradução para o inglês por Wendy Doniger
e Sudhir Kakar (2002)

Capítulo Cinco

Um livro problemático na velhice

Sete anos se passaram entre a tradução do *Kamasutra* para o inglês e seu lançamento em forma impressa. Burton os desperdiçou em aventuras atrás de dinheiro. Foi garimpar ouro em Midiã e na Costa do Ouro na África Ocidental, sem achar nada; depois, lançou um remédio patenteado para o fígado, com o nome de "Tônico *Bitter* do Capitão Burton", que não conseguiu encontrar um mercado receptivo. Seus projetos literários foram ligeiramente mais frutíferos. Ele completou uma tradução estranhamente afetada de Camões, poeta português do século XVI, e publicou *The Kasîdah of Hâji Abdû El-Yezdi, A Lay of the Higher Law*, uma extravagante composição poética, que pretendia ecoar o fenômeno de popularidade de Edward FitzGerald, *Rubayat de Omar Khayyam*. O *Kasîdah* foi uma das melhores realizações poéticas de Burton, mas não foi um sucesso comercial, tendo vendido apenas cem exemplares, antes de ser recolhido. Ele tentou manter a ficção de ser tão somente o tradutor do poema — como autor e como viajante, ele ainda se sentia mais confortável disfarçado. Poucos acreditaram. Uma quadra memorável captou a orgulhosa autonomia de Burton e sua crescente obsessão com a posteridade:

> Faz o que tua coragem te ordena fazer,
>   de ninguém além de ti mesmo espera aplausos,
> Vive com mais nobreza, e morre com mais nobreza aquele que
>   faz e cumpre suas próprias leis.
> Qualquer outra vida é morte em vida, um mundo
>   onde não há ninguém, só fantasmas,
> Um sopro, um vento, um som, uma voz,
>   um retinir do sino do camelo.

Foster Fitzgerald Arbuthnot, entrementes, havia se aposentado de seu posto de Coletor em Bombaim e voltou para a Inglaterra. Casou-se em 1879 com a viúva de um primo distante, Elinor Stirling, e fixou residência em uma confortável vila em Shamley Green, uma próspera aldeia de Surrey. Sua confortável vida interiorana estava a léguas de distância de Bombaim, de Edward Rehatsek e da carruagem de quatro cavalos, mas não era inteiramente convencional. Elinor Arbuthnot mais tarde se tornou partidária da Sociedade Fabiana,* enquanto seu marido — agora presidente da Associação Liberal local — conquistava uma certa notoriedade na comunidade, ao decidir ser o primeiro a deixar a igreja ao fim do serviço dominical, irritando assim o furioso nobre rural, que invectivou contra a flagrante violação da "regra há muito admitida, embora não escrita, de boas maneiras nesta paróquia".

Pessoalmente, Arbuthnot estava infringindo as "boas maneiras" de um modo muito mais intencional. Em 1881, usando um trocadilho para formar o pseudônimo "Anaryan" (não ariano), organizou uma coletânea de histórias populares da

---

*Associação socialista inglesa, fundada em 1883. (*N. da T.*)

literatura sânscrita sob o ameno título de *Early Ideas* (*Ideias antigas*). O livro continha uma breve e sedutora descrição do *Kamasutra*. Tratava-se do primeiro e cauteloso flerte com a ideia de ter sua tradução impressa, mas ainda lhe faltava confiança. Ele então expurgou suas próprias traduções, avisando aos leitores de *Early Ideas* que o *Kamasutra* incluía "uma boa dose de assuntos relacionados aos detalhes domésticos e privados do casamento, aos quais é desnecessário aludir, e que são mais adequados para um manuscrito sânscrito do que para uma publicação inglesa". Citando uma passagem do *Ananga Ranga*, ele descreveu que a "boca da mulher-lótus parece o botão de lótus se abrindo, e seu perfume é como o de um lírio que acabou de nascer". Isto era um arremedo de sua obra anterior. Em sua própria tradução de 1873, não era a "boca" da mulher-lótus que parecia um botão de lótus se abrindo, mas sua "yoni"; e não era o seu "perfume" que se assemelhava ao do lírio, mas sua "semente do amor".

Arbuthnot se preocupava menos com palavras obscenas do que com a ideia de que elas pudessem chegar a ouvidos errados. Ele alertou seus leitores que embora "muitos livros contenham algumas coisas boas", estas infelizmente muitas vezes estão

> [...] misturadas com tal massa de enchimento, que as pedras preciosas da obra se perdem em seu meio. Na compilação da presente obra, foram omitidas muitas coisas que seriam, sem dúvida, interessantes para poucos talvez, mas não aos muitos para cujo aperfeiçoamento moral este livro foi preparado e publicado ao menor preço possível.

Ao remover o "enchimento", como Arbuthnot recatadamente se referiu aos assuntos sexuais explícitos, as gemas filosóficas do texto permaneceriam sem jaça. Da mesma forma, as massas não poderiam colocar suas mãos sujas no enchimento, em lugar das pérolas — o que, para Arbuthnot, era uma preocupação fundamental. Ele parecia acreditar que dependia principalmente do público julgar se um texto era pornográfico ou não. E dava a entender que uma outra edição, não expurgada, poderia ser preparada explicitamente para entendidos e colecionadores, e vendida a um preço tal que a protegeria de uso impróprio. Tal projeto seria menos um caso de lançar pérolas aos porcos, e mais uma questão de despejar estrume na mansão.

Early Ideas insinuava as ambições de Arbuthnot com relação ao *Kamasutra*. Descrevendo o livro como uma "análise sutil" da "economia doméstica social dos hindus", que entrava em "detalhes sobre casamentos, sobre as esposas de outros, e sobre cortesãs", Arbuthnot lamentava poder devotar apenas algumas linhas superficiais ao que realmente havia nele. "O material está todo ali", insistia ele, "mas seria necessário um Balzac para arrumá-lo de uma forma interessante para o público." No caso, o "Balzac", o controverso e magistral gigante literário, era Richard Burton.

Planejar a publicação do *Kamasutra*, um livro que a maioria dos contemporâneos de Burton teria descrito, sem hesitar, como obsceno, asqueroso e vicioso, poderia parecer uma jogada surpreendente para uma importante figura do período vitoriano, nos últimos anos de uma carreira eminente, embora já controversa. Na opinião da maioria — incluindo a de sua esposa Isabel, que reclamava que ele devia "escrever segundo seu próprio claro *discernimento* e não partindo do desafio e do desacato às regras" — Richard Burton deveria estar se aquecendo no calor dos êxitos dos anos passados fazendo o seu nome na África e no Oriente. Apenas os amigos que entendiam o seu ódio passional ao antissensualismo poderiam ter a plena compreensão dos motivos que o levaram a seu chocante e erótico canto do cisne.

A primeira tarefa de Burton foi persuadir seu amigo a não efetuar mais substituições descabidas de "yonis" por "bocas", e coisas assim. Ele não era avesso a uma inserção ocasional, mas se opunha veementemente a qualquer forma de expurgo. Dentre seus muitos inimigos, o principal era a Sociedade para Repressão ao Vício, a autoproclamada guardiã moral da área editorial. Tratava-se de uma organização poderosa, que obteve a condenação, bem como a aplicação de pesadas multas e sentenças de prisão, da grande maioria dos primeiros 159 processos que patrocinou – apenas quatro foram absolvidos. Burton a chamava de "odiosa mistificação" e obsessivamente se referia a seus membros e simpatizantes com o desdenhoso termo coletivo "sra. Grundy" — criado no século XVIII para personificar o convencionalismo pedante. Escrevendo a seu colega orientalista, John Payne, em 1882, Burton declarou estar ciente de que a sra. Grundy era "uma notória prostituta" e que lhe diria isso. No ano seguinte esbravejava que "tinha vontade de pisar no calo de estimação da sra. Grundy. Ela podia berrar à vontade, esparramada sobre seu grande traseiro".

Burton e Payne estavam na ocasião trabalhando em traduções concorrentes de *As mil e uma noites*. Eles concordavam quanto ao tema do expurgo, mas Payne não conseguiu persuadir seu rival a adotar sua forma de pensar. Posteriormente, Payne escreveu relembrando: "Não consegui fazê-lo entender minha objeção à obscenidade, pela obscenidade em si, completamente à parte de toda a questão de puritanismo. Ele mesmo tinha uma 'paixão romântica' por ela." Burton ameaçou produzir um "Livro negro", o do reflexo das *Noites*, "com todo o horror entre duas capas de papelão", mas sua verdadeira paixão não era pela "obscenidade" em si — embora a apreciasse — e sim pela inteireza da obra. Por fim, quando de seu lançamento, *As mil e uma noites* de Burton triunfou sobre o trabalho de Payne, precisamente por ser diferente e apresentar o texto completo, sem expurgos. Eliminar as passagens lascivas, alegava Burton, era como oferecer ao público "o sorriso sem o gato".* Para ser coerente, ele esbravejava, o censor da moral "deve começar por fazer um expurgo não apenas dos clássicos", mas também de

> Boccaccio e Chaucer, Shakespeare e Rabelais [...] Sterne, Swift e uma longa lista de obras que são anualmente reimpressas e reeditadas sem uma palavra de protesto. Por fim, por que esse puritano incongruente não depura o Antigo Testamento de suas alusões ao excremento humano e às partes pudendas; à conjunção carnal e à prostituição descarada, ao adultério e à fornicação, ao onanismo, à sodomia e à bestialidade? Mas isso ele não fará, o hipócrita!

Burton desfrutou um triunfo silencioso quando a posterior versão "família" de sua esposa para *As mil e uma noites* foi um fracasso comercial, vendendo apenas quinhentos exemplares. Ele declarou que "até as menininhas inocentes deixaram de lado os castos volumes com total desdém e se recusaram a aceitar algo que não fosse o assunto, todo o assunto e nada se não o assunto, não expurgado e não castrado". É típico de Burton

---

*Alusão à expressão *To grin like a Cheshire cat*, algo como dar um sorriso forçado. (*N. da T.*)

imaginar sua coleção de dezesseis volumes como uma espécie de resplandecente membro masculino, desejado e requisitado por virgens. Ele encarava a depuração de um livro como nada menos do que uma mutilação sexual, e detestava e temia a ideia de ver seus próprios livros passando por isso. Assim como a circuncisão e a mutilação genital o haviam fascinado como antropólogo, a censura editorial o atormentava na última fase de sua carreira, a de escritor. Ao comentar as traduções inglesas anteriores de *As mil e uma noites*, ele as descrevia como "sem sexo e sem alma", quase como se os dois conceitos significassem a mesma coisa. Da mesma forma, quando dizia que as edições anteriores eram "monótonas, frígidas e insípidas", dava a entender que algo assexual era não só ameno, mas vazio. É tentador ligar tais opiniões à vida de Burton em Trieste, onde contou ao escritor Alfred Bate Richards que ele e sua esposa fervorosamente católica eram "como irmãos, um mais velho e um mais novo, vivendo como solteiros"; Isabel concordava que eles viviam "como irmãos". Sob esta luz, parece plausível a especulação do biógrafo Frank McLynn de que Burton era também impotente, e os motivos particulares e dolorosos de sua ardorosa campanha para publicar textos eróticos completos e "não castrados" podem ser mais bem entendidos.

Para Burton, era particularmente importante que o *Kamasutra* se mantivesse sem mutilações. A reputação do livro por muito tempo vinha se apoiando precisamente na noção de que ele fornecia uma análise da sexualidade que era definitiva e completa. Uma tradução censurada teria sido uma caricatura. Até uma dissimulação sutil das palavras mais obscenas, como Arbuthnot havia tentado em *Early Ideas*, seria como "o *bathos* do pintor que faz uma linda mulher acabar parecida com uma maldita armadilha", como Burton gracejou em uma carta a seu patrono, Richard Monckton Milnes. Arbuthnot por fim concordou com o ponto de vista de Burton. Pelo menos, admitiu que

> [...] algumas partes da obra podem ser consideradas um tanto objetáveis, mas foi melhor apresentar o trabalho completo sem quaisquer expurgos; e como o livro foi elaborado visando apenas leitores cultos e aqueles interessados em todos os tipos de formas literárias orientais, foi muito melhor apresentá-lo em sua integridade original do que cortar alguns de seus trechos.

Em agosto de 1882, foi tomada a importante decisão de publicar. Burton escreveu a Payne, em nome de Arbuthnot, pedindo-lhe para não "esquecer meu amigo, F. F. Arbuthnot, e favorecê-lo com seus conselhos sobre publicação quando ele os solicitar. Ele se dedicou a um ramo peculiar da literatura — o erotismo hindu, que promete muito". Em dezembro daquele ano, Arbuthnot e Burton foram mais além, revivendo a ideia inicialmente levantada em Bombaim — a de criar uma "Sociedade Kama Shastra", que servisse de cobertura para a publicação de uma série de clássicos eróticos orientais. A Sociedade, resolveram, não seria mais uma fantasia divertida, mas um empreendimento genuíno. Para Burton, a Sociedade Kama Shastra seria ainda outro disfarce, uma outra forma de explorar a cultura sexual — e sua própria identidade. Para Arbuthnot, tratava-se de um pseudônimo literário tão bom quanto "Anaryan", com a vantagem de conferir um toque mais erudito às suas atividades e simultaneamente fazer troça das pretensões das verdadeiras sociedades dedicadas à indologia.

Arbuthnot e Burton resolveram começar com a maior de todas as obras sobre erotologia, o *Kamasutra*, seguido pelo *Ananga Ranga* — uma simples reedição do *Kama Shastra, ou a arte hindu do amor*, de 1873, restaurando seu título original. A seguir, viria a marcante tradução de *As mil e uma noites* de Burton e, por fim, a Sociedade publicaria as traduções de Edward Rehatsek de dois clássicos eróticos persas, *Beharistan* e *Gulistan*, que há muito tempo aguardavam para serem lidos em inglês.

O catálogo era uma versão em miniatura do grande projeto de tradução da época: *Livros sagrados do Oriente*. Esse esquema grandioso, iniciado em 1879, vinha traduzindo regularmente os principais textos do hinduísmo, budismo, jainismo, islamismo, taoismo e confucionismo para o inglês. Dois escritos hindus estavam sendo traduzidos por Georg Bühler, com a editoração a cargo de F. Max Müller, o mais importante especialista em sânscrito daquele tempo. O projeto deste último era determinadamente humanista. Ele queria presentear a intelectualidade do Ocidente com um conjunto de literatura religiosa que fosse comparável aos textos clássicos e judaico-cristãos e, talvez, servisse de base para uma espécie de segunda Renascença. Para que o esquema tivesse êxito, era crucial que projetasse uma imagem do Oriente mais voltada para a filosofia. Não importava, como teria argumentado Burton, que houvesse incontáveis exemplos de obscenidade ou vulgaridade no cânone ocidental; os *Livros sagrados do Oriente* teriam que ser capazes de sustentar a comparação mesmo com os mais grandiosos e nobres clássicos ocidentais e encará-los de frente sem se envergonhar. Na opinião de Müller, incluir na lista o

Kamasutra ou outros textos eróticos prejudicaria totalmente o efeito pretendido. Serviria, quando muito, para reforçar as noções orientalistas negativas sobre o Oriente, representado como ingênuo, fantástico e imoral. Quando o projeto de Müller finalmente foi concluído, em 1904, cinquenta volumes haviam sido publicados — nenhum deles proveniente da tradição de *kama shastra*.

O plano da Sociedade Kama Shastra não era apenas uma imitação de *Livros sagrados do Oriente*, mas uma paródia e um desafio. Enquanto Müller apresentava o Oriente como "passivo, meditativo e filosófico", a Sociedade o mostraria como vigoroso, pragmático e nitidamente sensual. Burton se mostrava bastante decidido a desafiar as ideias aceitas sobre o Oriente. Por muito tempo ele vinha se insurgindo contra a crença comum, segundo a qual as mulheres do Oriente eram mais oprimidas do que as do Ocidente. E acreditava que descrever o Oriente *real* — incluindo aquele onde homens e mulheres eram relativamente livres para expressar sua sexualidade — não era nada mais do que seu dever imperial. Como tradutor, dizia ele,

> [...] ouso considerar-me sob a luz de um benfeitor público. Com efeito, encaro meus esforços como uma herança legada aos meus conterrâneos em uma época muito crítica, quando a Inglaterra é conclamada pelas mais pujantes dentre as nações muçulmanas, sem o adequado conhecimento da vida interior muçulmana, a administrar o Egito, bem como governar a Índia.

O que se aplicava aos muçulmanos também servia para os súditos hindus do Império. Burton argumentava que "a livre abordagem de temas normalmente considerados tabus será de proveito nacional para um 'império da Opinião', cujas verdadeiras bases e escoras são um profundo conhecimento dos governados por parte dos governantes". Assim como o prazer de uma *bubu* deveria ser entendido antes que o jovem oficial indiano pudesse satisfazê-la, também o poder imperial deveria conhecer intimamente seus domínios coloniais antes de tentar governá-los.

A despeito de todas as ideias indológicas e imperialistas que motivavam Arbuthnot e Burton, como clube, a Sociedade Kama Shastra era em grande parte espúria. Conforme registrou Burton em dezembro de 1882, seus únicos membros eram ele próprio e Arbuthnot, embora este mais tarde tenha asseverado que havia um terceiro sócio. O principal objetivo da sociedade era garantir o anonimato dos dois primeiros, protegendo-os, assim, de denúncias, não só com base na Lei de Normas Alfandegárias de 1876, que proibia a importação de pornografia, mas também na Lei de Publicações Obscenas de 1857. Esta última era conhecida como "Lei Lord Campbell", segundo o nome de seu criador, um homem que descrevia a pornografia como "um veneno mais mortal do que ácido cianídrico e estricnina ou arsênico". A lei era extraordinariamente abrangente, definindo obscenidade como "algo ofensivo ao decoro ou à decência, ou que expresse ou sugira ideias lascivas ou libidinosas, ou que seja impuro, indecente ou lúbrico". Ela permitia que a polícia revistasse locais suspeitos e destruísse todo o material impresso que considerasse obsceno. O perigo para Arbuthnot e Burton era que, embora a lei se destinasse a reprimir editores de material abertamente erótico, também permitia que as autoridades exercessem seu poder sobre outras publicações, aparentemente mais idôneas.

O mais notório caso desse tipo ocorreu em 1876 contra Annie Besant e seu parceiro de lutas Charles Bradlaugh. Ela defendia abertamente o secularismo, era feminista e radical sexual, e mais tarde viria a abraçar o quase hindu movimento teosófico. Bradlaugh era presidente da Sociedade Secular de Londres, editor do jornal radical *National Reformer* e, é claro, um antigo companheiro do Clube Canibal. Juntos, eles imprimiram e distribuíram o livreto de Charles Knowlton em defesa do controle da natalidade, *The Fruits of Philosophy, or the Private Companion of Young Married People*, um dos vários trabalhos neomaltusianos sobre controle natal e populacional publicados durante todo o período vitoriano. Eles atraíram particularmente a ira das autoridades pela ousadia de reeditar o panfleto, depois de o editor britânico anterior ter sido condenado por obscenidade, quase dez anos antes.

No caso de Besant e Bradlaugh, a obscenidade foi apenas o pretexto para levá-los a julgamento. Seu verdadeiro crime foi separar o sexo da procriação, ao defenderem abertamente a contracepção. Eles estavam desafiando o *establishment* de modo deliberado, e o *establishment* sabia disso. Ao fim, o júri os absolveu da acusação de depravação, mas o livreto foi declarado obsceno, e eles foram sentenciados a seis meses de prisão e multa de 200 libras. Embora a sentença tenha sido depois anulada pela Corte de Apelações por algum detalhe técnico — e *Fruits of Philosophy* tenha vendido cerca de 200 mil exemplares em menos de três anos —, o escândalo do processo levou o ofendido marido de Annie Besant a impedi-la de ver a filha de ambos durante os dez anos seguintes.

Nesse contexto, publicar o *Kamasutra* às claras, com os nomes de Arbuthnot e Burton, seria perigoso demais. Eles poderiam até enfatizar em público a importância de seu livro para o estudo da indologia, mas sob esse manto desinteressante havia um texto nitidamente sensual. Ademais, faltava-lhe aquela aura de seriedade das publicações neomaltusianas, cuja intenção declarada era combater a pobreza mediante a instituição do controle da natalidade. O *Kamasutra*, porém, pintava um quadro resplandecente de irrestrita liberdade sexual. O livro incluía conselhos minuciosos de como excitar uma virgem e como seduzir as esposas de outros homens. Discutia posições sexuais em detalhes minuciosos, embora sem as respectivas ilustrações. Além disso, dava instruções precisas sobre as delícias de "chupar a manga" — ou melhor, deixar que fosse chupada. Ele faria *The Fruits of Philosophy* parecer leitura para adormecer as crianças.

Depois do caso Besant-Bradlaugh, no entanto, Arbuthnot e Burton encontraram algumas razões para esperar que publicações "eruditas" pudessem escapar de um processo, mesmo contendo material claramente obsceno. A tradução de *As mil e uma noites* de John Payne, com um expurgo apenas parcial, até então havia escapado do braço da justiça. É bem possível que o próprio Payne tenha encorajado Burton a prosseguir, pois em janeiro de 1883 ele e Arbuthnot haviam chegado a encontrar um impressor; feliz, Burton escreveu a Payne para informar que "Ele e eu e o impressor criamos uma Sociedade Hindu de Kama Shastra (Ars Amoris). Ela fará o Público Britânico arregalar os olhos".

O impressor teve sua identidade mantida em sigilo, mas é provável que tenha sido James Henry Gaball, um produtor estabelecido de temas eróticos mais leves. Ele já havia lançado o *Index Librorum Prohibitorum*, de Henry Spencer Ashbee, e este deve tê-lo recomendado a Arbuthnot. Gaball era o tipo de pessoa em quem se poderia confiar que não procuraria as autoridades para fazer uma delação — e nem pararia as máquinas após imprimir apenas um punhado de cópias, como havia ocorrido com o *Kama Shastra* de 1873. Ele também mantinha ligações com os livreiros e editores clandestinos Robson e Kerslake, que constavam como "os agentes da Sociedade" em um prospecto das publicações da Sociedade Kama Shastra.

Conhecidos pelos clientes regulares como "os Irmãos", os Kerslake tiveram sua primeira livraria na rua Holywell, uma sombria ruela (hoje demolida) na área de Aldwych, que era famosa entre os contemporâneos como a "rota erótica" de Londres. É revelador o fato de que o local da livraria dos Kerslake havia pertencido anteriormente a um outro livreiro especializado em erotismo, que teve a loja fechada após uma batida da polícia. Porém, quando Arbuthnot e Burton estavam à procura de um impressor viável, os irmãos haviam juntado forças com Bartholomew Robson e se mudado para a elegante rua Coventry — um endereço que mais tarde viria a tornar-se famoso como a sede da *Librairie Parisienne* de Charles Hirsh, que fornecia a Oscar Wilde suas leituras "particulares". A nova firma de Robson e Kerslake era relativamente intelectual. Em 1883, foi responsável pela coleção lasciva do conde de Haddington, *Select Poems on Several Occasions*. O livro (também impresso por J. H. Gaball) era vendido pela assombrosa soma de 3 libras. Este, portanto, seria um grupo bastante mal-afamado para encarregar-se do projeto e apenas suficientemente elevado para não ofender o aristocrático senso de decoro de Arbuthnot e Burton.

O Kama Sutra de Vatsyayana, com Prefácio e Introdução finalmente emergiu das sombras dos prelos clandestinos de Londres na primavera de 1883. Havia no ar uma mudança radical. No mesmo ano, um grupo de pacifistas de vida decente e ideias avançadas — entre os quais o jovem, virgem e ainda não publicado sexólogo Havelock Ellis — fundou a Associação proto-Fabiana da Nova Vida. E no fim de agosto, na Indonésia, o vulcão Krakatoa entrou em erupção com uma violência tão enorme que haveria de alterar o clima da Terra durante anos. O impacto do *Kamasutra* no Ocidente em última análise haveria de ser igualmente de amplo alcance ou duradouro. Sua irrupção, no entanto, se deu com muito menos barulho ou espetáculo.

A edição de Arbuthnot e Burton apareceu sob um pesado manto de anonimato e discrição, como publicação particular destinada apenas a alguns subscritores. Não havia menção aos nomes do tradutor, do impressor ou do editor, mas apenas uma referência na página de rosto à misteriosa "Sociedade Hindu de Kama Shastra" e algumas pistas nebulosas ocultas entre as notas de rodapé. Uma dessas notas remetia os leitores à tradução de Burton para *Vikram e o vampiro*, de 1870; outra fazia referência ao totalmente obscuro (e anônimo) *Early Ideas*, de Arbuthnot. Até o lugar de publicação do *Kamasutra* foi encoberto de forma deliberada: enquanto a página de rosto do primeiro capítulo declarava que o livro havia sido impresso em Londres, as páginas de rosto dos seis últimos capítulos traziam, todas, o nome de Benares. O lugar, como sabemos, foi a origem do manuscrito completo de Indraji, mas Arbuthnot e Burton tinham outras razões, mais imperiosas, para fazer essa indicação despistadora. Estavam deixando pegadas falsas para as autoridades e, ao mesmo tempo, fornecendo um chamariz para seus subscritores, bibliófilos e erotófilos, sempre ávidos por seguir o rastro perfumado das coisas raras e rebuscadas. Como objeto físico, o *Kamasutra* de 1883 era extraordinariamente discreto. Não havia ilustrações e o livro foi impresso em sete fascículos de aparência anônima, que os compradores deveriam encadernar para formar o volume completo. Cada fascículo tinha sua própria capa de papelão em um elegante tom de castanho claro ou cinza azulado, com uma mensagem de advertência: "Apenas para circulação particular." Em caso de denúncia, Arbuthnot e Burton esperavam que isso lhes permitisse argumentar que sua tradução se destinava a distribuição somente para "sócios". A publicação do *Kamasutra* dessa forma furtiva também lhes trouxe um problema. Se o livro não ia ser vendido através de livreiros regulares, como poderia ser comercializado? Alguns exemplares poderiam ser vendidos privadamente por livreiros leais de material erótico, como Robson e Kerslake, da rua Coventry, ou Bernard Quaritch, de Piccadilly — aos quais poderiam ser confiados alguns exemplares a serem mantidos sob o balcão como edições "particulares" e de "assinatura" para clientes especiais —, mas um lento pinga-pinga de compradores casuais de pornografia jamais traria ao *Kamasutra* a fama que seus responsáveis sabiam que ele merecia.

Portanto, para espalhar a notícia da existência do livro, Arbuthnot e Burton escreveram a seus muitos contatos nas duas esferas, a dos estudiosos do sânscrito e a dos bibliófilos de assuntos eróticos. Cavalheiros que conheciam outros que estivessem interessados em tal tipo de material passariam adiante a informação privadamente; a parte interessada seria então posta em contato com as pessoas certas, uma subscrição seria providenciada e o livro enviado em separado por via postal. Tal processo dificilmente poderia ser considerado como uma publicação; era mais como a circulação de pornografia passada de mão em mão em segredo, no pátio da escola, entre os garotos mais corajosos. No verso da página de rosto, em maiúsculas bem definidas, anunciava-se que o *Kamasutra* era:

DEDICADO
À PEQUENA PARTE DO PÚBLICO BRITÂNICO QUE
DEVOTA INTERESSE ESCLARECIDO AO ESTUDO DOS
HÁBITOS E COSTUMES DO ORIENTE ANTIGO

Exemplares do livro foram enviados a críticos que o receberam exatamente sob essa ótica ou, pelo menos, deram essa impressão. O bibliógrafo holandês R. C. d'Ablaing escreveu — sem mencionar o teor claramente sexual da obra — registrando sua opinião, segundo a qual "Os hindus eram pensadores muito profundos, mas se extraviaram em seus raciocínios filosóficos pela escassez de princípios verdadeiramente científicos". Fernand Drujon, afamado crítico (em certos círculos) e bibliógrafo de obras eróticas, escreveu aos editores para lhes agradecer por "este trabalho interessante e muito surpreendente. Na verdade, não conheço nada mais invulgar, mesmo na literatura sânscrita, que nos apresente algumas tradições muito singulares".

O interesse de muitos subscritores, no entanto, era mais sexual do que intelectual. Em 1884, Arbuthnot escreveu a respeito do livro ao "Meu caro Bellamy" — que vinha a ser Henry Edward Vaux Bellamy FRGS (Fellow of the Royal Geographical Society): em público, um esteio da Real Sociedade Antropológica; na vida privada, um entusiasta da flagelação erótica. "*O Kama Sutra de Vatsyayana*", observou ele recatadamente, "está sendo impresso por alguns eruditos brâmanes, interessados em humanidades." Esse artifício deve ter feito Bellamy rir muito. Que os brâmanes estivessem "interessados em humanidades" era particularmente sugestivo. O livro era "devotado à felicidade do homem e ao conforto da mulher", nas palavras de Arbuthnot. A alusão pomposa podia ter escapado aos censores, mas para Bellamy não havia necessidade de uma indicação mais forte. "Quaritch, de Piccadilly, tem alguns exemplares à venda, mas como tenho alguns comigo, terei prazer em lhe enviar uma meia dúzia como presente, para sua leitura e para circulação." Não há registro da reação de Bellamy, mas, dados os seus gostos, parece provável que ele tenha se dirigido com pressa até Golden Square — então, e ainda hoje, o endereço londrino da livraria de Bernard Quaritch.

Joseph Knight, editor de *Notes & Queries*, estava palpitante de satisfação. Ele relatou que o livro era "de fato, como se diz, uma obra de grande erudição e uma enorme contribuição para o nosso conhecimento do modo de pensar indiano" e prometeu encadernar seu exemplar com uma bela capa. Pelo lado mais emocional, sentia que "as coisas que ali são ditas sobre mulheres são maravilhosamente refinadas e o livro é mais carregado de sugestões do que qualquer obra que já li". Apesar de todas as qualidades intelectuais e eróticas do livro, Knight se sentiu frustrado por não poder expressar sua aprovação em qualquer espaço mais público do que uma carta pessoal. "É lamentável", escreveu ele, "que não se possa fazer a resenha de uma obra como esta sem enfrentar amolações."

"Amolação" era um eufemismo peculiarmente inglês: em uma era de feroz moralismo — e, mais exatamente, na era da Lei de Publicações Obscenas — poderia significar não só uma multa, capaz de quebrar qualquer um, e a perda catastrófica de sua posição na sociedade, bem como a possibilidade de uma condenação à prisão, além de tudo. Imprimir e distribuir um livro como aquele, quanto mais fazer sua resenha, era correr o risco de ter uma quantidade potencialmente explosiva de "amolações".

O contato mais valioso de Arbuthnot era Henry Spencer Ashbee, o eroto-bibliógrafo que havia incluído o *Kama Shastra* de 1873 em seu *Index Librorum Prohibitorum*. Os dois haviam se correspondido por algum tempo, mas só se conheceram em maio de 1883. (Ashbee só conseguiu conhecer seu herói, Burton, em junho de 1885, quando foram apresentados no Clube das Índias Orientais; em seu diário, Ashbee registrou que Burton "impressiona de imediato, como um homem extraordinário, cuja erudição é tão vasta quanto seu conhecimento do mundo dos homens".) Arbuthnot enviou a Ashbee alguns exemplares, para serem distribuídos entre sua vasta rede de amigos e contatos que compartilhavam seus gostos. O processo se deu por debaixo dos panos, envolvendo pacotes lacrados dentro de outros pacotes, e coisas desse tipo. Ashbee ficou com um único exemplar para sua própria biblioteca erótica particular — uma coleção sem rival na Inglaterra, pois a biblioteca de Milnes em Afrodisiópolis havia sido destruída por um incêndio em 1875.

Ao enviar um exemplar de cortesia a Ashbee, que era o curador quase oficial de livros pornográficos, Arbuthnot curiosamente estava agindo como um editor convencional fornecendo um exemplar obrigatório ao Museu Britânico. Ele desejava muito que o *Kamasutra* fosse levado a sério, que sua publicação fosse registrada de alguma forma — embora os métodos convencionais de se fazer isso lhe estivessem vedados. (Ironicamente, o exemplar de Ashbee acabou indo para o Museu após sua morte, legado junto com toda sua coleção pornográfica, que mais tarde formou o núcleo do por muito tempo secreto "Compartimento Privativo".)

Ashbee publicou uma nota sobre o *Kamasutra* no terceiro volume de sua bibliografia erótica, *Catena Librorum Absconditorum*. Arbuthnot se envolveu profundamente no processo, escrevendo para sugerir como Ashbee deveria descrever o livro e fornecendo uma lista de mais de uma dúzia de versos ou finais de capítulos que ele talvez gostasse de citar. Alguns, advertiu Arbuthnot, eram "bastante fortes", outros "muito morais"; já então, a dupla reputação do *Kamasutra*, como pornografia e orientação sexual-espiritual, estava sendo estabelecida. Ashbee também enviou uma resenha cautelosa à revista *The Bibliographer*, que foi publicada em maio de 1884, sob o pseudônimo jocoso de um certo "E. H. Shesba". Prudente, ele descreveu a obra como "um tratado sobre vida social e as relações entre os sexos". Falou das tendências de Vatsyayana pelas minúcias, argumentando que o estilo do livro tinha uma certa semelhança jesuítica com "as dissertações dos casuístas católicos romanos [...] em especial na meticulosidade e sutileza de suas definições". Também julgava, com alguma argúcia, que o *Kamasutra* fora "evidentemente escrito para aqueles que devem ensinar aos outros".

Ashbee concluiu dizendo: "Poucas obras mais sugestivas [...] eu tive a boa sorte de examinar, e nenhuma que tenha contribuído mais direta e claramente para o nosso conhecimento do pensamento indiano. De quase qualquer página pode-se extrair algo de novo, ou surpreendente, para a nossas ideias ocidentais." No seu entender, o *Kamasutra* era ao mesmo tempo pornografia e indologia e, além disso, um desafio às atitudes do Ocidente com relação à sexualidade. Dessa forma quase casual, ele resumiu com clareza as três principais motivações de Arbuthnot e Burton para a publicação do livro — e os três principais campos nos quais o livro viria a vicejar no século seguinte.

A primeira edição de *O Kama Sutra de Vatsyayana* esgotou-se rapidamente. Um ano depois, Arbuthnot e Burton anunciaram e divulgaram com discrição uma segunda edição. Desta vez, estavam mais confiantes. Seu novo livro era um objeto elegante, encadernado em velino branco macio e sensual, com gravação em ouro verdadeiro nas bordas das duas capas. O ouro também aparecia no título gravado à mão na lombada, indicando "O Kamasutra de Vatsyayana" no alto e "Benares, 1883" na base. O conjunto era elegante, distinto e discreto. E ao preço ambicioso de 2,10 libras, era excitantemente caro.

O preço elevado não era apenas uma forma de Arbuthnot e Burton se protegerem de algum processo, mantendo a circulação restrita. A questão era atingir seu público certo. Na opinião deles, o erotismo oriental ficaria muito bem nas mãos macias de homens refinados — os *nagarakas* daquele tempo —, que poderiam apreciá-lo sob a perspectiva correta. Nas mãos calosas do público em geral, porém, tal material corria o risco de ser lido como mera pornografia. Burton defendeu publicamente a imposição de pesadas multas a livrarias pornográficas que expusessem imagens "indecentes" e livros "imorais" em suas vitrines, e pretendia que o destino da "literatura barata e obscena" ficasse apenas a cargo do "bom gosto dos editores e do público". Sua posição era esnobe, porém libertária. Infelizmente, a lei era igualitária e repressiva, e não fazia distinção entre erotismo oriental refinado e pornografia popular.

A lei poderia estar certa no caso do *Kamasutra*, que podia ter origem aristocrática na Índia antiga, mas na Grã-Bretanha imediatamente se tornou pornográfico, pelo menos em parte. Divididos entre o orgulho e a necessidade de anonimato, Arbuthnot e Burton forneceram uma pista misteriosa para as verdadeiras origens pornográficas de seu projeto. Na página de rosto da segunda edição, o local da impressão aparecia como "Cosmopoli: MDCCCLXXXIII: para a Sociedade Kama Shastra de Londres e Benares". Alguns seletos bibliófilos de publicações eróticas talvez sorrissem à piada que só eles entenderiam: "Cosmopoli" era um sucedâneo muito usado pelos pornógrafos para ocultar o local da publicação. E também serviria como referência indireta ao senhor de "Afrodisiópolis" e presidente de um clube conhecido como "Cosmopolitan", Richard Monckton Milnes.

Segundo Arbuthnot, escrevendo em segurança após a morte de Milnes, em 1885, este teria sido o terceiro membro da Sociedade Kama Shastra. Não se conhece a extensão de seu envolvimento. Ele pode ter contribuído com parte do capital inicial, ou ter apenas oferecido conselhos e encorajamento. Ele já vinha ajudando Burton em sua carreira por décadas, não só junto ao Ministério das Relações Exteriores, graças a seu acesso ao primeiro-ministro, mas também no mundo editorial, graças a seus contatos literários. "Cosmopoli" também ocultava uma segunda referência pornográfica codificada — ao mundo clandestino mais profundo de Fred Hankey. Este teria sido o provável coautor de um romance sádico francês, publicado anonimamente, *Instruction Libertine*, que dava "Sadópolis" como local de impressão fictício — embora na verdade o livro tenha sido rodado toscamente em uma gráfica sabidamente ilegal em Bruxelas.

As referências indiretas a Hankey e Milnes — os ávidos pornógrafos transgressores sexuais e também tutores dos loucos anos de solteiro de Burton — mostram que, embora Arbuthnot e Burton estivessem preocupados que seu livro não descesse ao nível da pornografia comum, eles tinham consciência de que ele seria lido visando ao prazer erótico no seio da pequena e reservada esfera de seu próprio grupo. Comparado com uma obra erótica explícita, como *My Secret Life* — uma concisa pseudoconfissão das escandalosas proezas sexuais de "Walter", publicada na década de 1880 e provavelmente escrita por Henry Spencer Ashbee —, o *Kamasutra* era coisa fina. Mas ainda havia muito no livro para deleitar e excitar, e as exóticas associações orientais proporcionavam uma carga sexual extra.

Uma parte, em especial, eles sabiam que haveria de despertar o interesse de seus amigos sadistas. Fred Hankey sem dúvida teria aprovado o capítulo "Pressionar, marcar ou arranhar com as unhas" e talvez um outro, "Mordidas e os meios a serem empregados com relação a mulheres de terras diferentes". Marcas de amor parecem ter sido um importante fetiche na Índia antiga; pelo menos, Vatsyayana recomendava um elaborado conjunto de padrões que poderiam ser deixados no corpo do(a) amante. "A linha de joias", "a nuvem partida" e "a mordida do javali" excediam em muito o mordiscar ocidental em ambição e imaginação.

O *Kamasutra* até afirmava que o próprio ato sexual poderia ser comparado a uma briga, "por conta das divergências do amor e de sua tendência à disputa". Relacionava nada menos do que seis áreas que poderiam ser excitadas, bem como quatro tipos de golpes — com o dorso da mão, com os dedos um tanto contraídos, com o punho e com a mão espalmada — e oito sons de dor que tais golpes poderiam provocar. Nesse ponto, no capítulo que trata de "Várias formas de golpes e os sons a eles apropriados", os tradutores cometeram um erro clamoroso. Segundo o seu *Kama Sutra de Vatsyayana*, às quatro formas de golpes poderiam ser acrescentados "a cunha no peito, a tesoura na cabeça, o instrumento perfurante nas faces e as pinças nos seios e nos lados". "A cunha", "a tesoura" e "as pinças" hoje são interpretadas não como instrumentos reais, mas como descrições ilustrativas das posições das mãos, que faziam parte de uma teoria altamente elaborada sobre fazer amor. Somos tentados a acreditar que a má interpretação foi de Arbuthnot ou do próprio Burton, e que eles foram levados ao erro por seus próprios impulsos sádicos.

De fato, como os sádicos vitorianos mais ponderados, a visão de Vatsyayana abrangia simplesmente toda uma gama de possíveis reações sexuais à violência. Ele descreveu essas formas de golpes como "peculiares às pessoas das terras meridionais" e opinou que "sua prática é dolorosa, bárbara e abjeta, e de forma alguma merece ser imitada". Com relativismo característico, prosseguiu dizendo que "os vários modos de prazer não são para todas as horas ou para todas as pessoas, mas devem apenas ser usados no tempo certo e nos países e lugares certos". Burton, como antropólogo sexual, não poderia tê-lo dito melhor. E ele sabia disso. Ele queria usar Vatsyayana para mostrar que a fria permissividade relativista, que seus próprios estudos sobre sexualidade o haviam levado a abraçar, tinha raízes profundas e antigas. Para Burton, publicar o *Kamasutra* não era tão somente uma questão de apresentar seus desejos privados em público; sua transgressão literária tinha um propósito político. A famosa perícia de Burton com a espada pode tê-lo abandonado com a idade, mas ele ainda se mostrava ansioso por enfrentar seus velhos inimigos — os censores, os moralistas e os hipócritas — com a pena. E o *Kamasutra* foi a arma que escolheu. Ele partilhava com Arbuthnot a sensação de que a face erótica da tradição literária sânscrita, até então oculta, precisava ser exposta. Como costumava ser seu próprio editor, ele almejava expor a hipocrisia da censura sexual. Queria usar o *Kamasutra* para alfinetar a sociedade vitoriana e despertá-la de seu sono de ignorância sexual, fosse esta fingida ou real.

Arbuthnot o acompanhava. Em *Early Ideas*, revelou que considerava o *Kamasutra* "simples e bom". O livro provava, dizia ele, que "os hindus daquele tempo possuíam uma civilização muito mais avançada do que a nossa na mesma época, enquanto os detalhes precisos de tudo o que deveria ser feito por maridos e esposas parecem indicar que as obrigações matrimoniais eram devidamente reconhecidas naquele período". "Obrigações matrimoniais" ocupavam bastante a mente desse ex-solteirão. Arbuthnot acreditava que a antiga civilização hindu não só era "muito mais avançada do que a nossa na mesma época", mas também mais sofisticada do que a sociedade inglesa de seu próprio tempo. Ele considerou superficialmente o fato de o *Kamasutra* discutir o sexo em uma ampla gama de contextos, incluindo com "esposas de outros homens", e o cooptou para a causa que defendia o prazer sexual no casamento. O "Prefácio" do *Kamasutra* de 1883 — que, com base apenas no estilo, foi quase com certeza escrito por Arbuthnot, embora presumivelmente com a ajuda, ou pelo menos com a anuência de Burton — terminava com um apelo igualmente sincero. Sua conclusão era que muitos ingleses eram totalmente ignorantes de "certos assuntos intimamente ligados a sua vida privada, doméstica e social", e que essa ignorância "infelizmente havia destroçado muitos homens e muitas mulheres". "Destroçado" era uma palavra forte, que colocava a sexualidade no âmago do que constituía um homem — ou uma mulher.

Burton não era menos veemente sobre a necessidade da educação sexual. "A Inglaterra de nossos dias", escreveu em 1888, "de bom grado educaria ambos os sexos e manteria todas as idades em profunda ignorância sobre relações sexuais e intersexuais." E advertiu que "as consequências dessa imbecilidade são particularmente cruéis e aflitivas" — em especial para as noivas virgens.

> Quantas vezes ouvimos mulheres se lamentando que não têm absolutamente qualquer conhecimento de sua própria fisiologia; e a que alto preço este fruto da árvore do conhecimento deve ser comprado pelos jovens que estão começando a vida? Haveremos algum dia de entender que ignorância não é inocência?

Burton afirmava que ouvira de noivas na casa dos trinta "que não faziam a menor ideia sobre a complacência que se esperava delas". Ele culpava os pais: "levados por *mauvaise honte* (pudor nocivo), o costumeiro pecado das classes respeitáveis, nem pai, nem mãe se aventuram a esclarecer as inocentes já de idade madura." Uma de suas histórias favoritas nas conversas após o jantar era a do marido recém-casado que se dirigia ao quarto onde sua jovem noiva devia estar esperando na cama, e a encontrava cloroformizada e inconsciente, com um bilhete sobre o travesseiro, dizendo: "Mamãe disse que você pode fazer o que quiser." O lado triste da anedota — e a intenção séria de Burton — não reside só na incapacidade da noiva de aceitar sua própria natureza sexual, mas nos horrores que devem ter sido infligidos à mãe dela por seu próprio inepto, descuidado ou brutal marido.

Em correspondência com Henry Spencer Ashbee, Arbuthnot se estendeu sobre o mesmo tema. "É difícil levar os ingleses a reconhecer que a felicidade conjugal em muitos casos pode ser alcançada por uma observação atenta das paixões da esposa, isto é, contanto que seja permitido a uma esposa sentir paixão."

Muitas vidas foram devastadas e os melhores sentimentos de uma jovem mulher ultrajados pelo exercício rude do que na verdade se transformou no "direito" do marido, e todos os delicados sentimentos inatos e as ilusões da noiva virgem são cruelmente menosprezados quando as cortinas se fecham em torno do leito, na vulgarmente chamada "primeira noite". O amo ou se precipita sobre sua presa como um abutre ou, o que é igualmente ruim, peca por ignorância, apresentando-se à trêmula criatura ou como um bruto cruel, ou como um estúpido tolo desajeitado.

Não se deve dar crédito total à descrição de Arbuthnot e Burton dos horrores da ignorância sexual. O "vitorianismo", em suas formas mais extremas, agressivamente antissensuais, foi delineado de forma eficaz por seus oponentes — e Burton e Arbuthnot estavam entre os primeiros a definir o inimigo. A verdade a respeito da satisfação sexual, ou sua ausência, nos casamentos da era vitoriana é menos clara. Estudos recentes trouxeram à tona novas provas, sugerindo que os vitorianos eram tão sexualmente competentes e entusiastas quanto as pessoas de qualquer outro tempo. A antiga crença de que a mulher devia ter um orgasmo para conceber ainda era muito difundida, afinal de contas, e muitos médicos vitorianos chegavam mesmo a aconselhar os casais que não conseguiam ter filhos a tentar a estimulação erótica antes do ato. Em palestra no Real Colégio de Médicos em 1883, o ginecologista escocês J. Matthews Duncan apresentou sua pesquisa com mulheres estéreis. Entre 190 participantes, 152 disseram sentir desejo sexual e 154 afirmaram ter orgasmos. Portanto, ele concordou com o que chamou de "opinião quase universal": que "nas mulheres o desejo e o prazer estão presentes em todos os casos, ou são provocados pelos estímulos apropriados".

Muitos outros estudos e casos, no entanto, confirmam a opinião de Arbuthnot e Burton. O contemporâneo James Russel Price, um médico de Chicago que criticava severamente os pais por não instruírem seus filhos "em assuntos de higiene sexual", entrevistou cem mulheres que haviam pedido a separação legal de seus maridos. Sessenta e oito delas acusaram trauma sexual em sua noite de núpcias; uma jovem esposa de 18 anos declarou ser absolutamente incapaz de perdoar ou esquecer que seu marido trancou a porta do quarto na primeira noite e a estuprou.

Elizabeth Blackwell, a primeira americana a graduar-se em medicina e autora de *The Human Element in Sex* (1884), culpava "a falácia corrente segundo a qual a paixão sexual é atributo quase exclusivo dos homens". A falácia por certo estava bem representada nos círculos médicos oficiais. O livro de H. Newell Martin, *The Human Body* (1881), cita um médico dizendo que o sexo, no máximo, é "um aborrecimento para a maioria das mulheres pertencentes às classes mais abastadas da sociedade", enquanto William Acton, doutor em medicina e autor do influente livro *The Functions and Disorders of the Reproductive Organs* (1857), sustentava publicamente que "a maioria das mulheres, felizmente para elas, não se preocupa muito com sentimentos sexuais de qualquer tipo".

Acton, no geral, e essa citação, em particular, são por vezes apresentados como exemplos de atitudes "vitorianas". Com efeito, longe de ser o arquivilão da repressão sexual daquela época, como foi muitas vezes apresentado, Acton era motivado, em parte, pela preocupação com os padecimentos sexuais da "recatada mulher inglesa", subitamente apresentada, logo após seu casamento, ao "que na maioria dos casos é para ela, no mínimo, um clímax muito doloroso e aflitivo para suas outras agitações". Acton, na verdade, concordava com Elizabeth Blackwell, que escreveu: "no próprio momento em que o amor conjugal parece uni-los mais intimamente, quando os beijos e carícias do marido parecem conduzi-los a uma profunda união, acontece um ato que os separa mentalmente e que, muitas vezes, ou é indiferente ou repugnante para ela."

O problema não estava na biologia, mas nas expectativas culturais. As mulheres "não recebiam orientação verdadeira com relação à força central da emoção e da ação humanas", escreveu Blackwell, e permaneciam lamentavelmente ignorantes do "intenso prazer físico que advém das carícias do amor". Educação sexual, sustentava ela, era o que as mulheres necessitavam com urgência. O problema era que existiam pouquíssimas obras impressas sobre o assunto, que não fossem pura pornografia, literatura médica marginal — como o próprio livro de Blackwell — ou grotescamente obsoletas. Também os homens tinham necessidade da ajuda de especialistas. "Walter", o prolífico sedutor e herói de *My Secret Life*, afinal descobre o segredo do clitóris em um embeiçado manual sexual conhecido como *Aristotle's Masterpiece*, apesar de não ter nada a ver com Aristóteles, pois fora escrito (e várias vezes reescrito) nos séculos XVII e XVIII. Mas este não era fácil de se obter na década de 1880, marcada pela censura, e, de qualquer forma, seu interesse se voltava mais para a concepção do que para o que descrevia como "coito".

Os lares vitorianos eram servidos por incontáveis manuais sobre a rotina caseira, com conselhos sobre todos os aspectos da economia doméstica, mas poucos ousavam penetrar no quarto do casal. Os "manuais da vida conjugal" que existiam eram moralizadores e restritivos. O prazer, com bastante frequência, era o inimigo — e os homens continuavam firmes por cima. Arbuthnot e Burton queriam que seu *Kamasutra* preenchesse a lacuna. Em seu Prefácio, Arbuthnot comparou o estado lastimável das ciências sexuais na Inglaterra daquele tempo com o estudo detalhado proporcionado pelos antigos hindus. Ele só havia conseguido encontrar dois textos em inglês que "também entram em detalhes acerca da vida privada e doméstica". A verdadeira identidade do autor do primeiro, *Every Woman's Book*, não era o "dr. Waters", como constava da página de rosto da edição de 1826, mas o agitador republicano radical Richard Carlile. Seu estudo foi incluído em uma modesta onda de panfletos em defesa do bem-estar físico e social das mulheres na década de 1830, em parte por influência do trabalho de Malthus sobre população e em parte pelo crescente conhecimento médico sobre o sistema reprodutivo. (*Every Woman's Book* veio a influenciar *Moral Physiology*, do congressista e reformador social americano Robert Dale Owen — um tratado sobre o controle da natalidade que levou Charles Knowlton a escrever *Fruits of Philosophy*, que por sua vez influenciou Arbuthnot.)

O objetivo de Carlile era divulgar o que ele chamava de "remédio" ou "controle físico", uma medida "há tempos conhecida de poucos neste país, e da aristocracia em particular". Para o bem de gestações planejadas, saudáveis e legítimas — para o bem, em última análise, da própria sociedade — ele falava da esponja vaginal, da "luva" (preservativo) e da prática do *coitus interruptus*. Ao defender a contracepção, Carlile estava encobrindo outro programa: que o "comércio sexual, quando útil e desejado, pode se tornar um prazer". Ele defendia o que chamava "a disposição de reproduzir", descrevendo a sexualidade como "uma paixão natural, ou uma paixão do corpo, que temos em comum com qualquer outro animal".

O zelo reformador de Carlile se estendia a uma crítica à religião, que ele chamava "uma doença mental que transforma o amor em um pecado imaginário e provoca danos terríveis, ao excluir as adequadas relações sexuais". A cultura sexual do Ocidente, com sua presunção de moralidade superior, era a inimiga. "As noções de indecência e imoralidade, que as mentes irracionais associam a toda discussão sobre comércio sexual", protestava ele, "podem ser combatidas por uma consulta à história da humanidade, e demonstrando-se que, entre todos os variados costumes de diferentes povos sobre o assunto, qualquer que fosse o costume prevalecente, estava sempre o direito moral da questão." Nas mãos de Arbuthnot e Burton, o *Kamasutra* podia fornecer provas detalhadas justamente desses "costumes variados", e atuar como a pedra fundamental do relativismo cultural.

O segundo trabalho citado por Arbuthnot era um dos mais influentes e subversivos livros sobre sexo daquele século. *The Elements of Social Science, or Physical, Sexual and Natural Religion*, cuja edição original apareceu provavelmente em 1854-5, como parte de uma segunda onda de estudos sobre "os mais importantes, embora infelizmente mais negligenciados assuntos": controle da natalidade e saúde sexual, com um complemento sobre liberdade sexual. Charles Bradlaugh promoveu *The Elements* em seu jornal *National Reformer* — do qual o autor, dr. George Drysdale, era colaborador anônimo. Após o processo de Besant e Bradlaugh, as vendas cresceram muito, com 7 mil exemplares lançados apenas em 1876 e, ao fim do século, *The elements* já estava na casa dos 100 mil exemplares vendidos, apesar de ser praticamente impossível consegui-lo em qualquer livraria convencional.

Quase sozinho, o livro levou a sra. Grundy a um pico de ansiedade e de fervor repressivo. Drysdale começava seu trabalho sério e veemente, declarando que "não há nada de que a humanidade hoje em dia padeça mais do que da falta de reverência ao corpo humano". Ele deplorava a falta de educação sexual e de apreciação da beleza física. As "paixões sensuais", em suas palavras, "são vistas sob uma luz muito degradante e o jovem é advertido para evitar entregar-se a elas, e de preferência se dedicar aos prazeres muito mais nobres das faculdades morais e racionais." Drysdale, no entanto, confessava-se esperançoso de "que não está longe o tempo [...] em que os assuntos das páginas seguintes serão de conhecimento geral e discutidos abertamente". Partes do livro tratavam de questões populacionais neomaltusianas e da condição das classes trabalhadoras urbanas, mas havia também material sexual explícito. "Espermatorreia" e os "males da abstinência" eram tratados juntamente com doenças venéreas e disfunções da menstruação.

Porém, apesar de toda sua franqueza, Drysdale era tão aflito quanto William Acton. Ambos se preocupavam muito com os efeitos potencialmente deletérios sobre a constituição moral da sexualidade em geral, e com o "prazer solitário" em particular. Apenas a conclusão de Drysdale é que foi radical: "o verdadeiro e único remédio para os males provenientes da abstinência", enfatizava ele, "é uma entrega moderada às relações sexuais." O nobre curso de ação, em suas palavras, "revigora e dignifica corpo e mente". *The Elements*, contudo, não poderia ser considerado um manual útil para amantes. Não tinha como competir com o *Kamasutra*. Além disso, destinava-se a um mercado muito diferente do visado pelo livro de Arbuthnot e Burton; seu público alvo não eram as classes intelectuais desocupadas e hedonistas, mas as massas iletradas. Porém, o defeito mais sério do livro, na opinião de Arbuthnot, era o fato de estar impregnado do puritanismo de sua herança não conformista. Drysdale defendia apenas um prazer *moderado*. Na realidade, ele advertia contra deixar-se "sujeitar totalmente aos prazeres sexuais, como é o caso de algumas nações meridionais", pois o resultado inevitável de tal dissipação era que: "a mente se torna efeminada e os nervos perdem sua tonicidade; o poder de raciocínio fica prejudicado, como que saturado de doçura."

Este era um argumento clássico do imperialismo do século XIX, que apreciava comparar o racionalismo ativo e viril do

Ocidente com o sensualismo passivo e efeminado de nações inferiores; ele criava a figura fantasiosa do oriental dissipado e indolente, feminilizado por excessiva luxúria — e, portanto, sem condições de governar seu próprio país. Arbuthnot e Burton, ao contrário, se compraziam em mergulhar no sensualismo "meridional" (ou oriental) e consideravam a incapacidade do Ocidente de agir da mesma forma como hipocrisia baseada na ignorância — e, por conseguinte, como falha da mente racional. Em seu Prefácio, Arbuthnot comparou "o ponto de vista materialista, realista e prático" da tradição hindu com os costumes ocidentais, em que a vasta maioria julgava que a sexualidade "era bastante incompreensível, ou [...] não merecedora de sua consideração". Se um texto antigo de um povo bárbaro podia, ainda, superar os tratados ocidentais de teor mais científico de seu tempo, então ou o Oriente era menos estagnado, irracional e retrógrado do que anteriormente se admitia, ou o Ocidente era menos liberal, racional e avançado.

Arbuthnot citou um terceiro livro que era, afirmava ele, o único trabalho em língua inglesa "um pouco semelhante a essas obras dos hindus": *Kalogynomia or the Laws of Female Beauty*, de T. Bell, publicado em Londres, em 1821. De fato, ele abordava muitos dos mesmos temas que o *Kamasutra* e, às vezes, de modo tão semelhante, que somos levados a pensar que Bell de alguma forma devia ter conhecimento de, pelo menos, um dos textos de *kama shastra*. Ele descrevia que as pessoas no Oriente "fazem uso quase contínuo de substâncias afrodisíacas, de drogas excitantes e de poções". Ele também classificava os diferentes tipos de mulheres de acordo com sua conduta sexual e o tipo de seu orgasmo — quando não pelas dimensões físicas de suas vaginas, como fazia o *Kamasutra*. A mulher "fria", observava Bell, tem apenas "uma emoção fugidia quando o paroxismo atinge seu clímax". "A mulher mais quente, porém experiente", prosseguia ele, "faz um esforço para ocultar sua sensibilidade e mantém as feições fixas, mas, um pouco antes do auge da paixão, a fixidez se transforma em contração das feições e sua palidez denota sua sensação interna." Quanto à mulher "voluptuosa", ela se mostra

> [...] desde o começo, quente, corada, complacente e sem constrangimentos — calafrios sucessivos e cada vez mais fortes substituem a excitação; — as feições parecem contrair-se e também ficam pálidas; — as pálpebras se fecham sobre os olhos, que rolam convulsivamente, enquanto os lábios se entreabrem.

Bell também analisou o fenômeno do orgasmo e discutiu se este tinha ou não relação com a concepção — uma questão há muito considerada tanto no Ocidente como no Oriente. Como muitos textos de *kama shastra* (e como William Acton), Bell se perguntava quem sentia mais prazer sexual, as mulheres ou os homens. E concluiu que as mulheres, tendo maior "sensibilidade" em geral, tinham melhores orgasmos, mas no fim fugiu do assunto, dizendo: "seria preciso um novo Tirésias para definir essa questão."

O *Kalogynomia* poderia ser mais útil para o principiante sexual do que *Every Woman's Book* ou *The Elements of Social Science*. Bell pode não ter enumerado as posições, mas descreveu o ato sexual com precisão inaudita, fornecendo uma útil indicação do tipo de movimentos que se esperaria que um homem executasse. "Nessa operação [...] não é um só e o mesmo contato, mas uma repetição de contatos, que transmite prazer. Portanto, na cópula, o homem e a mulher se afastam e se aproximam alternadamente, em formas que vão se modificando pela sensibilidade, pela disposição, pelo gosto e pela experiência de cada um." Infelizmente, isto foi quase tudo o que Bell escreveu sobre o tema específico de como realmente executar o ato sexual. Não se tratava de uma relação detalhada de posições sexuais, e muito menos de uma dissertação em oito partes sobre como fazer sexo oral. Conforme notou Arbuthnot, o *Kalogynomia* tinha suas utilidades, mas oferecia pouco mais do que "princípios elementares", quando comparado com o *Kamasutra*. Em carta a Ashbee, Arbuthnot comparou o lamentável estado da educação sexual na Europa — e, pior ainda, na Inglaterra — com "a filosofia e o conhecimento das artes conjugais peculiares aos povos que vivem sob um sol mais quente do que nós". Referindo-se aos "escritos dos antigos sábios indianos", ele concluiu que "os europeus e a sociedade moderna em geral se beneficiariam muito com alguns desses tratados".

O *Kamasutra*, pois, destinava-se não só a preencher uma lacuna no mercado, mas, em virtude de seu exotismo, a mostrar como tal lacuna era anômala e determinada pela cultura. Burton com desdém comparou "a superdelicadeza, os escrúpulos de uma era de forma alguma mais pura ou mais virtuosa do que suas antecedentes mais rudes" com a superioridade do que ele considerava serem as atitudes orientais. Ele admirava o digno pragmatismo de "muçulmanos e orientais em geral", que

> [...] de modo inteligente estudam a arte e o mistério de satisfazer fisicamente a mulher [...] Observei entre os bárbaros o sistema de "fazer homens", isto é, de ensinar aos rapazes recém-chegados

à puberdade o bom uso do *instrumentum paratum plantandis avibus*: um ramo da árvore do conhecimento que nossa educação moderna ignora flagrantemente, dessa forma impondo aflições incalculáveis a indivíduos, famílias e gerações. A falsa virtude, a modéstia mais imodesta da Inglaterra e dos Estados Unidos no século XIX, declara o tema torpe e de mau gosto: a "sociedade" sente náuseas ante todos os detalhes; e portanto comenta-se no exterior que os ingleses têm as mulheres mais refinadas da Europa e nem de longe sabem como usá-las.

A jocosidade de Burton — a frase latina pode ser traduzida como "o instrumento projetado para cultivar pássaros" — desmente sua sinceridade ultrajada. Burton não só havia testemunhado o comportamento do Oriente de seu tempo, mas também havia absorvido os argumentos do *Kamasutra*. Estes descreviam a habilidade sexual como nada menos do que uma obrigação social e moral, especialmente para os homens. De acordo com Vatsyayana, as mulheres deveriam, ao menos, ter conhecimento da ciência de *kama*, mas caberia particularmente aos homens educar-se e aprimorar-se nesse sentido. O conhecimento e a aplicação das "64 artes" garantiam ao *nagaraka* o respeito entre os mais cultos, faziam dele um líder na sociedade e lhe rendiam o amor de sua esposa — assim como de esposas de outros, sem falar das cortesãs. Como dizia Burton, "onde, pois, está a vergonha de se ensinar o que é vergonhoso não ter aprendido?"

No entender de Vatsyayana, somente através do estudo e do autoaprimoramento adequados a humanidade se destacava dos animais, e isso se aplicava à sexualidade, tanto quanto a qualquer outro campo da atividade humana. De acordo com o *Kamasutra*, os animais simplesmente têm um período de cio sem restrições, e seu "acasalamento não é precedido por qualquer tipo de reflexão". A humanidade, ao contrário, se distingue pela cultura. Ou, como dizia Vatsyayana, "a relação sexual, sendo algo que depende do homem e da mulher, requer o emprego de meios adequados". O argumento segundo o qual a arte aprimorava a natureza era padrão na tradição clássica ocidental, apenas o Ocidente, naquele tempo, não o aplicava ao campo da sexualidade.

Após a excitação de atividade que envolveu a impressão do *Kamasutra*, dois anos de cautelosa expectativa se passaram sem nenhuma outra notícia da Sociedade Kama Shastra — e sem denúncia. Encorajados, em 1885, Arbuthnot e Burton lançaram outro clássico erótico indiano: o *Ananga Ranga*. Desta vez, a página de rosto vinha mais confiante, anunciando que a obra havia sido "Traduzida do sânscrito e comentada por A. F. F. e B. F. R.". Os subscritores da Sociedade Kama Shastra devem ter erguido as sobrancelhas diante da audácia. Os tradutores estavam deliberadamente desafiando e açulando os censores. A introdução do livro elogiava a "extrema delicadeza" com que o autor do século XVI, Kalyanamalla, havia tratado o tema, dando ao mesmo tempo uma ideia bastante inequívoca do seu verdadeiro teor. Aos leitores era assegurado que "todos os que lerem este livro saberão que instrumento delicioso é a mulher, quando usada com arte; como ela é capaz de produzir a harmonia mais requintada, de executar as mais complicadas variações e de proporcionar os mais divinos prazeres".

No mesmo ano, a Sociedade Kama Shastra lançou os primeiros volumes de uma monumental tradução de *Noites árabes*, ou *As mil e uma noites*. Ao contrário do *Kamasutra* ou do *Ananga*

Ranga, não se tratava de uma tradução nova e inteiramente original, mas era a primeira a apresentar as histórias originais sem cortes, completas com o que seus editores chamavam de todas "as ingênuas indecências". O livro era mais uma publicação particular, a ser vendido apenas aos assinantes, mas não era considerado tão afrontoso a ponto de ter de ocultar o nome do tradutor por trás da fachada de uma sociedade fictícia. Sua identidade foi anunciada abertamente. Era ninguém menos do que o Cônsul de Sua Majestade em Trieste, o homem que havia se aventurado a entrar disfarçado em Meca, o audacioso descobridor da região dos Grandes Lagos da África, o brilhante espadachim, diplomata polêmico e orientalista poliglota: o capitão sir Richard Francis Burton. Conforme disse posteriormente o sexólogo Alex Comfort, o gênio havia saído da garrafa. Se Burton estava por trás das *Noites*, o público saberia que ele também estava por trás da Sociedade Kama Shastra — pelo menos, os membros do público que já tinham ouvido falar dela haveriam de saber. Em vista do espanto com a celebridade de Burton, talvez ninguém tenha se dado ao trabalho de averiguar a identidade de seu cotradutor original, "A. F. F.".

Ao louvar sua tradução de *As mil e uma noites* para Bernard Quaritch, que fora um dos primeiros livreiros a ter à venda o *Rubayat de Omar Khayyam*, de FitzGerald, Burton perguntou: "O que *dirá* a sra. Grundy?" E sem demora deu sua própria resposta: "Eu prevejo que vai ler cada palavra e xingar o tradutor com os piores palavrões." E ele estava certo: *As mil e uma noites* foi um enorme sucesso comercial, apesar de controverso. Tamanho foi o sucesso dos dez volumes, que mais seis *Suplementos* foram lançados no ano seguinte, e também se esgotaram. Afinal, a carreira de Burton foi coroada com um retorno financeiro. O que ensejou seu amargo comentário: "Eu batalhei durante 47 anos. Distingui-me de todas as formas possíveis. Jamais recebi um cumprimento ou um muito obrigado, nem um único vintém. Traduzi um livro problemático já na velhice e imediatamente ganhei 16 mil guinéus. Agora que sei os gostos da Inglaterra, não precisamos jamais ficar sem dinheiro."

A despeito de suas sinceras afirmações de que seus livros eram destinados a intelectuais sérios, a despeito de seus elevados objetivos de humilhar a hipocrisia e expor a ignorância, Burton descobriu da forma mais óbvia possível que, à medida que o sexo despertava um interesse cada vez maior na sociedade ocidental, os livros sobre o assunto venderiam em quantidades cada vez maiores. Perto do fim da década de 1880, ele passou a traduzir temas eróticos com furiosa energia. Se Midiã e a África Ocidental não haviam conseguido lhe dar ouro, quem sabe os livros obscenos o fariam. Era como se ele pudesse sentir o fim próximo — e perceber para onde estavam se encaminhando os costumes sociais.

Burton acreditava que a sociedade anglo-americana era transitoriamente anômala e que o bom senso natural seria restaurado com o tempo. Em 1888, ele escreveu que o público estava "lenta, mas seguramente se emancipando das reticências pudicas e lascivas e dos imodestos e imorais recatos do início do século XIX". Seu próprio trabalho seria julgado, com o tempo, com "plena e ampla justiça". Em maio de 1889, ele escreveu ao editor Leonard Smithers para dizer: "parece-me que a pureza nacional está indo longe demais e que uma reação há de começar dentro em pouco." Smithers era uma figura afetadamente boêmia que se vestia como agente funerário e, dizia a lenda, se fez fotografar sodomizando sua esposa em uma gráfica em um porão da zona oeste de Shepherd's Bush (uma atitude que lembrava de modo bizarro os marajás do século XVIII, que se deixavam pintar fazendo sexo com suas esposas e cortesãs). Na década seguinte ele se tornaria famoso como "Editor dos Decadentes" — notadamente Oscar Wilde, Arthur Symons e Aubrey Beardsley.

No início da década de 1890, Burton começou a trabalhar em uma revisão da tradução de *The Perfumed Garden of Sheik Nefzaoui* (*O jardim perfumado do xeque Nefzaoui*), um manual sobre sexo às vezes mencionado como "o *Kama Sutra* árabe". A Sociedade Kama Shastra já havia lançado uma edição em inglês apenas para subscritores em 1886, que era pouco mais do que o arremedo de uma tradução francesa impressa em Paris pelo pornógrafo com pretensões a intelectual Isidore Liseux — com um bônus de abundantes acréscimos criativos da própria lavra de Burton. Este, como sempre, ficou muito satisfeito em inserir material adicional; o que ele não admitia, como tradutor, era que se fizessem cortes. A versão francesa de *O jardim perfumado* não incluía uma seção crucial sobre homossexualidade que existia no original árabe, mas Burton, após longa busca, conseguiu finalmente localizar um manuscrito completo. Nos meses em que via sua saúde declinando, ele se empenhou em corrigir seu trabalho anterior, labutando todos os dias das cinco e meia da manhã até o anoitecer. Alterou o título para *The Scented Garden* (*O jardim aromático*) e escreveu a Arbuthnot, pedindo-lhe que cuidasse do manuscrito, no caso de sua morte.

Em maio, Arbuthnot foi visitar seu velho amigo em Trieste. Sentaram-se juntos na varanda, ouvindo os rouxinóis, recordando seus dias na Índia e, sem dúvida, discutindo seus últimos projetos de tradução. Uma foto mostra os dois, com Isabel, no jardim. Bunny, jovial e animado, com o chapéu-coco precariamente encarapitado em sua cabeça, olha para seu amigo, de cabelos e barba brancos, e obviamente debilitado. Burton descreveu a visita de Arbuthnot "como uma aragem de Londres nos pântanos pontinos de Trieste". Isso teria representado, então, o último sopro de ar cosmopolita. Ao aproximar-se o fim do verão, a saúde de Burton foi se deteriorando. Em outubro, segundo seu biógrafo Thomas Wright, "Seus olhos, embora ainda ardentes e penetrantes, estavam encovados. Seu corpo estava emaciado, as mãos, tão magras, que se podia ver através da pele, e a voz fraquejando." Junto com Isabel, começou a libertar os pássaros engaiolados no jardim. Em 29 de outubro, ao voltar da missa dominical, Isabel encontrou o marido trabalhando na última página do vigésimo capítulo de *O jardim aromático*. À meia-noite, ele queixou-se de fortes dores decorrentes da gota. Seu estado rapidamente se agravou e pouco antes do amanhecer, arfando desesperado em busca de ar, exclamou, "Estou morrendo, estou morto", e expirou.

Algumas semanas depois, Isabel, pesarosa, escreveu a Arbuthnot e sua esposa Elinor para agradecer-lhes pelas condolências. "Estou tão profundamente atordoada, que não sinto nada por fora, mas meu coração está mortificado. Guardei a corrente de ouro do relógio, como lembrança dele para *vocês*." Arbuthnot talvez tivesse preferido que ela guardasse o trabalho de Burton, especialmente o manuscrito de *O jardim aromático*. Mas isto não foi possível. Após a morte do marido, Isabel havia queimado o texto, alegando que tinha "razões para saber que *fiz o que ele queria que eu fizesse, o que ele próprio desejava*". A lenda de uma "orgia insana" de queima de manuscritos que teria se seguido à destruição de *O jardim aromático* é infundada, embora Isabel tenha com certeza esvaziado a casa em Trieste com o zelo excessivo de viúva recente, ordenando que muitos outros papéis fossem destruídos após sua própria morte — incluindo, ao que parece, tudo que se relacionasse com o *Kamasutra* ou com a Sociedade Kama Shastra.

Isabel, ao que se dizia com frequência, teria ficado tão chocada ao descobrir do que seu marido realmente se ocupava em seu estúdio, que purgou sua casa pelo fogo. De fato, mais tarde ela escreveu que embora "Richard desejasse que seus amigos pensassem que eu não sabia em que ele estava empenhado", ela sabia perfeitamente bem qual era sua atividade. Ela lia seus rascunhos. E afirmou recatadamente: "Não posso me permitir ser específica acerca das palavras que *vejo*, e elas também não me ofendem." Mesmo nas primeiras semanas após a morte do marido, Isabel se mostrou extraordinariamente metódica, mas não maníaca. Tratou de copiar a primeira e a última linhas de todas as páginas de *O jardim aromático*. Ela com certeza conhecia muito bem a rapidez e a desumanidade com que a indústria da literatura pornográfica trabalhava e sentiu que precisava estar em condições de defender a reputação de seu marido contra editores inescrupulosos, tentando alegar que suas próprias versões pirateadas eram trabalho de "Burton".

Ela não podia, no entanto, exercer vigilância sobre os livros que já haviam sido publicados — embora, ironicamente, se ela tivesse decidido preservar os papéis relativos à Sociedade Kama Shastra, a suposta autoria de Burton da tradução de 1883 do *Kamasutra* há muito tempo teria sido exposta como duvidosa. Em seu livro *Life of Burton*, Isabel explicou que temia não a natureza do trabalho de seu marido, mas a forma como ele poderia ser recebido. Ela temia que as obras publicadas de Burton gradualmente caíssem

> [...] nas mãos da ralé de Holywell Street, o oposto exato do resultado que o tradutor íntegro e corajoso teria desejado, e todo seu conteúdo poderia ser tão mal interpretado pelas pessoas incultas, que as boas e nobres histórias [e a] vida de Richard Burton [...] poderiam passar à posteridade sob uma falsa luz.

A pira funerária de *O jardim aromático* pode ter sido uma chocante contradição com a campanha de toda vida de Burton contra a hipocrisia e a censura, mas, a julgar pelo que aconteceu ao *Kamasutra* após a morte do marido, Isabel foi extraordinariamente presciente. O século seguinte na vida do livro em grande parte pertenceria não aos círculos íntegros e corajosos dos desbravadores impetuosos e antropólogos argutos, mas ao sombrio mundo das publicações pornográficas. O futuro do *Kamasutra* haveria de estar associado a Holywell Street e seus descendentes — aos *nagarakas* do mundo moderno. Como sempre, os intelectuais teriam que lutar para reivindicar o livro para si.

Se um homem tem atração por ela e lhe fez favores no passado, mesmo que agora ele produza apenas pouco fruto, ela o mantém por perto, mediante mentiras. Mas, se ele já não tem mais nada a oferecer, nem meios para fazer algo a respeito, ela se livra dele usando de alguma artimanha, sem qualquer consideração, e procura o sustento de outro homem. Ela faz por ele o que ele não quer, e faz repetidamente o que ele já criticou. Ela franze os lábios e bate o pé no chão. Ela fala de coisas que ele não conhece. Ela não mostra espanto, mas apenas desdém, pelas coisas de que ele tem conhecimento. Ela destrói o orgulho dele. Ela tem casos com homens que são superiores a ele. Ela o ignora. E critica os homens que têm as mesmas falhas. Mostra-se evasiva quando estão a sós. Ela se aborrece com as coisas que ele faz com ela quando estão fazendo amor. Ela não lhe oferece a boca.

Kamasutra
Livro Seis: Cortesãs
Capítulo Três: Formas de se livrar dele
Tradução para o inglês: Wendy Doniger
e Sudhir Kakar (2002)

Capítulo Seis

Obscenidade estarrecedora

Não fosse pelo gênio dominador de Richard Burton, o *Kamasutra* não seria mais conhecido hoje em dia do que *A arte do amor*, de Tung-Hsüan (século XVII), *Ars Amatoria*, de Ovídio, ou qualquer um entre numerosos outros manuais de sexo ou tratados eróticos de terras ou tempos distantes. Foi a lista de contatos erotômanos de Burton que assegurou o sucesso inicial das publicações da Sociedade Kama Shastra. Foi sua condição de grande explorador e orientalista que emprestou autenticidade ao *Kamasutra*, como um trabalho de arqueologia antropológica, recobrindo-o com uma folha de figueira de semirrespeitabilidade, ao menos. Basicamente, foi a reputação de Burton como herói da contracultura e romântico, dando adeus — ou fazendo um gesto obsceno com o dedo — para os valores vitorianos com uma mão, e com a outra acenando um convite para o mundo da modernidade, que conduziu o *Kamasutra* para sua fama e ubiquidade no século XX.

E, mais importante, foi a decisão de Burton de publicar "sua" tradução do *Kamasutra* como edição limitada só para subscritores que, contraditoriamente, assegurou sua fama em escala mundial. O fato de a edição de 1883 ser uma publicação particular e reservada significava que seus editores não podiam estipular direitos autorais; e, de qualquer forma, dificilmente ousariam abrir um processo por qualquer violação de seus direitos. Essa falta de proteção legal não escapou à atenção dos pornógrafos piratas de Londres e Paris — em alguns casos, os mesmos que haviam suprido as bibliotecas "particulares" de Fred Hankey e Richard Monckton Milnes. Como Isabel Burton temia, o público britânico estava menos interessado nos "hábitos e costumes do Oriente antigo" como dizia a dedicatória do *Kamasutra* de 1883, do que em sexo.

O sexo exótico e aristocrático era particularmente fascinante. A segunda edição encadernada em velino mal havia saído das prensas quando as primeiras cópias pirateadas já estavam sendo vendidas em Holywell Street. Esta foi a primeira palpitação da febril vida subterrânea do *Kamasutra*, que assim continuaria enquanto vigorassem as leis contra obscenidade na Inglaterra. As primeiras edições eram coisa fina, pelo menos na forma física, refletindo o tom reconhecido do *Kamasutra*. O famoso pornógrafo Edward Avery imitou cuidadosamente a encadernação original da Sociedade Kama Shastra em velino branco para suas edições piratas, e em 1885 o editor parisiense de livros eróticos, Isidore Liseux, lançou uma "édition privée" em francês, em tiragem limitada de 220 exemplares, cada um dos quais custava a principesca quantia de 75 francos. Esse tipo de produção de alto luxo servia para proclamar que não se tratava de um mero guia sexual — era um trabalho precioso e elegante; era o ato sexual voltado para nobres e príncipes.

A propaganda original de Isidore Liseux garantia aos leitores que nenhum livro era "mais capaz de excitar a curiosidade", que eles haveriam de "penetrar em uma civilização cheia de mistérios, uma espécie de floresta virgem na qual poderiam caminhar de surpresa em surpresa". Os leitores do *Kamasutra* sentiam-se como exploradores de reinos exóticos. A propaganda também sugeria um conhecimento surpreendentemente íntimo da história da descoberta original dessa "floresta virgem". "Esta obra extraordinária existe, mesmo na Índia, apenas em manuscritos", alardeava. "Pouco mais do que algumas cópias são conhecidas e estas são cuidadosamente protegidas de olhos profanos nas bibliotecas de Benares, Calcutá e Jaipur", o que era bastante verdadeiro. Como Arbuthnot e Burton haviam descoberto na década de 1870, longe de ser a muito manuseada bíblia de uma viva tradição erótica da Índia, o *Kamasutra* era, na realidade, muitíssimo difícil de encontrar. Os manuscritos eram raros e cópias impressas do original sânscrito simplesmente não existiam. A tradição erótica da Índia havia caído em demorado sono.

Em 1883, porém, tudo mudou. A publicação do *Kamasutra* em inglês atuou como o tiro de partida para os editores de pornografia da Europa, provocando sua disparada para ver quem conseguiria ser o primeiro a piratear o livro. O barulho que fizeram foi alto bastante para excitar até os eruditos sanscritistas — alguns mesmo na longínqua Índia. A verdade é que foram Arbuthnot e Burton — junto com Indraji e Bhide, é claro — que estimularam a Índia a redescobrir o texto original de sua própria e quase desaparecida tradição erótica. Em 1891, *pandit* Durgaprasad, de Jaipur, publicou em Bombaim uma edição do texto sânscrito. Esta foi a primeira vez que os sutras originais de Vatsyayana foram impressos. Apesar da advertência da página de rosto — impressa em inglês — dizendo que o livro era "Apenas para circulação particular", ele conseguiu causar agitação nos círculos intelectuais. Em julho, o eminente sanscritista Peter Peterson de fato aventurou-se a ler em voz alta uma resenha da nova edição, na filial de Bombaim da Real Sociedade Asiática. Infelizmente, as reações do público não foram registradas.

Peterson havia sido amigo pessoal de Bhagvanlal Indraji e de Georg Bühler, e alegava ter conseguido um fragmento do *Jayamangala* para a coleção do governo de Bombaim, em 1883. Ele estava interessado não no material explícito do *Kamasutra*, mas na forma extraordinária como ele havia claramente influenciado a literatura sânscrita. Peterson sustentava que o livro era "um trabalho destinado, creio eu, a lançar uma boa dose de luz sobre o muito que ainda há de obscuro na história antiga deste país". E ele provaria estar certo. O *Kamasutra* era uma espécie de chave para a câmara do tesouro da literatura erótica sânscrita. O erotismo indiano não era obviamente uma espécie de medíocre espetáculo medieval decadente e os *pandits* indianos, assim como os indólogos ocidentais, teriam que mudar sua maneira de pensar sobre a Índia — como também, em última análise, o resto do mundo.

Pandit Durgaprasad não sabia, mas havia também vencido uma corrida com Foster Fitzgerald Arbuthnot — dessa forma, em pequeno grau, reivindicando o *Kamasutra* para a Índia. Enquanto sua edição em sânscrito estava prestes a ser impressa, Arbuthnot estava batalhando para ver o seu próprio texto sânscrito (ou melhor, o de Bhagvanlal Indraji) publicado na Grã-Bretanha. A forma de agir lenta e discreta — e em última análise ineficaz — de Arbuthnot revela o quanto foi crucial o papel desempenhado por Burton ao assegurar que a tradução inglesa viesse à luz. Em março de 1884, Arbuthnot havia escrito ao diretor da Bodleian Library de Oxford, E. W. B. Nicholson, para informar que tinha dado a Max Müller, o elegante e extrovertido Professor de Filologia Comparada de Oxford, uma cópia de seu *Kamasutra*, solicitando-lhe que "tivesse a gentileza de entregá-la ao senhor, com meus cumprimentos". A frase seguinte foi escrita com tinta vermelha e, além disso, grifada: "*Os manuscritos sânscritos lhe serão entregues por ele à Biblioteca Bodleian, quando terminar com eles.*" Nicholson deve ter se perguntado o que afinal de contas Müller estava fazendo com os manuscritos. A resposta só chegou sete anos depois, em julho de 1891, quando Müller lhe escreveu de seus aposentos em uma das novíssimas vilas de Norham Gardens, no reduto acadêmico do norte de Oxford, explicando que havia emprestado os manuscritos do *Kamasutra* ao sanscritista Maurice Winternitz; este vinha pensando em publicar o texto sânscrito. "Mas, como o texto já foi publicado na Índia", continuava Müller, "ele desistiu da ideia."

Arbuthnot havia deixado escapar sua oportunidade. Seus manuscritos — o texto do *Kamasutra* revisado por Indraji e a cópia original de Benares — foram discretamente transferidos para a Bodleian, onde desde então foram acumulando poeira, sem serem reconhecidos. Embora alguns ricos pornófilos britânicos e *pandits* indianos estivessem prontos para o *Kamasutra*, os sanscritistas de Oxford não estavam. Arbuthnot voltou-se então para projetos mais convencionais, revivendo sua ideia de um Fundo para Traduções Orientais e para esse fim contribuiu generosamente de seu próprio bolso para a Real Sociedade Asiática. Quando de sua morte, em 1901, treze volumes haviam sido publicados, nenhum deles de cunho erótico.

O sumiço dos manuscritos de Arbuthnot, felizmente, não significou a saída de cena do *Kamasutra*. A obra recebeu um novo impulso do eminente sanscritista alemão Richard Schmidt, que publicou sua própria tradução em 1897. Como foi o caso em 1883, Schmidt cuidou para que seu livro não caísse nas mãos dos profanos. Em lugar de limitar a tiragem, como Arbuthnot e Burton haviam feito, ele tomou a extraordinária decisão de traduzir todo o material sexual explícito do *Kamasutra* não para o alemão, mas para o latim, criando, assim, um texto bilíngue. Como resultado, apenas os linguistas — ou, é claro, os cavalheiros que tinham a vantagem de uma educação clássica — estariam em condições de entender as passagens obscenas. Graças, em parte, à sua ausência de obscenidade — pelo menos, obscenidade vulgar —, a tradução de Schmidt passou a ser aceita como o padrão-ouro acadêmico. Jamais chegaria perto de tornar-se tão bem conhecida como o *Kamasutra* de 1883, mas a distância que havia tomado do mundo dos livros indecentes lhe permitiria ser lida em círculos influentes.

As ondulações produzidas pela pedra atirada em 1883 estavam se alastrando. O dermatologista de Berlim e "pai da sexologia", Iwan Bloch, tomou conhecimento do *Kamasutra* de Schmidt e discutiu a obra de Vatsyayana em um ensaio que escreveu para *Indian Medicine*, em 1902. Este, por sua vez, foi lido por Havelock Ellis, pioneiro da sexologia na Grã-Bretanha. É provável que Ellis já conhecesse o *Kamasutra* de 1883, talvez por ser membro da Sociedade da Nova Vida, um clube liberal-radical de tendência pacifista, dedicado ao autoaperfeiçoamento. Muitos dos membros da Sociedade estavam fascinados pelo misticismo indiano, em especial Annie Besant, a famosa adepta da teosofia (e anteriormente editora de *The*

Fruits of Philosophy), e o ativista homossexual e colega íntimo de Ellis, Edward Carpenter, que havia viajado pela Índia e era um estudante dedicado da *Bhagavadgita*. Ellis também havia trabalhado com o velho amigo de Burton, o flagelador A. C. Swinbourne, na série Mermaid de dramas elizabetanos sem expurgos e, em estreita colaboração com John Addington Symonds, no importante estudo de 1896 sobre homossexualidade, *Sexual Inversion*. Symonds, por sua vez, havia se correspondido longamente com Burton, então a maior autoridade da Inglaterra sobre o tema da homossexualidade, graças ao ensaio em *As mil e uma noites*. (Em *Sexual Inversion*, Burton era acusado de ser "totalmente desconhecedor das recentes pesquisas psicológicas sobre inversão sexual", dessa forma distanciando o que Ellis costumava considerar sua nova e moderna abordagem psicológica do conceito abrangente, literário-etnológico de Burton.)

Não há como saber com segurança como exatamente Ellis tomou conhecimento do *Kamasutra*, mas o certo é que, quando da publicação de *Sex in Relation to Society*, em 1910, ele o conhecia o suficiente para escrever: "há muito tempo existe uma tradução dessa obra para o inglês." Ellis era fascinado pela análise do *Kamasutra* sobre dor erótica e técnicas de sedução, e descreveu ambas com detalhes em seu livro. Também afirmou que "os antigos escritores eróticos hindus atribuíam grande importância também à consideração do homem para com as necessidades eróticas da mulher [...] Ele deve fazer o possível para garantir o prazer dela, diz Vatsyayana". Ellis declarava que o autor do *Kamasutra* era "uma das maiores autoridades" e aprovava o "espírito de gravidade" encontrado nos tratados eróticos indianos em geral. E acrescentava, "em nenhum outro lugar, as características sexuais anatômicas e fisiológicas das mulheres foram estudadas com tal reverência minuciosa e adoradora".

Por intermédio de Havelock Ellis, o livro do amor de Vatsyayana seria finalmente reconhecido pela ciência ocidental. Levaria mais tempo até ser assimilado no borbulhante mundo dos manuais de sexo do Ocidente. O *Kamasutra*, por exemplo, provavelmente não era conhecido pela dra. Elizabeth Blackwell, outra participante da Sociedade da Nova Vida e autora de *The Human Element in Sex, Being a Medical Enquiry into the Relation of Sexual Physiology to Christian Morality*, escrito em 1884, onde ela atacava "a falácia corrente segundo a qual a paixão sexual é atributo quase exclusivo dos homens" e exaltava "o controle benéfico que a mente humana pode exercer sobre a paixão". Ambos os sentimentos são fundamentais no *Kamasutra*, mas não exclusivos dele. Mesmo o sucesso de vendas de Marie Stopes, de 1918, *Married Love*, continha poucos indícios de algum conhecimento das artes indianas. No máximo, pode-se captar um tênue eco do *Kamasutra* na resposta de Stopes à pergunta: "O instinto não é suficiente?" Não, afirma ela, "o instinto não é suficiente. Em todas as outras atividades humanas, percebeu-se que a experiência e a transmissão da tradição são essenciais". Ou, como disse Vatsyayana, "porque um homem e uma mulher dependem um do outro no sexo, faz-se necessário um método".

Quando Stopes escreveu *Married Love*, evidentemente o *Kamasutra* não havia penetrado na consciência de autores de obras sobre sexo do Ocidente; na melhor das hipóteses, ainda estava pairando em torno das fronteiras mais sombrias da sociedade. Um problema era que os primeiros ativistas e os escritores sobre sexo vinham em geral de meios não conformistas, liberais ou médicos. Com bastante frequência, seus trabalhos denotavam uma louvável sensibilidade e, em seus esforços para passar longe de qualquer sugestão de lascívia, todo o sentido de prazer no erotismo se perdia. Tais autores eram propensos a ter uma visão obtusa de uma obra devassa de erotismo oriental. Até a década de 1960, poucos escritores sobre sexo — talvez nenhum — se equilibraram entre os mundos da política e da pornografia tão confortavelmente como Arbuthnot e Burton.

A política era um problema; o outro, a simples disponibilidade. Na década de 1890, os perseguidos editores eróticos de Londres debandaram de Holywell Street e foram estabelecer-se no clima relativamente liberal de Paris. Mesmo Havelock Ellis havia conseguido obter apenas uma tradução francesa pirata do *Kamasutra*, que fora impressa em Paris, em 1891, e cruzara ilegalmente o canal da Mancha. Livros eróticos, quer orientais, quer mais "caseiros", eram proibidos pelas leis de obscenidade e de censura postal, que eram aplicadas com rigor. Na primeira parte do século XX, os riscos para os editores e livreiros britânicos eram muito grandes. Foi somente na década de 20, quando alguns editores americanos começaram a mostrar interesse nessa curiosidade indo-pornográfica, que o *Kamasutra* foi lançado em um mercado menos clandestino. Pela primeira vez, o livro do amor chegaria a um público mais amplo do que uns poucos especialistas excêntricos e aristocratas devassos.

A princípio, o ambiente dos Estados Unidos era apenas um pouco mais favorável ao erotismo do que o da Europa. Em 1923, o editor pornográfico "Broadway" Samuel Roth foi sentenciado a noventa dias de prisão, enquadrado pela repressiva Lei Comstock, por ter enviado pelo correio americano uma edição limitada de 35 dólares de *O jardim perfumado*, de Burton. Contudo, se a finalidade do processo era servir de advertência, isto não ocorreu. A "Sociedade dos Amigos da Índia", dos Estados Unidos, em 1925, teve a coragem de relançar o *Kamasutra* de 1883, enquanto alguns pequenos trechos saíram publicados pela Risus Press de Nova York no mesmo ano, embora ambas as edições tivessem ficado abaixo das mil cópias. Esse tipo de projeto de lançamentos sem dúvida traria tremenda excitação a uns poucos felizes compradores, mas dificilmente levaria a sabedoria do *Kamasutra* até as massas.

Muito mais importante foi a compilação, no ano seguinte, de um livrinho pequeno e frágil, intitulado *A Hindu Book of Love* (*The Kama Sutra*), que comprimia fragmentos do texto de 1883 no formato de 64 páginas da afamada — e às vezes difamada — série Little Blue Book (Livrinho Azul). Esta foi uma operação de certa forma filantrópica montada pelo editor socialista Emanuel Haldeman-Julius, o "Henry Ford da literatura". A ideia era a produção em massa de obras clássicas da literatura a preços muito baixos; os trabalhadores, segundo a teoria, encomendariam os livretos grampeados pelo correio e assim adquiririam pelo menos noções básicas de uma educação humanista completa — incluindo educação sexual; na lista dos Little Blue estavam também *Prostitution in the Modern World* (*Prostituição no mundo moderno*) e *Strange Marriage Customs* (*Estranhos costumes conjugais*). Assim como em 1883, a edição do *Kamasutra* na cidade de Girard, Kansas, em 1926, representou mais do que a recuperação de um clássico antigo. A compilação foi feita por Leo Markun, um escritor menor com tendências radicais e contrário à censura, também responsável pelo alarmante *Mrs. Grundy: A History of Four*

Centuries of Morals Intended to Illuminate Present Problems in Great Britain and the United States. Richard Burton teria ficado orgulhoso. *A Hindu Book of Love* conquistou seu devido lugar entre os outros Little Blue Books, que incluíam estilos de vida radicais e alternativos, como o dos homossexuais, dos agnósticos e do homem que sabia *Como ser feliz mesmo casado* (*How to be Happy Though Married*). Talvez o *Hindu Book of Love* pretendesse obter o mesmo efeito, pelo menos entre os 70 mil americanos que o compraram.

Como consequência do julgamento de março de 1930 do brilhante e renomado juiz Augustus Hand, que anulou a condenação de Mary Ware Dennett por ter enviado pelo correio seu panfleto *The Sex Side of Life* (*O lado sexual da vida*), o clima nos Estados Unidos clareou um pouco. O juiz Hand considerou que "uma exposição acurada dos fatos relevantes do lado sexual da vida, em linguagem decente e com espírito obviamente sério e imparcial, não pode simplesmente ser encarada como obscena". No mesmo ano, emendas à Lei de Tarifas permitiram a importação de "clássicos ou livros de reconhecido mérito literário ou científico" da Europa — apesar de alguns senadores terem combatido a emenda por todos os meios. O senador Reed Smoot, de Utah, chegou a fazer um sermão, tendo diante de si uma pilha de livros "obscenos", entre os quais uma publicação particular de *O amante de lady Chatterley* e o *Kamasutra*. O livro do amor de Vatsyayana, mesmo não alcançando leitores em massa, estava claramente adquirindo uma reputação como uma das obras sexuais mais perigosas do mundo — e também como um clássico.

A cena teatral de Smoot não foi de muita valia e, em abril de 1931, o juiz federal Woolsey suspendeu a proibição ao clássico de Marie Stopes, *Married Love*. A tolerância, quando não a aceitação, aumentava. Mas o *Kamasutra* ainda não havia encontrado um editor importante. Em 1932, Edward Windsor e a editora apropriadamente chamada Panurge Press,* de Nova York — uma empresa suspeita dirigida por amigos de Samuel Roth e especializada em pornografia por encomenda postal —, publicaram uma compilação indo-erotológica com o pretensioso título de *Cultural and Anthropological Studies in the Hindu Art of Love*. O livro incluía grande parte do *Kamasutra* de 1883, embora sob a forma de "fragmentos e sumário explicativos", junto com trechos do *Ananga Ranga* e de outras obras do *kama shastra*. Parecia um produto magnífico, que pretendia expor o terceiro do que chamava os "três grandes fundamentos da civilização hindu: o sistema de castas, o casamento de crianças e o Ars Amoris Indica". Tais segredos seriam revelados exclusivamente a "colecionadores particulares de erotismo" dispostos a pagar 5 dólares por um dos 1.500 exemplares numerados. O livro, porém, era bem inferior ao que prometia. A maior parte dele havia sido extraída, sem identificação da fonte, da obra magna de Richard Schmidt sobre a literatura erótica indiana, *Beiträge zur Indische Erotik*, ou *Contributions on Indian Erotics*, que havia sido publicada em Berlim, vinte anos antes.

A edição posta na rua pela assim chamada Medical Press de Nova York, em 1936, não era mais digna de consideração. Tratava-se de mais um empreendimento semipornográfico, desta vez lançado por Jack Brussel, o principal colaborador de Sam Roth — o ensaio introdutório de quarenta páginas sobre "O médico como conselheiro matrimonial" havia sido

---

*Panurgo, personagem de *Pantagruel* de Rabelais. (*N. da T.*)

simplesmente tirado de uma tradução de Richard Schmidt publicada por uma editora austríaca. Mas a Medical Press não era totalmente desprovida de imaginação. No mesmo ano, lançou o primeiro *Kamasutra* a oferecer o que mais tarde viria a tornar-se o acompanhamento obrigatório do texto de Vatsyayana: ilustrações. Não se tratava de reproduções reais de miniaturas eróticas, mas o artista, Mahlon Blaine, uma figura boêmia que voltara da Primeira Guerra Mundial com uma placa de aço na cabeça, obviamente demonstrava estar muito familiarizado com arte erótica indiana. (Sua obra também denotava forte influência de Aubrey Beardsley; por ironia, se Richard Burton tivesse vivido um pouco mais, o próprio Beardsley poderia muito bem acabar ilustrando o *Kamasutra*, já que ambos tinham o mesmo editor, o amigo comum Leonard Smithers.)

Pouco se ouviu sobre o *Kamasutra* nos dois lados do Atlântico, no fim da década de 1930 e durante a de 1940, embora um cavalo chamado Kama Soutra tenha terminado como azarão no Handicap de Hyde Park em setembro de 1937. Após o hiato da Segunda Guerra Mundial, foi retomado o fluxo de material pornográfico de Paris para Londres. As tradições eroto-bibliófilas da cidade foram mantidas por *Les éditions de la Fontaine d'Or*, ou Edições da Fonte de Ouro, com o lançamento de uma verdadeira torrente de publicações do que era chamado de "Preceitos de amor dos brâmanes" a partir de 1952. Mas a versão de maior sucesso do *Kamasutra* pertencia à famosa Editora Olympia, também sediada em Paris. Lançado em brochura em 1958, com a capa em verde-escuro típica da série Traveller's Companion (O Companheiro do viajante), essa edição se escondia sob o título de aparência oficial de

Erotologia Clássica Hindu e trazia o *imprimatur* espúrio de um certo "Swami Ram Krishnanada", uma contrafação do nome de Swami Krishnananda, o líder da sociedade iogue Vida Divina, baseado em Rishikesh. A pornografia, como sempre, estava se introduzindo sob a capa da indologia.

Essa edição da Olympia vendeu às dezenas de milhares, mas ainda foi forçada a viver na semiobscuridade da embalagem em papel pardo e dos fundos de armários — o que só contribuiu para sua reputação como pornografia pesada. Em 1961, o *Kamasutra* finalmente emergiu para a luz do sol. O empurrão foi dado pelo lançamento, nos dois lados do Atlântico, de *O amante de lady Chatterley*, de D. H. Lawrence. Nos Estados Unidos, o juiz federal Frederick van Pelt Bryan havia julgado, em julho de 1959, que a edição sem cortes do romance pelo clube do livro da Grove Press não era obscena, afirmando que "a sinceridade e o objetivo de um autor, expressos na maneira como um livro é escrito e como ele desenvolve seu tema e suas ideias, têm muito a ver com o fato de tal obra ter ou não mérito literário e intelectual". No Reino Unido, com base na alteração de 1959 da Lei de Publicações Obscenas e no sucesso da Grove Press nos Estados Unidos, a Penguin Books arriscou-se a publicar *O amante de lady Chatterley* em agosto de 1960. O caso foi a julgamento em outubro e mereceu do júri um veredicto favorável, com grande repercussão.

Em termos editoriais, a caixa de Pandora de repente se escancarou. *Lady Chatterley* vendeu 2 milhões de exemplos em um ano. Mas nos Estados Unidos, os editores ainda enfrentavam as influentes forças conservadoras. O rigoroso Delegado Coletor da Alfândega de Boston separou o *Kamasutra* para exame. Ele ficou particularmente horrorizado com os tapas, arranhões e mordidas de amor, tendo declarado em 1962 que a "mente humana certamente não é capaz de suportar o impacto da obscenidade estarrecedora e do desejo por torturas baseado no sexo" contidos no livro. Os riscos eram realmente altos: colocar o *Kamasutra* sobre a mesa era não estar no juízo perfeito. Não obstante tais posições retrógradas, em 1962 alguns editores americanos haviam afirmado seus próprios direitos na Grande Corrida do Sexo.

A nova moda era que o *Kamasutra* tivesse como prefácio um ensaio de cunho mais sério, de um colaborador célebre, preferivelmente alguém que tivesse conhecimentos sobre a Índia. O mais recente lançamento da Medical Press, de Nova York, trazia uma introdução elogiosa do romancista indiano Mulk Raj Anand, que havia publicado *Homage to Khajuraho* dois anos antes. Entrementes, E. P. Dutton correu para lançar seu próprio *Kamasutra*, prefaciado por Santha Rama Rau, escritora indiana de livros de viagens. Por algum motivo, ela presumiu que Vatsyayana estava descrevendo a vida sexual dos indianos contemporâneos — uma suposição baseada, presumivelmente, na antiga e paternalista hipótese de que a Índia permanecia primitiva e imutável. Acompanhando seu prefácio, havia também um ensaio de John W. Spellman que, ao contrário dela, era uma autoridade em Índia antiga. Inadvertidamente, Spellman acabou estimulando uma tradição não menos enganosa, ao discutir os aspectos sexuais da crença e da prática tântricas como parte do contexto cultural do *Kamasutra*. Infelizmente, fez-se o elo espúrio entre o *Kamasutra* e o tantrismo, que acabou se mostrando quase impossível de desatar. Durante os quarenta anos seguintes, incontáveis livros sensacionalistas sobre sexo, descrevendo as maravilhas da "sexualidade indiana", tratariam o *Kamasutra* e o tantrismo como uma coisa só. Em Londres, a edição de 1963 de William Kimber tentou enquadrar o *Kamasutra* em um contexto mais interessante. Desta vez, o livro do amor de Vatsyayana vinha acompanhado de uma nova tradução de *Fedro*, como se sugerisse que os dois textos clássicos sobre o amor erótico tinham de certa forma algo em comum — e que Vatsyayana podia defender sua posição com ninguém menos que Platão. A introdução erudita de Kenneth Walker chegava a especular que o pensamento grego teria origem indiana. Graças à influência erótica do *Kamasutra*, a ideia de que o Ocidente poderia ter algo a aprender com ele — isto é, algo mais do que posições sexuais radicais — finalmente estava atingindo o público em grande escala.

Como curador da edição londrina concorrente, a respeitada editora George, Allen & Unwin escolheu W. G. Archer, o renomado administrador da Seção Indiana do Museu Victoria e Albert. Como Arbuthnot, Bill Archer havia trabalhado como servidor público na Índia; como Burton, havia cruzado todo o país em viagens com sua esposa — ela mesma uma aclamada estudiosa da arte indiana. Na Índia, ele nunca se mostrou favorável ao estilo de vida restrito a bridge-e-lanche do Raj. Posteriormente, recordaria que sua maior felicidade era viajar pelo interior da Índia, trabalhando pelo bem-estar das aldeias, como oficial distrital. Ele era aquela raridade no Serviço Público Indiano: um homem de esquerda. Foi "calorosamente amigável com os indianos" e até fez campanha pela independência. Em carta a um amigo, explicou que suas motivações tinham sido tanto emocionais quanto políticas. "Sentia satisfação em misturar-me com a população local", escreveu, em penetrar "cada vez mais fundo na vida e nos costumes dos indianos". E confessou que havia sido "o verdadeiro oposto do tipo indiferente". Ao retornar à Inglaterra em maio de 1948, Archer tentou estabelecer-se em Oxford, mas se sentiu perdido e infeliz. Sentia falta da "voluptuosidade do clima da Índia", da "indescritível suavidade que acalma a mente e a conduz às mais deliciosas sensações". E dizia ter "adquirido um sentimento de identidade indiana".

Editar o *Kamasutra*, portanto, envolvia mais do que erudição. Archer estava convencido da "importância vital dos ensaios introdutórios". Seguindo o precedente de Arbuthnot, percebeu que eles tinham o poder de transformar pornografia em indologia, e esta em política. O que, por certo, também fazia destas um conveniente escudo contra acusações — os riscos ainda eram muito reais. Em dezembro de 1964, Norman McQueen, magistrado de Edimburgo, declarou que o *Kamasutra* e *O jardim perfumado* "seriam capazes de promover e encorajar práticas imorais e provocar um descaso maléfico pelos limites apropriados do comportamento sexual". Felizmente, os poderes do conselheiro McQueen para fixar tais limites eram, eles mesmos, um tanto limitados. Ele "advertiu" um livreiro local, James Paterson, e confiscou seu modesto estoque. Paterson recorreu imediatamente, e seu advogado argumentou que "não há nada de vergonhoso ou indecente a respeito do amor".

A introdução de Archer não foi apenas um desfiar de elogios. Foi magnífica. Ele revelou (em grande parte) a história da Sociedade Kama Shastra, captando a sensação de risco e excitação sentida por Arbuthnot e Burton — e salientando que este último havia contribuído pouco para o real trabalho de tradução. (Apesar de ninguém, ao que parece, ter prestado atenção.) Ao contrário dos editores americanos concorrentes, Archer também tinha um vasto conhecimento sobre o erotismo na Índia antiga e pôde começar a colocar o *Kamasutra* em seu verdadeiro contexto. Para ele, o *Kamasutra* era fascinante não como manual sexual, mas como um monumento à civilização indiana. A descoberta da existência do *Kamasutra*, escreveu ele, "revolucionou o modo ocidental de encarar a cultura indiana. E mostrou o quanto o sexo era importante e natural para a vida e o pensamento indianos [...] Não é demais afirmar que a moderna compreensão da arte e da cultura indianas deriva dessa tradução clássica de 1883".

Menos de cem anos após Bhagvanlal Indraji ter saído em busca de um raro manuscrito do *Kamasutra*, o livro do amor de Vatsyayana havia afinal se tornado universal. Não só havia recuperado seu lugar como *a* autoridade sobre sexo na Índia, mas estava sendo saudado como um dos grandes clássicos indianos. Nem todos os leitores, é claro, concordavam com o julgamento de Archer. Alguns preferiram continuar a pensar no *Kamasutra* como algo indecente. No *Saturday Review*, Robert J. Clements escarneceu que o fato de o *Kamasutra* ter chegado ao mercado editorial oficial tinha acabado com toda a emoção da caçada. O crítico do *New York Herald Tribune*, ao contrário, afirmou que a publicação adequada do livro "faria muito para dissipar aquela reputação de harém e colocá-lo em seu devido lugar como um fascinante — e de muitas formas ainda útil — clássico de história psicológica e cultural erótica e social". O aparte sobre a utilidade do *Kamasutra* é significativo. A maioria dos críticos se impressionou — exatamente como Arbuthnot e Burton, oitenta anos antes — com a dupla condição do livro, ao mesmo tempo manual erótico e produto oriental. Curt Gentry, no *San Francisco Chronicle*, considerou o livro do amor de Vatsyayana um tanto redundante como guia sexual, suspeitando que a maioria dos leitores o julgaria "um forte estimulante, mas apenas para o riso". Ele admitia, contudo, que poderia servir como útil antídoto à ideia predominante que se fazia da Índia como terra de ascetismo. Mary Barrett, no *Library Journal*, se mostrou obviamente confusa sobre a classificação que os bibliotecários deveriam dar ao livro. As salutares críticas de Vatsyayana ao adultério levaram-na a pensar que ele poderia ficar bem acomodado entre os manuais matrimoniais contemporâneos; mas, por outro lado, o *Kamasutra* era sem dúvida um texto controverso, portanto ela sugeriu que os bibliotecários talvez preferissem enfurná-lo em Coleções Especiais ou História Indiana. Esse artifício, acreditava Barrett, também poderia evitar que o livro fosse roubado. Ignorando totalmente o claro exemplo de Arbuthnot e Burton, ela parecia presumir que os estudantes de história indiana não seriam atraídos pelo conteúdo sexual do livro.

Na febre de publicações de 1962 e 1963, meia dúzia de edições convencionais do *Kamasutra* foram lançadas, só no Reino Unido e nos Estados Unidos. O êxito das vendas levou os editores George, Allen & Unwinn a lançar logo a seguir o maior sucessor do *Kamasutra* na tradição erótica indiana: o *Ratirahasya* ou *Koka Shastra*, de Kokkoka. Novamente, Bill Archer escreveu um prefácio, mas o editor de texto, tradutor e principal motivador foi o dr. Alex Comfort. À época, ele era mais conhecido como gerontologista, mas era também um romancista aclamado, poeta talentoso e autor, cerca de quatorze anos antes, de dois importantes trabalhos sobre sexologia.

Como Richard Burton, era um polímato e, como Foster Fitzgerald Arbuthnot, estava engajado no radicalismo social sob a bandeira da liberação sexual pessoal. Em seus romances e obras sobre sexologia, publicados nas décadas de 1940 e 1950, Comfort propagou sua convicção, baseada em um pacifismo defendido com paixão, segundo a qual a agressão, incluindo a agressão política, tinha suas raízes no estresse da repressão sexual e poderia ser descarregada com segurança apenas através da atividade sexual.

Em 1962, dois eventos afetaram Comfort profundamente: ele viajou para a Índia, e leu o *Kamasutra*. No ano seguinte, passou a defender "uma literatura de prazer sexual que trate o refinamento da sexualidade como fizeram as obras indianas e árabes — ao nível da dança de salão". Ele reclamava que "não há praticamente trabalhos europeus desse tipo, pois a tradição, até há pouco, não os permitia — existem, é claro, muitos manuais sobre o casamento mas estes são tão 'quadrados' a ponto de nos fazer abandonar o projeto antes de serem abolidas as proibições". A primeira reação de Comfort foi organizar o *Koka Shastra*. Sua resposta a uma queixa publicada na revista *New Statesman* resumia seu senso de missão: "O sr. Simon Raven considera o sexo 'uma sensação superestimada que dura meros dez segundos' — e depois se admira por que alguém deveria se dar ao trabalho de traduzir os textos eróticos da Índia medieval. Uma boa razão para isso é que ainda existem pessoas em nossa cultura que consideram o sexo uma sensação superestimada que dura meros dez segundos." Mas ele não estava satisfeito com o texto original de Kokkoka, e afirmava que este representava "a diluição da arguta erudição de Vatsyayana com tolices". Também o perturbava o uso de escritos antigos ou medievais como guias práticos para a vida moderna. "O sexo não sofre grandes mudanças", comentou ele mais tarde. "As atitudes, porém, sim."

A solução de escrever seu próprio *Kamasutra* contemporâneo surgiu em uma conversa telefônica com um psiquiatra de um hospital londrino. O resultado espantoso foi *The Joy of Sex: A Gourmet Guide to Lovemaking*, em 1972, que vendeu mais de 12 milhões de exemplares em todo o mundo. A contracapa original proclamava que a obra era nada menos que "o *Kama Sutra* atualizado". Técnicas eróticas indianas permeavam o livro. "Há um número surpreendente de moças que não conseguem de modo algum ser inicialmente estimuladas sem uma demorada seção de beijos genitais", escreveu Comfort, "um fato reconhecido pelos livros indianos sobre o amor." Referindo-se à arte das mordidas, ele observou que "os erotólogos hindus as classificavam com grande minuciosidade". Ele até inventou seu próprio estilo supostamente indiano de fazer amor. Sob o título "Estilo indiano", os leitores se certificavam de que essa forma era "agora amplamente familiar pelo *Kamasutra*, pelo *Koka Shastra* e assim por diante. A relação sexual em uma cama ou sobre almofadas, totalmente sem roupas, porém com a mulher usando todos os seus ornamentos. Muitas posições complicadas, incluindo algumas derivadas da ioga que visam evitar a ejaculação". Infelizmente, as prometidas "posições complicadas" não encontraram campo livre em *Joy of Sex*, sendo descartadas por Comfort como um mero "passatempo classificatório humano"; ele apenas lamentava "a perda dos nomes criativos — em árabe, sânscrito ou chinês — que as descreviam tão bem".

O tantrismo, porém, encontrou espaço em *Joy of Sex*, como aconteceu com as posições "hindus" "em que ele a levanta". Comfort informou a seus felizes leitores que "o erotismo indiano é a única tradição antiga livre das estúpidas fixações patriarcais sobre a necessidade de a mulher ficar por baixo". Nesta afirmação está o segredo da fama redescoberta do *Kamasutra*. Sua própria distância da cultura contemporânea ocidental significava que ele poderia ser usado não só como um padrão de referência, segundo o qual a moderna ética sexual seria julgada, mas também como uma medida contra a qual as atitudes sexuais repressivas do patriarcado judaico-cristão seriam consideradas excessivamente pesadas. Revendo a autoritária herança sexual do Ocidente, radicais e liberais poderiam se desesperar, mas no *Kamasutra* eles de repente se deparavam com o que poderia ser interpretado como o documento fundamental de uma tradição alternativa, sexualmente liberada. O *Kamasutra* não era apenas uma arma a ser brandida contra o patriarcado; ele poderia ser usado para contestar a ideia central subjacente ao paternalismo ocidental, a ideia da superioridade cultural baseada em uma progressividade vigorosa, mais "masculina". Se o *Kamasutra* representava uma civilização sexual mais saudável e mais sofisticada do que a ocidental, onde é que o Ocidente havia errado?

Os liberais indianos se faziam uma pergunta semelhante acerca da Índia moderna, e com uma insistência ainda maior. Se o ideal erótico havia dominado a cultura palaciana da Índia, entrando pelos séculos XVII e XVIII, parecia óbvio que, do século XIX em diante, o ascetismo havia alcançado uma posição superior. Os intelectuais indianos começaram a questionar o que havia feito a roda girar de forma tão dramática. A mais simples e mais fácil resposta era: poder e patrocínio. A literatura erótica havia sido criação de poetas e príncipes, argumentava-se, e quando os "lascivos" déspotas hindus deram lugar aos "fanáticos" senhores feudais mogóis, o patrocínio de que a literatura erótica dependia definhou e se extinguiu. O pequeno problema do entusiasmo dos mogóis pelas artes eróticas podia ser facilmente contornado, alegando-se que a espetacular criatividade erótica da época era apenas a derradeira floração de uma tradição tragicamente desenraizada. Quanto aos britânicos, seu papel na redescoberta da herança da Índia foi simplesmente desprezado; eles eram lembrados não pelas traduções do *Gitagovinda* ou das peças de Kalidasa — e menos ainda por seu empenho em descobrir manuscritos do *kama shastra* em bibliotecas abandonadas — mas pelo rígido moralismo dos clubes coloniais do tempo do Raj.

Entre os nacionalistas liberais, o conservadorismo sexual da Índia podia ser debitado a uma combinação perversa da imposta religiosidade muçulmana com o "vitorianismo" britânico importado. Como sempre, existe alguma verdade no clichê, mas o puritanismo não era apenas uma atitude exótica forçada sobre um subcontinente sensual por natureza. A economia sexual do império não era menos complexa do que qualquer outra forma de permuta colonial. O Código Penal indiano de 1860 definia abertamente como crime todo sexo sem fins procriativos; o capítulo 497, com efeito, ameaçava com uma pena de cinco anos de prisão os homens que mantivessem "relações sexuais com uma pessoa que seja, e que ele saiba ou tenha razões para acreditar, casada com outro homem". Embora o Código fosse um dos primeiros atos do recém-estabelecido Raj britânico, isto não quer dizer que ele refletisse pontos de vista puramente britânicos. Na verdade, tinha algo a ver com Manu, assim como com Sua Majestade Imperial, porquanto os britânicos haviam usado as *Leis* de Manu como guia para formular o código. Contudo, assim que os nacionalistas comparassem essas restrições do tempo do Raj com o hino de Vatsyayana aos deleites de "Esposas de outros homens", o resultado seria penosamente óbvio. O fato de não existir um antigo "livro do amor" ocidental de estatura comparável ao de Vatsyayana só consolidava o claro abismo existente entre as duas culturas.

Durante os primeiros anos do século XX, o *Kamasutra* continuou nas mãos de eruditos indianos tradicionais. Nem tudo era publicado por empenho dos *pandits*, como a edição de 1891, de Durgaprasad; alguns simplesmente preferiam permanecer sob a proteção do manto do original sânscrito de Vatsyayana, da mesma forma que a tradução de Richard Schmidt havia modestamente se disfarçado no latim. Não demorou muito, no entanto, para que o livro do amor de Vatsyayana começasse a se despir de suas vestes sânscritas. Uma edição em bengali foi a primeira a surgir em Calcutá, em 1909, e um texto bilíngue hindi-sânscrito apareceu em Bombaim dois anos depois. Então, em 1921, K. Rangaswami Iyengar, o bibliotecário e "primeiro *pandit*" da Biblioteca Oriental do Governo de Mysore, publicou sua própria tradução para o inglês, em Lahore — mas somente com a garantia das "grandes precauções que os reputados editores prometeram tomar quanto à sua circulação".

O *Kamasutra* estava lentamente se insinuando na consciência da Índia moderna — muito lentamente, se os editores de Iyengar mantivessem sua palavra. Mas o livro não foi bem recebido por todos; longe disso. Enquanto os britânicos se preparavam para deixar a Índia, a pressão restritiva do ascetismo hindu só se tornava mais severa. O mais perfeito exemplo desse ideal ascético foi Mohandas Karamchand Gandhi, o pai da independência da Índia. Para ele, compreender o potencial do indivíduo e também da nação exigia renúncia e disciplina. Sintetizando seu próprio ideal de *swaraj*, ou autonomia, optou pelo celibato em 1906, aos 36 anos de idade. Se considerarmos que Gandhi representava os tradicionais objetivos hindus de *dharma* e *moksha*, ou seja, dever e libertação, e Jawaharlal Nehru, o primeiro a ocupar o posto de primeiro-ministro da Índia, representava *artha*, ou política e sucesso mundano, quem seria o responsável por *kama*? Certamente não o *pandit* Madhavacharya, cujo *Kamasutra* hindi-sânscrito de 1911 ganhou uma insólita introdução em 1934, que conseguiu interpretar o texto como prescritivo e moralista. Baseando-se no que disse Vatsyayana — ou seja, que as técnicas de adultério foram descritas apenas para prevenir os maridos honestos sobre o que eles poderiam enfrentar — Madhavacharya argumentou que o *Kamasutra* devia ser lido pelos jovens especificamente, para dissuadi-los de paquerar e para coibir quaisquer "tendências impróprias de desejo". Citando o exemplo sagrado de Shri Rama, Madhavacharya apoiava o sexo dentro do casamento como o único ideal — e sexo procriativo, ainda por cima. A tradução de Iyengar, de 1921, embarca na mesma tolice, pedindo desculpas pelas considerações do *Kamasutra* sobre o adultério, os truques das prostitutas e o sexo oral entre homens. Se Vatsyayana havia mencionado tais "práticas nocivas e imorais", explicava Iyengar, era apenas no intuito de "expor esses assuntos e pôr as pessoas corretas de sobreaviso".

Mesmo os liberais que desejavam recuperar a herança erótica da Índia tinham suas reservas quanto a qualquer sugestão de depravação pessoal. Em seu importante estudo de 1929, *Social Life in Ancient India*, o historiador Haran Chandra Chakladar não conseguiu abster-se de inserir um comentário, dizendo que o sexo oral é "uma prática muito indecente". Ele interpretou a descrição no *Kamasutra* da "chaga social" que é o sexo com esposas de outros homens como "uma análise magistral da psicologia do homem que procura tal amor — ciúme, raiva, ódio, paixão, cobiça, egoísmo, trabalhando com o cérebro do animal humano, anuviam seu julgamento e depravam seus gostos". A despeito de suas ressalvas morais, Chakladar foi um dos primeiros comentaristas indianos a proclamar o *Kamasutra* como um patrimônio nacional. Para ele, a obra era um tesouro que poderia ser saqueado, por causa de suas preciosas joias de minúcias sócio-históricas. Afinal de contas, nenhuma cultura, com exceção da Índia, havia se aventurado a produzir — e de alguma forma preservar durante séculos — uma obra que descrevesse as intimidades da vida diária com tal riqueza de detalhes.

Chakladar foi dos poucos a ousar discutir o *Kamasutra* abertamente, mas mesmo assim não defendia a sua leitura pelas massas. Ele era, afinal de contas, um historiador, uma "pequena porção", segundo Arbuthnot, do público "que demonstra interesse erudito no estudo dos hábitos e costumes do Oriente antigo". Como no Ocidente, na Índia o *Kamasutra* foi discretamente empurrado para os círculos especializados, em particular para as mãos não tão esterilizadas de médicos sexólogos, cuja literatura se confundia com semipornografia em suas margens. Em 1930, H. S. Gambers, autor de um assombroso rol de livretos indo-sexo-médicos, entre os quais, *The Sex Organs (Illustrated)*, *Self Pollution*, *Yoga Exercises for*

Seminal Disorders e *Onions for Health*, reimprimiu às claras a tradução de "Burton", em Amritsar, e a Companhia de Livros Médicos de Calcutá publicou uma nova tradução inglesa de B. N. Basu, em 1943. Apesar da suposta natureza especializada dessas publicações, a obra de Vatsyayana começou a atrair um grande número de compradores particulares de livros. Dentro de três anos a versão de Basu já estava em sua sétima edição e continuou a vender por muitos anos ainda — não apenas, é de se presumir, para estudantes de medicina.

Um novo *Kamasutra* em inglês, ao ser lançado em Bombaim, em 1961, vinha com as mesmas restrições autoimpostas. A edição de S. C. Upadhyaya trazia uma nota preliminar justificativa, anunciando que o livro se destinava "para membros das profissões médicas e legais, estudiosos e alunos pesquisadores de indologia, psicologia e ciências sociais". Um preâmbulo do estudioso de pintura e história antiga indianas, Moti Chandra, enfatizava "a fria meticulosidade científica" de Vatsyayana, bem como a "precisão" e o "ponto de vista científico" de sua abordagem. As quatro páginas de citações introdutórias, no entanto, contavam uma história bem diferente. As palavras reproduzidas de figuras ilustres, desde Gandhi e Rabindranath Tagore até Havelock Ellis e Richard Burton, sem exceção, aprovavam a importância do amor. Lendo nas entrelinhas, ficava claro que este *Kamasutra* não era, na verdade, destinado apenas a especialistas, mas para qualquer um que pudesse experimentar o amor. O fato inconveniente de que todas essas citações se referiam ao amor etéreo ou transcendente e que quase nenhum dos citados tinha qualquer tipo de relação com *kama* e o mundo exuberantemente libertino do *nagaraka*, por algum motivo, foi evitado — assim como a questão da relação entre o texto do *Kamasutra* e as cinquenta fotografias em preto e branco de esculturas de templos indianos e de miniaturas eróticas incluídas no livro. O *Kamasutra* de Upadhyaya era uma produção tão primorosa, que editores ocidentais, ansiosos pelos lucros no período pós-*Lady Chatterley*, se engalfinhavam para importá-lo, não obstante os tenazes esforços da Alfândega britânica para impedi-los. A publicação foi realmente um marco. Não só foi o primeiro *Kamasutra* pós-*Lady Chatterley*, mas também a primeira tradução original para o inglês a aparecer no Ocidente em oitenta anos. Surpreendentemente, continuou como a única alternativa para a versão de 1883 ainda por mais um quarto de século. A despeito da excitação pela redescoberta do livro de Vatsyayana nas décadas de 1960 e 1970 e das dezenas de milhares de versões da tradução de "Burton" vendidas na época, não parecia haver ninguém no Ocidente inclinado a tentar sua própria tradução. Sanscritistas sérios não se sentiam encorajados a envolver-se com um livro que estava penetrando cada vez mais fundo na penumbra semipornográfica do escaninho sob a mesinha de centro. Liberais e radicais, por outro lado, simplesmente não conheciam o sânscrito — e o *Kamasutra* era notoriamente um texto difícil.

Finalmente, em 1987, um eminente sanscritista alemão, Klaus Mylius, se apresentou com uma nova tradução; e três anos depois seguiu-se a versão italiana de Cinzia Pieruccini. Incrivelmente, estas foram as primeiras traduções de estudiosos ocidentais desde a de Richard Schmidt, noventa anos antes. Ambas eram trabalhos sérios e considerados, e, além disso, conseguiam atingir o público comum — a versão da tradução de Mylius, colorida e digna de aparecer na mesinha de centro da sala, vendeu 100 mil exemplares na Alemanha — mas não lograram igualar-se ao texto de 1883 em notoriedade. Para competir com Burton, o final do século XX precisaria de um personagem de complexidade e vividez equivalentes.

O "novo Burton" finalmente apareceu em 1992, brandindo seu *Kâma Sûtra* em uma mão e, com a outra, apontando o dedo para acusar a sociedade ocidental. Seu nome era Alain Daniélou e seu caminho até o *Kamasutra* foi surpreendente. Como artista amigo de Jean Cocteau e Max Jacob, *playboy* internacional, estudante de Rabindranath Tagore, propagador da música clássica indiana, convertido ao hinduísmo e, por fim, tradutor do *Kamasutra*, ele experimentou até mais personagens do que Richard Burton. Ao longo da década de 1940 e no início da de 1950, Daniélou viveu em um palácio em ruínas, porém elegante, à beira-rio em Varanasi, com seu companheiro Raymond Burnier, estudando hinduísmo, sânscrito e música indiana — como um *nagaraka* de Vatsyayana, aprendeu a tocar a vina. Adotou o nome de Shiv Sharan e conseguiu justificar seu estilo de vida diletante com estudos sérios. De volta à França, tornou-se um prolífico escritor sobre hinduísmo e passou a fazer proselitismo em favor da cultura indiana "tradicional", dando atenção especial aos aspectos sexuais da mesma. Sustentava que o culto ao deus "primordial", que ele chamava de Shiva-Dioniso, era a única rota para a salvação. "Somente aqueles que praticam fielmente o culto ao falo serão salvos", escreveu em um livro; "o erotismo pode transformar-se no meio, talvez o único, de se alcançar a liberação", declarou em outro. Era conhecido por usar um pequeno *lingam* de ouro em uma corrente, sempre do lado de fora da camisa. Pelo menos, não era expoente do que ele, zombeteiro, chamava de "ioga de sala de estar".

Daniélou começou a trabalhar com o *Kamasutra* já nos últimos anos de sua vida, empenhando-se em decifrar o sânscrito durante quatro anos. Quando sua tradução apareceu em 1992, dois anos antes de sua morte, ele lhe deu o subtítulo de *Le Bréviaire de l'amour*, ou seja, "o breviário do amor". O título devia muito ao relacionamento diferenciado da França com a Índia e o *Kamasutra*. Enquanto na Alemanha a indologia era um assunto profissional fundado em princípios filosóficos, os franceses que estudavam a Índia tendiam a evocá-la como um lugar ao mesmo tempo mais místico e sensual. Em 1891, Pierre Eugène Lamairesse, o editor de uma das primeiras publicações piratas em Paris, chegara a descrever o livro de Vatsyayana como uma *"Théologie Hindou"*. Daniélou concordava com essa noção do *Kamasutra* como um tratado religioso, chamando-o *traité* e deplorando o fato de os livros ocidentais que reproduziam miniaturas persas seculares acompanhando o texto contrariarem totalmente o espírito desse *"texte sacré"*.

Daniélou estava determinado a posicionar a Índia como o lar natural da liberação sexual, em combativo contraste com a repressão do Ocidente. "A perseguição à sexualidade — o elemento essencial da felicidade", escreveu ele, "é uma técnica característica de todas as tiranias patriarcais, políticas ou religiosas." A Índia *real*, acreditava Daniélou, existia em um estado de perfeição segundo Rousseau, onde a sexualidade era "apresentada e ensinada como uma das Belas Artes". "Na Índia tradicional", afirmava ele, "um aluno de 6 anos já estudou textos do *Kamasutra* que explicam todos os segredos do jogo do amor e suas variações." Vatsyayana, é claro, havia recomendado que os textos fossem ensinados aos jovens. O Ocidente, presumia-se, dissipava seus esforços em educação sexual, digamos assim, simplesmente ensinando os meninos de 6 anos a não se masturbarem.

A visão idealizada de Daniélou do lugar do *Kamasutra* na cultura sexual indiana se devia mais a seu descontentamento com o Ocidente do que a seu conhecimento das crianças indianas de 6 anos. O *Kamasutra* pode ter sido publicado em numerosas edições indianas, mas de forma alguma podia ser encontrado junto à cama de cada lar nas aldeias. Como era hábito dos orientalistas durante séculos, Daniélou de algum modo suprimiu os séculos transcorridos entre a sociedade descrita no *Kamasutra* e a cultura indiana contemporânea. Exatamente como os antigos colonizadores, ele ainda via o país como uma massa rudimentar de antigas práticas — mesmo que pessoalmente considerasse tais práticas mais atraentes do que as do Ocidente "avançado" e em constante desenvolvimento.

O *Kamasutra* de Daniélou foi sem demora retraduzido para o inglês, encontrando um mercado ávido como *The Complete Kama Sutra: the First Unabridged Modern Translation of the Classic Indian Text* (*O Kama Sutra completo: primeira tradução moderna integral do texto indiano clássico*) — um título que espertamente incorporava uma inclinação pelo artifício dos antigos pornógrafos de prometer, desta vez, a coisa real, sem cortes, e também uma indicação de que não era mera pornografia: era um *texto*. A incorporação, não só do *Jayamangala*, obra do século XIII de Yasodhara, mas também do comentário hindi da década de 1960, *Jaya*, de Devadatta Shastri, realmente ajudou a reforçar a noção de que o livro possuía uma autoridade de peso; com mais de quinhentas páginas, em verdade dava essa impressão.

O livro veio a ser um marco, por seus próprios méritos. Não chegou a superar a versão de "Burton" em matéria de alcance, mas mesmo assim passou a estar presente em dezenas de milhares de mesas de cabeceira em ambos os lados do Atlântico. Infelizmente, a tradução era nitidamente tendenciosa. Na longa tradição de escritores e tradutores do *Kamasutra*, Daniélou tinha uma variedade de propósitos. Primeiro e mais importante havia sua defesa apaixonada do hinduísmo. Se o *Kamasutra* não se enquadrava perfeitamente na tradição hindu, ele faria de tudo para assegurar que a obra fosse interpretada de modo a encaixar-se. O objetivo do erotismo, de acordo com sua introdução, podia ser "primeiramente uma busca pelo prazer", mas o *definitivo* "alvo das técnicas do amor é atingir um paroxismo considerado pelas *Upanishads* como uma percepção do estado divino, que é o deleite infinito". Da mesma forma, para Daniélou, "um significado mágico" se oculta obviamente por trás das posições sexuais que, "se usadas em ritual erótico, correspondem em seus efeitos psicológicos e físicos às posturas de ioga". Não existe, é claro, nenhum ritual tântrico ou de ioga no livro de Vatsyayana, mesmo que as posições de fato lembrem *asanas*, ou posturas de ioga.

O *Kamasutra* havia sido empunhado em nome de muitas causas antes de Daniélou retomá-lo, mas, muito a propósito, seu principal uso na última década do século XX foi como arma na campanha pela legitimação política da homossexualidade. Cem anos antes, quando a sociedade vitoriana estava começando a questionar muitos de seus valores relativos ao sexo, Arbuthnot havia apresentado o *Kamasutra* ao Ocidente como um exemplo de sinceridade e racionalidade sexual; e no tempo em que os direitos dos homossexuais estavam sendo afirmados em grande parte do mundo, Daniélou faria o mesmo em favor do material voltado para essa questão. Seu principal alvo, porém, era a Índia. Ele escreveu que o "amor verdadeiro, o amor puro só pode ser anômalo e ilegítimo". Este era um ponto de vista ortodoxo na tradição *bhakti*, que encarava como adúlteras as relações de Krishna com as ordenhadoras e, portanto, certamente ainda mais apaixonadas. Mas, para Daniélou, como converso ao hinduísmo e herdeiro rebelde de uma tradicional família católica francesa — seu irmão era cardeal, embora tenha morrido de um ataque do coração enquanto se encontrava em um bordel —, anomalia e ilegitimidade tinham um significado diferente. Ele "saiu do armário" em um tempo e um lugar em que era raro alguém ser abertamente gay, e a convicção que o levou a assumir sua sexualidade também o motivou a publicar o *Kamasutra*.

A sociedade indiana convencional nas décadas de 1940 e 1950 por certo desaprovava a homossexualidade e o hinduísmo tradicional tampouco a aceitava, embora os antigos na verdade não se incomodassem demais com a questão. As *Leis de Manu* viam o sexo anal entre homens como uma transgressão que tecnicamente significaria rebaixamento de casta, mas na prática a recomendação era de um banho ritual como penitência suficiente. O *Arthashastra* estipulava apenas multas para homens que fizessem sexo com outros homens, com valores fixados em 48 a 96 *panas*, ou 24 para lésbicas. (Um soldado com formação completa ou um espião de alto nível ganhavam 500 *panas* por ano.) O *Kamasutra*, como sempre, adotava uma linha mais liberal. Vatsyayana descreveu dois tipos de homens que faziam sexo com homens (ou, mais especificamente, "pessoas da terceira natureza" que davam satisfação sexual aos *nagarakas*), sem condenação: havia aqueles que, "na forma de uma mulher", imitavam o comportamento feminino, quanto a "roupas, tagarelice, graça, emoções, delicadeza, timidez, inocência, fragilidade e recato"; havia também os "com forma de homem". Eram o que chamaríamos [em linguagem atual] de "boneca" e "bofe", embora Vatsyayana diferenciasse os dois tipos pela profissão e não pelo estilo sexual: a "boneca" vivia como cortesã, enquanto o "bofe" trabalhava como massagista. O fascinante é que Vatsyayana usava o pronome pessoal feminino "ela" para ambos. Isso talvez se deva ao fato de a palavra sânscrita para "natureza", *prakriti*, ser feminina, mas também sugere que o gênero era visto como dependente do papel sexual: os dois tipos de homens eram importantes para o *nagaraka* apenas no sentido de que poderiam lhe proporcionar felação ou masturbá-lo. Este não era um serviço sexual inteiramente unilateral. Vatsyayana descreveu que a boneca obtinha "seu prazer sexual e sua excitação erótica, bem como seu meio de vida com isso", enquanto o bofe costumava ocultar "seu desejo quando ela quer um homem".

Sabia-se que pessoas não pertencentes à "terceira natureza" também apreciavam encontros homossexuais. Os versos no fim do capítulo do *Kamasutra* sobre sexo oral descreviam que "homens jovens, servos que usam brincos polidos, se entregam ao sexo oral apenas com certos homens". Obviamente, eles escolhiam seus parceiros baseados na atração. "E, da mesma forma", continuavam os versos, "certos homens de sociedade que se importam com o bem-estar uns dos outros e têm uma relação de confiança estabelecida fazem esse serviço entre si." Vatsyayana também expôs a opinião de "algumas pessoas", para quem uma pessoa da terceira natureza era considerada como outro "tipo de mulher que pode atuar como amante", porquanto "não há diferença nos objetivos para os quais são usadas".

Daniélou não foi o primeiro comentarista ou tradutor a ler o *Kamasutra* e ficar impressionado com sua descrição do sexo entre homens, mas foi um dos primeiros a se mostrar publicamente à vontade com o assunto. Yasodhara concluiu, cheio de melindres, que os *nagarakas* que prestavam serviços uns aos outros deviam ser iguais "àqueles que são praticamente mulheres". Ele imaginava, no entanto, que esse sexo oral devia ser bom. Quando os *nagarakas* caem um sobre o outro simultaneamente "posicionando-se com a cabeça de um nos pés do outro", ele observou que eles perdem "toda a noção do tempo por causa de sua paixão". A esse respeito, *pandit* Madhavacharya, em 1911, inseriu uma nota de rodapé, dizendo que "tais rapazes não se empenham apenas em atividade oral, eles também se entregam a outro tipo de fornicação antinatural" — presumivelmente o abuso do que ele descreveu como o "mau caminho". Além disso, os leitores do *pandit* foram advertidos que "pessoas ligadas ao teatro em geral são fantoches daquele tipo de vício". Mesmo após cinquenta anos, o comentarista hindi Devadatta Shastri observava com desaprovação que o "extremamente desprezível" sexo oral entre homens com certeza "não era novo, mas um ato antigo e depravado em nossa tradição". Ele só podia ter sido incluído, supunha ele, "porque um *shastra* é um livro de referência sobre sexo, e a felação é um ato sexual". Com desconforto semelhante, o *Kamasutra* de 1883 descrevia as pessoas da terceira natureza como eunucos. O mais espantoso é que havia sido expurgada inteiramente a sentença na qual "algumas pessoas dizem" que a pessoa da terceira natureza é outro tipo de mulher que pode atuar como amante. (Isto deve ter sido obra de Arbuthnot e dos *pandits* tradutores. Se Burton tivesse tido a oportunidade de ver o original sânscrito, é mais do que certo que a frase não seria cortada.) Nas sucessivas edições do *Kamasutra*, o tema da homossexualidade foi sendo deliberadamente abandonado. Tentando compensar isso, Alain Daniélou pecou pelo excesso. Ele mudou todos os pronomes do capítulo sobre sexo oral de "ela" para "ele", chamou a pessoa que pratica sexo oral de "o rapaz" e explicou a referência ao sexo oral mútuo entre *nagarakas* da seguinte forma: "também há cidadãos, às vezes muito afeiçoados uns aos outros e que têm total confiança mútua, que se unem em casamento." Também traduziu *svairini*, ou mulher independente e sexualmente irreprimida, como "lésbica", quando Vatsyayana menciona o sexo entre mulheres apenas uma vez, e em um contexto claramente sem relação ao lesbianismo — as mulheres do harém são imaginadas vestindo umas às outras com roupas de homens e usando pênis artificiais para dar prazer às outras.

Mas a "homossexualização" mais patente do *Kamasutra* de Daniélou é sua introdução, que se valeu do texto para apelar pela tolerância sexual não só no Ocidente, mas também na Índia moderna. Ele comparou a forma pela qual a "homossexualidade masculina constitui parte integrante" da vida sexual do *nagaraka*, com o código penal promulgado pelo governo de Nehru, cujo artigo 377 proíbe "relações sexuais contra a natureza, com homem, mulher ou animal, seja o ato anal ou oral". (Daniélou citou um pronunciamento de Nehru, segundo o qual "tais vícios na Índia são devidos à influência ocidental", uma mudança incomum na costumeira alegação conservadora-nacionalista de que a culpa era dos invasores muçulmanos. O mais interessante é que a fonte de tal opinião pode ser ninguém menos que o próprio Burton, que observou em uma de suas notas de rodapé no *Kamasutra* que o sexo oral "não parece tão preponderante hoje no Hindustão, substituído, talvez, pela prática da sodomia, introduzida desde o período maometano". Na verdade, o sexo anal é mencionado no *Kamasutra* apenas como uma prática "incomum" entre homens e mulheres "no sul".) Graças à sua intolerância à homossexualidade, "a terra do *Kama Sutra*", protestou Daniélou, "foi relegada ao nível das nações mais atrasadas no campo da liberdade". Felizmente, para Daniélou, em nível pessoal o viajante poderia obviamente "encontrar aventuras amorosas que mostram que o povo da Índia não esqueceu nada dos ensinamentos do *Kama Sutra*".

Os muitos tradutores e propagadores do *Kamasutra* buscaram, todos eles, usar o livro do amor a serviço de um projeto, e Alain Daniélou não foi exceção. Porém, a despeito de seus esforços, e dos de Arbuthnot, Burton, W. G. Archer e Alex Comfort, a obra, em sua carreira posterior, não privilegiou a indologia, antropologia, pornografia, sexologia ou, na verdade, os direitos dos homossexuais. Pelo menos, não no Ocidente — embora na Índia o ressurgimento do *Kamasutra* continue a pôr em foco todos esses assuntos. No Ocidente, ao contrário, o livro do amor transformou-se em um mero manual de instruções sobre sexo; a própria palavra "*Kamasutra*" é hoje um sinônimo de transa avançada. Se não era isso o que os patronos sérios do livro do amor julgavam que o Ocidente necessitava, foi o que o Ocidente estabeleceu para si mesmo no século XXI.

*S*E VOCÊ RECOBRIR seu pênis com um unguento feito com pó de figueira-brava branca, de pimenta preta e de pimenta longa, misturados com mel, você põe sua parceira sexual sob seu domínio. Se fizer um pó esmigalhando folhas espalhadas pelo vento, guirlandas que sobraram de cadáveres e ossos de pavão, isso põe alguém sob seu domínio. Se pulverizar uma fêmea de urubu-caçador que morreu de morte natural e misturar o pó com mel e groselha, isso põe alguém sob seu domínio. Se cortar as raízes nodosas de erva-leiteira e de asclépia, cobri-las com um pó de arsênico vermelho e enxofre, secar e pulverizar a mistura sete vezes, misturá-la com mel e espalhar sobre seu pênis, você põe sua parceira sexual sob seu domínio. Se queimar o mesmo pó à noite, você pode fazer a lua, vista através da fumaça, parecer dourada. Se juntar o mesmo pó a excremento de macaco e salpicar a mistura sobre uma virgem, ela não será dada a outro homem.

Kamasutra
Livro Sete: Esoterismo erótico
Capítulo Um: Como colocar alguém sob seu domínio
Tradução para o inglês por Wendy Doniger e
Sudhir Kakar (2002)

Capítulo Sete

O Kama mercantilizado

Hoje em dia, os enamorados podem escolher entre *Modern Kama Sutra* (*Moderno Kama Sutra*), *New Kama Sutra* (*Novo Kama Sutra*), *Essential Kama Sutra* (*Kama Sutra essencial*), *Pocket Kama Sutra* (*Kama Sutra de bolso*), *Cosmo Kama Sutra* (*Kama Sutra cósmico*), *Everything Kama Sutra* (*Todo Kama Sutra*), *Real Kama Sutra* (*Verdadeiro Kama Sutra*), *Complete Kama Sutra* (*Kama Sutra completo*), *Illustrated Kama Sutra* (*Kama Sutra ilustrado*), *Complete Illustrated Kama Sutra* (*Kama Sutra completo e ilustrado*), *Little Book of the Kama Sutra* (*Pequeno livro do Kama Sutra*), *Bedside Kama Sutra* (*Kama Sutra de cabeceira*) e, apenas ocasionalmente, o *Kama Sutra de Vatsyayana*. Casais "avançados" podem tentar *Beyond the Kama Sutra* (*Além do Kama Sutra*), *Kama Sutra for Life* (*Kama Sutra para toda vida*), *Red-Hot Sex the Kama Sutra Way* (*Sexo apaixonado segundo o Kama Sutra*), *Kama Sutra Tango* (*O tango do Kama Sutra*) e *Pure Kama Sutra* (*Kama Sutra puro*) — presumivelmente enquanto esperam pela sequência "impura". Os exibicionistas podem se valer do *Office Kama Sutra*, "Being a Guide to Delectation and Delight in the Workplace" (*Kama Sutra para o escritório*, "Um guia para deleite e prazer no local de trabalho"), ou o *Outdoor Kama Sutra* (*Kama Sutra ao ar livre*). As mulheres podem optar pelo *Kama Sutra for Women* (*Kama Sutra para mulheres*), *Women's Kama Sutra* (*Kama Sutra feminino*) e, em francês, *Kama Sutra revu et corrigé par les filles* (*Kama Sutra revisto e corrigido por mulheres*), que é "uma forma divertida de descobrir 77 posições raras e não apresentadas antes". Os homossexuais também estão bem servidos, com o *Gay Kama Sutra*, *Gay Man's Kama Sutra* (*Kama Sutra do Homossexual*) e *Kama Sutra of Gay Sex* (*Kama Sutra do sexo gay*), enquanto as lésbicas têm, até o momento, apenas uma publicação dedicada a elas, *Lesbian Kama Sutra*. Para homens que preferem uma ação solitária, há o *Kama Sutra for One* (*Kama Sutra para um*), anunciado como "o guia para autossatisfação do homem sozinho", tendo como autores Richard O'Nan e Pamela Palm. Quem procura diversão pode apreciar o *Kama Sutra Illuminated*, o superficial *Purple Ronnie's Kama Sutra*, o irreverente *Kama Sutra of Pooh*, o grotesco *Viz Fat Slags Kama Sutra*, o espantoso *Kama Sutra in 3D*, o intrigante *Kama Sutra for Cats* (*Kama Sutra para gatos*) e nada menos do que duas versões de um *Pop-up Kama Sutra* (com figuras que se levantam ao virar das páginas) — nenhuma das quais, infelizmente, aproveita o mais óbvio exemplo de algo se levantando.

 Autores de livros sobre sexo construíram subcarreiras inteiras em torno do nome *Kamasutra*. Dorling Kindersley, que edita livros de luxo ilustrados, oferece toda uma linha de manuais de sexo da veterana escritora e terapeuta sexual Anne Hooper, usando o nome *Kamasutra*. Muitos escritores menos bem informados simplesmente se valem do *Kamasutra* para acrescentar um toque de espiritualidade exótica ao sexo, como se adiciona uma colherada de *curry* para incrementar uma refeição rápida. O tantrismo é um dos temperos favoritos, apesar de inexistir qualquer relação autêntica entre o Tantra e Vatsyayana. Podemos citar: *The Kama Sutra of Sexual Positions: The Tantric Art of Love* (*O Kama Sutra das posições sexuais: A arte tântrica do amor*), *The Kama Sutra of Erotic Massage* (*O Kama Sutra da massagem erótica*) — anunciado como "a arte tântrica do toque", *Sex and the Perfect Lover: Tao, Tantra and the Kama Sutra* (*Sexo e o amante perfeito: Tao, Tantra e o Kama Sutra*), *Sextasy: Master the Timeless Techniques of Tantra Tao and the Kamasutra to Take Lovemaking to New Heights* (*Sêxtase: Como dominar as intemporais técnicas do Tantra, Tao e Kama Sutra para levar o ato sexual a novos patamares*). Em 2006, o "curandeiro holístico" da Nova Era, Deepak Chopra, e a Virgin Books lançaram *Deepak Chopra's Kama Sutra: the Seven Spiritual Laws of Love* (*O Kamasutra de Deepak Chopra: as sete leis espirituais do amor*). Chopra é o tipo de perito em sexo que consegue murmurar com falso fervor que "na Índia antiga não distinguíamos entre espiritualidade e sexualidade". A verdadeira espiritualidade de sua "versão" pode ser mais bem julgada por seu material de divulgação para a imprensa, que anunciava a altamente vendável união de "duas das mais bem conhecidas e estabelecidas referências da Índia" — Deepak Chopra e o *Kamasutra*. Chopra esperava que sua "interpretação" representasse "um renascimento para um texto clássico que entende a sexualidade humana no contexto de uma vida significativa".

Chopra é, como todos sabem, um escritor *indiano* — apesar de viver na Califórnia. Como não ocidental escrevendo sobre o *Kamasutra*, ele constitui uma raridade, pois o livro do amor ainda é hoje o que era no século XIX. Trata-se de uma clássica mercadoria imperial — um produto exótico que o Ocidente importa em estado bruto, processa e fornece a si mesmo sob uma roupagem mais facilmente palatável. Os *gourmands* podem na verdade se banquetear com o *Kamasutra* na forma de chocolates Kama Sutra, decorados com figuras das posições. Amantes com muita energia podem aplicar lubrificantes Kama Sutra, que prometem suavizar e mitigar o que de outra forma seriam doloridas "horas de paixão ilimitadas"; após o que, poderiam querer banhar-se com óleos de banho Kama Sutra. Casais sem inspiração podem recorrer ao jogo do Kama Sutra, que lhes permite "ser transportados para o mundo sensual e romântico do misticismo amoroso oriental". Já o jogo de roleta Kama Sutra serve para que eles simplesmente "descubram os deleites e prazeres de cada um".

Se o livro do amor de Vatsyayana, datado do século III, é ou não de alguma utilidade como moderno manual sexual — menos ainda como inspiração para um jogo de tabuleiro —, é questionável. O prospecto original aos subscritores da edição de 1883 anunciava que muitas das observações de Vatsyayana "são tão cheias de simplicidade e de verdade que resistiram ao teste do tempo e ainda se mantêm tão claras e verdadeiras como quando foram escritas, há cerca de 1.800 anos". É verdade, mas o *Kamasutra* não tem nada absolutamente a dizer sobre contracepção ou, Kama nos livre, concepção. Suas receitas de afrodisíacos, mesmo quando inteligíveis, são de utilidade duvidosa. Em termos de técnica, Thomas Wright, biógrafo de Burton, estava certo em afirmar que "um homem que não conseguisse beijar corretamente após ler o *Kamasutra* devia ser mesmo um idiota", mas um homem procurando levar a mulher ao orgasmo poderia ser desculpado por ficar em dúvida. Vatsyayana não menciona o clitóris nenhuma vez; ele descreve de forma vaga como um homem toca a mulher "aqui e ali" e "a acaricia entre suas coxas firmemente apertadas", e afirma que antes de o homem penetrar a mulher "ele põe sua mão, como uma tromba de elefante, dentro dela e excita a parceira até que ela fique meiga e úmida". Quando "ela rola os olhos ao senti-lo em certos pontos", acrescenta Vatsyayana, o homem deve fazer pressão precisamente sobre tais lugares. Esses "certos pontos", de acordo com o sábio Suvarnanabha, são "o segredo das mulheres jovens". Contudo, o *Kamasutra* não desvenda exatamente o mistério. Quanto à cunilíngua, Vatsyayana sequer lhe dá um nome, reconhecendo apenas, e relutantemente, que "Algumas vezes os homens até executam / Este ato com mulheres".

O *Kamasutra*, evidentemente, não foi escrito para mulheres. Enquanto a felação aparece em nada menos que uma dúzia de sutras descritivos, a técnica de cunilíngua ("cunete") é tratada superficialmente, como se fosse mera questão de "reproduzir o processo de um beijo na boca". (Vatsyayana, no entanto, não se ilude sobre o incrível poder sexual da cunilíngua. É por isso, diz ele, que as cortesãs "rejeitam homens virtuosos, inteligentes, generosos e se apegam a canalhas, servos, condutores de elefantes, e assim por diante". Os modernos canalhas e condutores de elefantes podem se animar.) As mulheres são encaradas como potenciais parceiras sexuais que podem precisar ser estimuladas, mas, de qualquer maneira, jamais devem ser seduzidas. Sua disponibilidade e aceitação são tidas como certas. O capítulo sobre "expedientes desonestos para casamentos" aborda até as práticas de dar furtivamente às virgens bebidas inebriantes, fazer sexo com elas enquanto dormem e levá-las à força com a colaboração de um bando de ajudantes facínoras. Evidentemente, aqui Vatsyayana faz mais uma descrição do que uma prescrição e, na verdade, recomenda o "casamento por amor" como muito superior a esse tipo de artimanha, "pois o amor recíproco é o fruto dos ritos do casamento". Os leitores liberais modernos podem ficar aliviados. A perspectiva da mulher é apresentada apenas nos livros sobre "Esposas" e "Cortesãs". Quanto às primeiras, porém, a ênfase recai sobre os deveres conjugais, enquanto o próprio guia das cortesãs, o Livro Seis, focaliza de que forma a prostituta pode manter seus clientes favoritos e não como ela mesma pode atingir o prazer sexual.

Os homens são, sem sombra de dúvida, os heróis e o principal público do *Kamasutra*. Mesmo quando Vatsyayana recomenda que as mulheres estudem o seu texto, assim como os homens, não fica totalmente claro quem ele pretende beneficiar com isso. No entanto, as mulheres modernas não precisam rejeitar por completo o livro do amor. Entre os escritores antigos, de qualquer cultura, Vatsyayana é quase o único a defender o direito das mulheres ao prazer sexual. Como homens e mulheres "não são de espécies diferentes", ele sugere, o objetivo de ambos — o orgasmo — é o mesmo. O sexo, portanto, é como "dois carneiros dando marradas um no outro", ou "dois lutadores engalfinhados em combate". O homem pode ser agressivo, mas a chave é a reciprocidade. A teoria de Vatsyayana é que a mulher é o "lócus passivo", ao passo que o homem é o "instrumento ativo", mas na prática um número surpreendente das "formas de abraçar" descritas no *Kamasutra* inverte os papéis. No "entrelaçamento apertado das pelves", a mulher na verdade se liberta de todo constrangimento. Com os cabelos esvoaçando, ela "se atira sobre o homem e pressiona a pelve dele com a sua, para arranhar, morder, bater e beijá-lo". E quando se defronta com um homem que gosta de praticar as muitas variedades de mordidas de amor e marcas de unhas descritas no *Kamasutra*, ela é aconselhada a cobrir e aumentar a aposta. Ela deve retribuir mordida com mordida, e com o dobro da força. Fingindo brigar,

> Ela o agarra pelos cabelos
> e puxa para si o rosto dele e bebe de sua boca;
> Ela se atira contra ele e o morde
> Aqui e ali, louca de paixão.

Depois desse selvagem erotismo de dentes e unhas, os amantes descobrem que seu segredo compartilhado os une. Alegremente mostram suas marcas um para o outro e, embora fingindo trocar repreensões, eles estão de fato mostrando "recato e preocupação pelos sentimentos de cada um". Como resultado, "seu amor nunca diminuirá, nem em cem anos".

O Ocidente optou por não investigar muito a fundo a forma como as mulheres são tratadas no *Kamasutra*, e menos ainda a eficiência orgásmica de suas técnicas. O que mais avulta na imaginação popular é apenas a gama das imaginativas variações do livro em torno do ato sexual, uma criatividade despudorada, materializada mais obviamente em suas indecentes "posições" sexuais. Tais "posturas" são a principal fonte da atual fama do *Kamasutra*. São o que o diferencia, na imaginação ocidental, dos potenciais rivais, como os livros de cabeceira chineses — alguns dos quais mais antigos do que o *Kamasutra*, mas nenhum que tenha concebido mais formas de flexões mentais e físicas para duas pessoas enroscarem seus membros em torno de uma vagina e um pênis unidos.

Durante mais de 2 mil anos, o Ocidente vem sendo preparado para a chegada de um livro como esse. Desde o declínio de Roma, criou-se um vazio nas estantes que somente o *Kamasutra*, com suas ambiciosas posições sexuais, poderia preencher adequadamente. O Ocidente, ao que parece, foi até mais descuidado com sua herança erótica do que a Índia, antes da missão de resgate de Vatsyayana. O epigrama 12.43 de Marcial, os "Versos libertinos de Sabelos", menciona "os pequenos livros de Elephantis", que aparentemente descreviam uma quantidade de "posições radicais para o ato sexual, que só um fornicador dissoluto ousaria". Mas os livros de Elephantis se perderam. Enquanto isso, Ovídio em *Ars Amatoria* proclama que "existem mil formas plenas de prazer para se fazer sexo". Mas o poeta, como que em um anticlímax, só se dá ao trabalho de listar algumas posições simples (incluindo uma "de pouco esforço", na qual "ela fica semirreclinada sobre seu flanco direito" e uma para homens excessivamente altos, que são aconselhados a "ajoelhar-se com a cabeça ligeiramente virada para o lado"). A coletânea de epigramas obscenos de Friedrich-Karl Forberg, de 1824, *De Figuris Veneris*, relacionava nada menos que noventa posturas sexuais supostamente conhecidas no mundo antigo — mas havia uma grande suspeita de que ele as havia inventado. Tudo o que resta são pequenas medalhas ou *spintriae* desgastadas mostrando casais entrelaçados, sem qualquer explicação. O restante da antiga ciência sexual de Roma, se é que ela existiu como tal, desapareceu.

No entanto, o mito das posições sexuais sobreviveu à queda da civilização clássica. Ironicamente, isto ocorreu em parte graças à Igreja, que há muito havia adotado o ponto de vista de que quaisquer posições em que o homem não estivesse por cima eram na verdade pecaminosas. O fato de a mulher tomar a iniciativa do ato sexual era considerado violação das leis naturais da supremacia masculina e alguns até argumentavam que fazer sexo desse modo diabólico na realidade representava sodomia (cuja exata natureza foi objeto de muitas discussões). O sexo "por trás", por sua vez, lembrava embaraçosamente a forma abjeta das relações sexuais dos animais. O tratado do início do século XIV, *De Secretis Mulierum*, ou *Os segredos das mulheres*, até incluía a noção de que posturas antinaturais eram responsáveis por defeitos de nascença. A experimentação de qualquer tipo era vigorosamente desencorajada e o homem que amasse sua mulher "de forma imoderada", na pudica descrição de Tomás de Aquino, era considerado um adúltero.

Evidentemente, quanto mais essas posições sexuais eram demonizadas, mais excitantes se tornavam, e eram celebradas em inúmeros contos, sátiras e poemas lascivos. Dentre todas essas obras literárias chulas, os mais notórios foram os dezesseis sonetos "luxuriosos" do artista da Renascença Italiana Pietro Aretino, também chamado de "flagelo dos príncipes". Compostos para acompanhar desenhos de posições sexuais de Giuliano Romano, aluno de Rafael, incluíam deliberadamente versos chocantes, como: "Abre bem tuas coxas, então, para que eu possa ver claramente / tua bela bunda e vulva, inteiras ante meus olhos." Conhecidos como os Sedici Modi, os poemas — e as posições — eram abjetos. Todas as cópias conhecidas dos desenhos, no entanto, foram destruídas. O engenhoso Fred

Hankey conseguiu encontrar apenas gravuras sucedâneas de Agostino Carracci para oferecer a Richard Monckton Milnes. Em 2006, porém, um remanescente do livro de sonetos acompanhado de xilogravuras surgiu inesperadamente em um leilão da Christie's em Paris. E arrebatou 227 mil libras! Milnes teria se interessado pelo livro como bibliófilo, mas não como eroto-maníaco. No seu tempo, e no de Hankey, o conhecimento de meras dezesseis posições não era nada de excepcional. O próprio Burton acrescentou mais de duas dúzias delas a sua tradução de *O jardim perfumado*. Os apócrifos franceses *quarante façons de faire* eram bem conhecidos — de nome, se não na prática — e, em 1899, *The Horn Book: A Girl's Guide to Good and Evil* (*A cartilha: Um guia para moças, para o bem e o mal*), publicado em Londres pela Erotica Biblion Society, dava uma lista de 62 posições, entre as quais o "padeiro", a "cegonha", a "vista dos países baixos", a "vagina elástica", o "carrinho de mão", o alarmante "carrinho de mão invertido" e o "São Jorge" — este último era o termo padrão usado na pornografia do século XIX para a posição da mulher "cavalgando" por cima.

Enquanto insistiam nas posições, os escritores sobre sexo se viam enredados em uma espécie de corrida armamentista: cada novo livro tinha que conter um número maior do que o anterior. A conclusão absurda dessa competição é o *Livro de ouro do amor* (*Golden Book of Love*), de Joseph Weckerle, lançado em Viena em 1907, com uma lista de precisamente 531 posições em seu segundo volume, que abordava o que dizia ser a *gimnoplástica* (*Gymnoplastik*) do amor. O extraordinariamente franco manual de Theodore van de Velde, de 1928, *O casamento ideal* (*Ideal Marriage*), não conseguiu igualar esse número, mas superou seu rival em sistematização. Como Vatsyayana (e também como Burton), van de Velde arriscou-se a publicar um livro sobre sexo apenas nos derradeiros anos de sua vida. O que ele escreveu, no entanto, foi surpreendentemente ousado e meticuloso. Ele incluiu uma espantosa "Tabela sistematizada de atitudes possíveis nas relações sexuais", com "Indicações" e "Contraindicações" para os vários tipos de homens e mulheres. Nem Weckerle, nem van de Velde pareciam ter lido o *Kamasutra*. Não obstante, a ideia de que a Índia detinha o segredo dos ensinamentos definitivos sobre habilidades sexuais se espalhava cada vez mais. O próprio van de Velde fazia referência ao "habitual exagero do coito prolongado pelos hindus, javaneses e outros povos orientais", enquanto *The Sex Factor in Marriage* (*O fator sexo no casamento*), de Helena Wright, publicado em Londres em 1930, reconhecia que "os indianos e os árabes aos poucos descobriram e registraram provavelmente tudo o que há para se conhecer acerca da perfeição na vida sexual". (Infelizmente, a autora não se preocupou em fornecer uma descrição exata do que seria esse conhecimento supremo e se restringiu a cinco posições, dizendo que "essas atitudes são variadas o bastante para serem adotadas no início da vida conjugal"; daí por diante, o casal obviamente "não necessitaria de novas instruções".) Quando Eustace Chesser publicou o seu manual sexual, *Love Without Fear* (*Amor sem medo*) em 1941, também se desculpou por não "tentar indicar todas as posições possíveis", apesar de "alguns 'manuais de amor', tanto orientais como continentais, terem mencionado mais de cem".

Quando o *Kamasutra* fez sua estreia "oficial" no Ocidente, em 1962, foi de imediato eleito como o último da longa linhagem de livros eróticos focados nas posições. Quase parecia não importar o que havia realmente no livro do amor — desde que cumprisse o papel que o Ocidente esperava dele. O número mágico 64, que era a contagem das "artes" e também das "técnicas" do amor no *Kamasutra* — além de, como nos diz Vatsyayana, ser um cognome para o próprio livro — foi amplamente aceito como referência ao número de posições sexuais. Mas a moderna fama do *Kamasutra* não se baseia tanto na quantidade de posturas que inclui, como no fato de serem consideradas tão avançadas que apenas um faixa-preta em ioga, se é que isso existe, poderia executá-las.

A lenda dessa impossibilidade originou-se com o próprio Burton, que incluiu uma nota de rodapé no *Ananga Ranga*, explicando que muitas das "várias posturas [...] pareceriam impossíveis de executar pelos europeus 'duros de cintura'". O escritor indiano Dom Moraes, em sua introdução à edição de Hamilton, de 1963, retomou o velho boato, colocou-o debaixo do braço e o espalhou. Ele especulou que "embora algumas das posturas recomendadas por Vatsyayana requeiram não só um alto grau de credulidade, mas também uma imaginação singularmente exaltada para serem cogitadas, parece importante lembrar que a raça humana passou por certas mudanças físicas ao longo dos últimos mil anos". Em 1975, o historiador marxista Narendra Nath Bhattacharya concluiu que a maior parte das "técnicas acrobáticas" de Vatsyayana eram impossíveis.

O mito está até mais estabelecido hoje em dia. Linda Sonntag, autora de *Photographic Kama Sutra: Exotic Positions Inspired by the Classic Indian Text* (*Kama Sutra em fotos: Posições exóticas inspiradas no texto clássico indiano*), lembrou que seus diretores de arte foram obrigados a encontrar modelos substitutos para posar, pois o casal original não tinha suficiente flexibilidade.

O tremendamente popular "Kama Sutra 2", da revista *FHM*, resolveu dar a cada uma de suas posições — incluindo o "chuveiro certeiro" e "a violação do beco" — uma nota até dez no quesito dificuldade, como se isso fosse toda a questão. "Se ela não for muito elástica", dizia uma advertência, "isso pode doer, portanto só deve ser tentado com bailarinas, ginastas e garotas que se destacaram nas aulas de ginástica."

Bastante revelador é o fato de o comediante britânico Sanjeev Bhaskar ter dado a sua série de TV, baseada na história do *Kamasutra*, o título de "Position Impossible (Posição impossível)". E contou que toda vez que alguém lhe falava do livro durante uma conversa, ele adivinhava na hora que "estavam tentando me testar como alguma espécie de ginasta sexual". O conhecimento da ioga, que no Ocidente se fixou mais nos *asanas* estáticos, ou seja, as posições com nomes, pode ter contribuído para a ideia preconcebida de que o *Kamasutra* tratava de posturas. E também deve ter reforçado o mito de sua dificuldade. Ocidentais sérios, que lutam para fazer um "cachorro olhando para baixo" em suas sessões vespertinas de ioga, poderiam muito bem imaginar que o "caranguejo" ou a "armadilha da égua", de Vatsyayana, exigiriam muito mais esforço.

Mas, acima de tudo, o mito de que o *Kamasutra* era um livro sobre posições sexuais foi criado pela utilização da arte erótica indiana em suas ilustrações. Arbuthnot e Burton usaram a capa de velino branco para ressaltar o luxo de seu produto; já os editores posteriores preferiram empregar imagens. O pequeno problema de o *Kamasutra* jamais ter sido um livro ilustrado foi facilmente contornado. A Índia medieval proporcionava uma fartura de imagens eróticas às quais se podia recorrer, e o fato destas terem pouca relação com a época de Vatsyayana parecia não ter qualquer importância. O Ocidente, afinal de contas, tinha uma longa tradição de envolver as histórias de sua própria Bíblia em roupagem contemporânea e, embora ilustrar Ovídio com, por exemplo, *A carreira de um libertino* (*Rake's Progress*), de Hogarth, pudesse causar surpresa, ninguém possuía a mesma variedade de referências históricas às quais recorrer, com relação à Índia. E, em todo caso, havia uma ampla suposição de que a Índia era profundamente imutável, como gerações de escritores e viajantes haviam observado.

Raymond Burnier, excelente fotógrafo e amante de Alain Daniélou, foi um dos primeiros a exibir no Ocidente imagens de entalhes dos templos, mas livros ilustrados mostrando a arte erótica indiana só se tornaram acessíveis no fim da década de 1950. O primeiro a acrescentar imagens ao próprio *Kamasutra* foi S. C. Upadhyaya, em sua edição de 1961, na qual usou fotografias de esculturas de templos. Estas, porém, acabaram sendo uma decepção. Ninfas *apsara* de seios firmes e casais copulando podiam ser maravilhosos, mas a própria frieza da pedra tornava difícil para muitos leitores modernos se imaginarem naquelas posições. E após um milênio de exposição à ação do tempo, as estátuas também estavam insipidamente monocromáticas. *The Love Teachings of Kamasutra* (*Os ensinamentos de amor do Kamasutra*), uma produção londrina de 1980, corrigiu todas essas falhas, ilustrando profusamente o texto com imagens eróticas extraídas de pinturas de miniaturas. Ainda mais esplêndido foi um *Kamasutra* criado em Nova Délhi pelo escritor Mulk Raj Anand em cooperação com um ávido e conhecido colecionador de obras de arte erótica, Lance Dane. Anand teve a ideia de produzir um *Kamasutra* ilustrado ainda durante seu curso de pós-graduação em filosofia, em Cambridge. Ele discutiu o assunto com ninguém menos que Havelock Ellis; este concordou que o texto devia incluir obras de arte a fim de transmitir plenamente o que Vatsyayana queria dizer. Mas só quando Anand se associou a Lance Dane e sua soberba coleção de arte, o projeto se tornou possível. Essa cooperação Oriente-Ocidente supostamente deveria ser "dirigida a acadêmicos", mas tornou-se quase tão influente quanto havia sido o trabalho de Arbuthnot e Indraji. O formato de livro de arte e o uso de ilustrações oriundas diretamente da tradição artística indiana mereceram prêmios e estabeleceram o padrão para centenas de edições posteriores. A partir daí, o *Kamasutra* da imaginação moderna estaria inextricavelmente ligado à arte erótica medieval.

Mesmo que, em seu tempo, as ninfas dos templos e os amantes das miniaturas persas não tivessem realmente ilustrado o *Kamasutra*, o estavam fazendo agora. Leitores do Ocidente em breve estavam comprando o *Kamasutra* tanto pelas deslumbrantes miniaturas eróticas que acompanhavam o texto quanto pelo livro do amor em si. As pinturas revelavam uma face do sexo que o Ocidente nunca antes havia visto ou, com certeza, não em detalhes tão assombrosos e vívidos. O sexo indiano era luxurioso, aristocrático e inventivo, era esplendidamente cônscio de si, sem ser inibido. Era magnífico e, possivelmente, até admirável. Um novo público, que poderia estar menos inclinado a enfrentar um livro dedicado aos hábitos e costumes do antigo Oriente, passou a conhecer a civilização erótica da Índia.

Infelizmente, a compreensão do *Kamasutra* real sofreu com isso. Muitos leitores ficaram com a impressão de que as imagens e o texto sempre foram uma coisa só, a ponto de se considerar que o *Kamasutra* era uma série de imagens e não um livro. Em 2001, um cliente desapontado do Amazon.com chegou a reclamar que "este livro não é um Kama Sutra. Não há ilustrações". O uso quase onipresente da tradução de 1883 era outro problema. Leitores que haviam um dia ficado impressionados com a incrível proximidade do mundo do *nagaraka*, agora se viam mais propensos a julgá-lo curioso e antiquado, quando não totalmente desconcertante. O que, perguntavam-se, poderia significar "passar xampu" nas juntas das coxas de alguém?* E qual exatamente seria a implicação do termo "congresso"? À medida que se sucediam as edições, cortes cada vez mais brutais foram feitos no próprio texto. Se o *Kamasutra* não era uma lista de posições sexuais, podia facilmente ser montado para parecer como tal. Imagens eróticas também sofreram drástica mutilação. Qualquer contexto — pátios, palácios, jardins, rios, florestas — com bastante frequência era removido, restando apenas as imagens de amantes entrelaçados, em pornográfico *close-up* total. As cenas mais extraordinárias de atos sexuais acrobáticos ou de contorcionismo em grupo eram as preferidas acima de todas as outras. O resultado foi a ilustração não do *Kamasutra*, mas das próprias ideias preconcebidas do Ocidente de como deveria ser o sexo exótico.

O *Kamasutra*, como livro de arte, só mostrava posições — e, quanto mais fantásticas, melhor. O verdadeiro *Kamasutra*, infelizmente, está muito aquém do mito. As posições sexuais propriamente ditas são "apenas" dezoito, mais três "atos sexuais incomuns" que poderiam ser descritos como posições, dez "lances sexuais" para homens e três posturas para a mulher

---

*Shampoo tem um sentido arcaico de massagem, massagear. (*N. da T.*)

que "faz o papel do homem". A maior parte é de descrições de atos sexuais bastante normais, visando apenas a compensar as disparidades entre os tamanhos dos genitais dos amantes. O "aperto", por exemplo, envolve a grande mulher "elefante" apertando bem suas coxas, ao passo que a postura de "bocejo" exige que a franzina mulher "corça" fique com as coxas bem afastadas enquanto mantém as pernas levantadas. Poucas posições são muito mais ambiciosas. A famosa "empalação na estaca", na qual a mulher deve sustentar uma das pernas atleticamente acima da cabeça, enquanto a outra fica estendida, é uma rara exceção. E o próprio Vatsyayana aconselha que uma postura, como esta última, "só pode ser feita com muita prática". Como gerações de leitores ficaram desapontados em descobrir, as posições do *Kamasutra* são notáveis mais por sua eficácia simples, do que por seu efeito espetacular. Variações muito mais esplêndidas podem ser facilmente encontradas em modernos manuais de sexo, que em boa parte se destinam de modo mais evidente aos públicos do século XXI: talvez incorporando conselhos sobre contracepção e saúde sexual — ou mesmo a menção ao clitóris.

Se a inventividade contemporânea fez as posições sexuais do *Kamasutra* parecerem tímidas e a anatomia moderna tornou redundante sua anatomia sexual — sem mencionar o fato de a política sexual do Ocidente ter posto em dúvida suas atitudes com relação às mulheres —, que futuro, então, resta para o livro do amor? Dois romances recentes sugerem que ele existe como uma fantasia de perfeição sexual inatingível, como se a história e a ideia do livro tivessem suplantado o *Kamasutra* propriamente dito. *The Revised Kama Sutra* (*O Kama Sutra revisado*) (1998), de Richard Crasta, escrevendo sob o nome de "Avatar Prabhu", explora a incômoda mixórdia de ideias e contraideias sobre o sexo lutando pelo controle do id do herói, um católico de Goa que sonha com os Estados Unidos, onde ele imagina que "milhões de mulheres ávidas estão esperando por ele". Enquanto Crasta satiriza as ingênuas noções indianas sobre a sexualidade ocidental, a brilhante tragicomédia de Lee Siegel, no estilo de Sterne (romancista britânico, 1713-1768), *Love in a Dead Language* (*Amor em uma língua morta*), de 1999, ridiculariza as fantasias ocidentais a respeito da Índia. Ele registra a ruína de um professor americano de estudos indianos, que deseja ardentemente uma de suas alunas, a bela e afável californiana Lalita Gupta. "Dediquei toda minha vida ao estudo do sânscrito, ao conhecimento da Índia", queixa-se o professor Roth, "e no entanto jamais fiz amor com uma indiana." Roth passa a seduzir sua "Lalita" a empreender uma viagem de estudo à Índia só com ele e começa a produzir sua própria tradução do *Kamasutra* como uma dádiva de amor. Ao fim, ele é assassinado com um dicionário sânscrito: o feitiço virou contra o feiticeiro, poderíamos dizer.

Na Índia, ao contrário, o *Kamasutra* ainda não sucumbiu inteiramente a esse tipo de tratamento pós-moderno. Os liberais continuam usando o livro para argumentar contra a cultura antissensual dominante no país — cultura essa que se define como tradicionalmente indiana, em oposição à moderna permissividade ocidental; uma cultura que forçou Lee Siegel a fazer cortes e alterações para a edição indiana de seu romance, incluindo a remoção da cena de sexo passada em um templo e a mudança do título da segunda parte — "foda" — para o mais recatado "união sexual". Em vista desse tipo de moralismo, os liberais indianos querem que o *Kamasutra* tenha o mesmo impacto corretivo em seu berço, como o que conseguiu durante um século de aventuras no exterior.

Ainda em 1963, o romancista de esquerda Mulk Raj Anand fez uma comparação amarga entre a recepção entusiástica do *Kamasutra* no Ocidente e o solo relativamente impenetrável em que o livro caiu em sua terra de origem, lamentando o fato de que, "enquanto a *intelligentsia* mais jovem do Ocidente se volta com admiração aos nossos monumentos, o falso pudor de nossos novos burgueses faz alarde de suas mais abjetas desculpas acerca da decadência de nossa arte medieval e até proíbe que maridos e esposas fiquem de mãos dadas na praia". A análise de Anand foi confirmada no ano seguinte, quando Devadatta Shastri publicou "Jaya", seu comentário em hindi sobre o *Kamasutra*, que de algum modo conseguiu interpretar o propósito do texto como essencialmente não sexual. O livro "descreve um erotismo moral que leva à realização espiritual", concluiu Shastri, "e não à satisfação das paixões ou ao encorajamento dos que só buscam o prazer".

Quase cinquenta anos depois, pouco mudou. Pelo menos, os liberais continuam com as mesmas queixas. Em 1993, a dra. Indira Kapoor, à época diretora do Escritório Regional da Ásia Meridional da Federação Internacional de Planejamento Familiar, reclamou que, "Embora as evidências do *Kamasutra* e dos entalhes eróticos dos templos mostrem uma atitude aberta para com a sexualidade humana na Ásia Meridional no passado remoto, hoje em dia a ignorância e o constrangimento causam muita infelicidade". Em 2004, a HarperCollins India publicou *Love and Lust* (*Amor e desejo*), uma antologia de literatura antiga e medieval de um erotismo sublime. Soando estranhamente como Arbuthnot e Burton dirigindo-se ao

Ocidente em 1883, os editores advertiram que "na Índia de hoje, a aceitação filosófica do desejo e do sentimento erótico foi asfixiada por uma moralidade hipócrita que, durante tempo demais, equiparou o sexo ao pecado e o desejo à culpa." Pavan K. Varma e Sandhya Mulchandani esperavam que sua antologia fornecesse "provas de uma visão alternativa, de forma que os leitores possam ter um vislumbre do senso de maturidade e honestidade que animava nossos ancestrais".

É curioso considerar que um país com milênios de civilização erótica não possua "maturidade" no tocante a assuntos sexuais. Mas uma Índia onde o casamento por amor — louvado por Vatsyayana — é raro em todas as camadas da sociedade; onde jovens casais em Calcutá se veem obrigados a marchar contra a hostilidade policial pelos crimes de se encontrarem, conversarem e, apenas ocasionalmente, se beijarem em público; onde o orifício vaginal de uma escultura em Ellora foi recoberto com cimento; onde um ministro da Saúde, nacionalista hindu, pode insistir que as "tradições indianas" de abstinência e fidelidade são barreiras mais eficazes contra o HIV do que a camisinha; e onde o Código Penal de 1860 define como crime todo sexo extraconjugal — é uma Índia que se afastou muito da tranquila sensualidade de Vatsyayana e seus *nagarakas*.

Existe, todavia, outra Índia — como sempre existiu. Da mesma forma que o livro do amor de Vatsyayana coexistiu com as *Leis de Manu* e o ideal ascético, assim também o Bharatiya Janata Party e o Código Penal coexistem com dois terços de jovens adultos, segundo pesquisas, que costumam fazer sexo casual pré-conjugal, antes de um casamento arranjado; e com os exemplares de capa amarela, embalados em plástico, de *Kok Shastra* e *Old Kam Sutra*, vendidos furtivamente em bancas de rua e, desde 1991, com o preservativo KamaSutra. Se se pode dizer que algum invólucro profilático contém as atitudes conflitantes sobre sexo na Índia moderna, este é o preservativo "KS". Ele foi concebido para substituir o desprezado produto subsidiado pelo governo, um deprimente pedaço de material amarelo, rígido, cujo nome, significativamente, foi derivado da palavra sânscrita para "restrição" ou "controle". O Nirodh, contudo, pouco ajudou a refrear a impressionante taxa de natalidade ou o alarmante nível de infecção pelo HIV na Índia e, graças às campanhas de saúde do governo promovendo o seu uso, os preservativos passaram a ser associados ao sexo sujo, arriscado e ilícito. A nova camisinha KamaSutra destinava-se a projetar uma imagem muito diferente: navegar nas águas aristocráticas do *Kamasutra*, a fim de promover suas vendas para uma população urbana, de bom nível financeiro e ávida por prazer — os *nagarakas* da Índia moderna.

Na última década do século XX, ao que parece, *Kamasutra* significava "sexy". Alyque Padamsee, da Lintas, a agência de publicidade responsável pela campanha de vendas, descreveu o *Kamasutra* como "reconhecido universalmente como um código do erotismo". As astutas universitárias de Bombaim, disse ele, até descreviam um homem atraente como "verdadeiramente KS". Ainda em suas palavras, *Kamasutra*, como marca, "transmitia a ideia de sexo sem realmente mencionar a palavra proibida. Era ousado, porém totalmente aceitável em termos culturais". Mas não era bem assim. Anúncios divulgando a ideia: "É a sua revolução. É o seu preservativo. É KamaSutra", acompanhados por fotos sensuais, de dar água na boca, da atriz Pooja Bedi, foram considerados "vulgares e indecentes no contexto da moralidade indiana" pelo Conselho de Imprensa da Índia. Os conservadores estavam determinados a riscar o *Kamasutra* da história da Índia. Em algum ponto entre a autoritária hostilidade à expressão sexual e a penetração dos costumes sexuais "ocidentais" no seio da classe média alta, parecia que a herança erótica da Índia mais uma vez corria o risco de se perder. Dezoito séculos depois de Vatsyayana, alguém teria que iniciar uma nova missão de salvamento.

Até o presente, a candidata mais qualificada era a cineasta Mira Nair. Seu extremamente sensual longa-metragem de 1996, *Kama Sutra: A Tale of Love*, lançava um olhar embaçado aos últimos dias de um reino hindu regido pelo ideal erótico. O *Kamasutra* representa uma presença vigorosa, especialmente entre as mulheres: um grupo de esposas dá a uma princesa noiva informações sobre sexo tiradas do *Kamasutra*, enquanto ela se prepara para seu casamento; a sensual heroína, entrementes, estuda os sutras de Vatsyayana em uma escola de amor dirigida por mulheres. Porém, devido ao ciúme sexual masculino (e às hordas muçulmanas vestidas de preto que, de forma bastante perturbadora, devastaram o reino no final), todo esse aprendizado está prestes a se perder tragicamente. "Eu sinto que a sexualidade em nosso país está tão reprimida e tão desvirtuada", comentou Nair em uma entrevista e, olhando em torno com incredulidade, perguntou: "Será este o país que criou o *Kamasutra*?" Considerando que o elenco e a equipe foram hostilizados e até ameaçados de prisão durante as filmagens, e que o Departamento de Censura da Índia pediu um total de quinze minutos de cortes, antes de afinal proibir inteiramente o filme como pornográfico, sua pergunta foi respondida por si.

Mira Nair declarou que pretendia evocar em seu filme uma abordagem à sexualidade distintamente *indiana*. "Hoje na Índia temos tão pouco de nossa história", queixou-se. "As únicas visões de sexualidade feminina que temos — *Elle, Cosmopolitan*, televisão — são totalmente ocidentais, e elas não têm nada a ver com nossa realidade." Ela não foi a primeira a se expressar assim. Em seu livro de 1985, *Kamasutra: Its Relevance Today* (*Kamasutra: sua importância hoje*), o médico e escritor Girija Khanna sustenta que o *Kamasutra* representa o caminho do meio entre o ascetismo e o erotismo que era puramente indiano. Ele não exigia respeito por *kama* dentro da estrutura do *trivarga*, ou caminho triplo, afinal de contas? "Não podemos aceitar como nosso padrão", protestou Khanna, "um sensualismo absolutamente decadente que resulta em uma noção desequilibrada da natureza humana — ou seja, a permissividade ocidental."

O proeminente psicanalista e escritor indiano Sudhir Kakar adotou uma versão mais refinada da mesma posição. Inspirado pelo próprio *Kamasutra*, que lhe abriu "uma janela para nossa herança, uma antiga herança hindu muito diferente da transmitida na maior parte dos discursos filosóficos, históricos e religiosos", Kakar liderou uma séria campanha profissional contra a repressão sexual. Para ele, o livro do amor defendia a esperança de que o "ideal de um equilíbrio entre Eros e espiritualidade pode realmente tornar-se nosso mais uma vez" — em contraste com o que chamava de "o frio gélido que o ameaça do que são, como espero, os elementos marginais da cultura hindu".

O próprio livro do amor é o mais importante entre os recursos de Kakar. Em 1998, ele publicou *The Ascetic of Desire* (*O asceta do desejo*), um romance naturalista passado no tempo de Vatsyayana; o livro dramatiza as aventuras de um estudante védico que é atraído para o "intento subversivo" e a voz "autoritária" do *Kamasutra*, e decide aprender com o próprio mestre. O estudante às vezes parece representar Kakar, às vezes Vatsyayana — e às vezes a alma sexual da Índia, exposta como se estivesse no divã de um analista. "Eu não tinha um dom natural para o que estava tentando ser", confessa o estudante. "Minha irreverência interna não conseguia romper um exterior dolorosamente correto; a espontaneidade que muitas vezes sentia, mesmo as insinuações de uma natureza apaixonada tendendo ao excesso, não abalaram os movimentos afetados de meu corpo e meu discurso conciso e por demais ponderado."

Kakar acreditava que a mensagem do *Kamasutra* era apenas para a Índia. Na Europa e nos Estados Unidos, a tarefa do livro era "resgatar o erotismo das garras da sexualidade crua". "Eros, esta divina criação dos seres humanos", acrescentou, "está sempre ameaçada tanto pela moral como pelo instinto." Para ajudar a combater esses inimigos gêmeos, ele trabalhou com a respeitada indóloga americana Wendy Doniger em uma edição marcante do *Kamasutra*, publicada em 2002 pela Oxford University Press. Esta foi mais uma parceria Oriente-Ocidente, como agora parece ser quase obrigatório. Kakar forneceu os *insights* psicológicos e as traduções dos comentários em hindi; Wendy Doniger cuidou do sânscrito.

Ela foi, assim, a primeira sanscritista profissional ocidental a traduzir o *Kamasutra* para o inglês. Esta, portanto, seria a primeira vez que os sutras de Vatsyayana seriam conhecidos por muitos leitores de fala inglesa, sem as camadas desvirtuadoras acrescentadas por Indraji, Bhide, Arbuthnot e Burton — ou seus posteriores rivais amadores. Este, pelo menos, era o argumento de Doniger. Ela reconhecia que Burton havia "conseguido obter uma aproximação imperfeita do texto publicado em inglês, em 1883, com as pequenas maldades e tudo o mais"; A tradução "dele continua preciosa", ela escreveu, "como a tradução de *Rubayat* feita por Edward FitzGerald, como um monumento da literatura inglesa, embora não muito mais próxima a Vatsyayana do que FitzGerald estava de Omar Khayyam". A afirmação — uma flagrante interpretação equivocada da cuidadosa tradução de Indraji e Arbuthnot, se não das próprias tentativas isoladas de Burton no idioma árabe — encontrou eco através da imprensa.

Em sua resenha da tradução de Doniger no *Guardian,* de Londres, a escritora Maureen Freely referiu-se aos "erros de tradução de cunho moralista". A decana de estudos sobre diversidade sexual na Ásia meridional Ruth Vanita fantasiou que a tradução "de Burton" não só era "inadequada", mas também "distorcida por sua tendência de dar um tom exótico à sexualidade asiática, como mais 'primitiva' do que a europeia". O jornalista Michael Castleman, especializado em sexo, foi além na revista virtual *Salon,* declarando que Burton foi "o editor do inferno". "Ele alterou o texto consideravelmente para enquadrá-lo nos padrões vitorianos sobre sexualidade, em especial as noções então populares de que apenas os homens sentem desejo e prazer sexual, e que as mulheres são nada mais do que receptoras passivas da luxúria masculina."

As acusações lançadas contra Burton pareciam provir da suposição de que a tradução vitoriana, da qual ele foi o mentor, devia de algum modo ter sido "vitoriana". Na verdade, as "noções então populares" de que Castleman fala eram bastante incomuns no período vitoriano, e Burton era, talvez, o menos provável dos ingleses a tentar adaptar qualquer texto para servi-las. A tradução de 1883, com efeito, é considerada pelo filólogo Chlodwig Werba como inferior apenas ao texto acadêmico em alemão e latim, de Richard Schmidt. Isso é, sem dúvida, surpreendentemente correto, dadas as circunstâncias de sua criação. Mas Arbuthnot, Indraji e seus colaboradores tomaram uma decisão que pode ser considerada equivocada. Eles optaram por usar a palavra "should" [que forma o futuro do pretérito em inglês ~ "deve"] para traduzir o modo optativo original do *Kamasutra*. Esse modo era uma forma gramatical há muito em desuso nas línguas europeias, que nos livros de leis sânscritos poderiam de fato significar "shall" [que forma o futuro do presente] ou "should". Mas nas peças teatrais e na poesia era usado com frequência em um sentido mais aberto, para indicar o que poderia acontecer — como na oração "o trem deve chegar em meia hora". Wendy Doniger, então, preferiu usar o tempo presente ao longo de sua tradução, porquanto isso transmitia melhor "o sabor de um romance ou uma peça". Mesmo que o *Kamasutra* esteja mais próximo de um livro de regras, disse ela, "quando uma mulher dá a receita de uma sopa de batatas, ela não diz 'você deve pegar as batatas', ela diz 'pegue as batatas e descasque'".

Certa ou errada, a tradução de Doniger capturou um renovado senso de proximidade, um sentimento de que o *Kamasutra* tratava de "gente como nós". Ela asseverou que o livro tinha muito a ensinar aos amantes modernos. "Os americanos, em especial, criaram um culto do prazer sem qualquer das restrições que o *Kamasutra* ensina", disse ela em desaprovação. "Eles transformaram o sexo em pornografia e a alimentação em uma ocasião para se empanturrarem, causando danos à própria saúde." Na introdução de seu livro, o prazer é descrito como um "objetivo legítimo", mas que "não pode ser desfrutado de uma forma brutal, irrefletida". Ou, como o *Kamasutra* expressou (nas próprias palavras dela, em inglês), "prazeres, assim como os alimentos, são uma forma de sustentar o corpo e são recompensas para a religião e o poder. Mas as pessoas precisam estar cientes das imperfeições dos prazeres".

Desde Arbuthnot e Burton, até Comfort e Daniélou, o Ocidente conheceu o livro do amor e encontrou a liberação sexual. Deveria agora abrir o *Kamasutra* e descobrir, em substituição, a disciplina sexual? Os últimos versos de Vatsyayana concluem, afinal de contas, que "um homem que conhece o real significado deste texto" é "um homem que verdadeiramente venceu seus sentidos". Isto não significa, porém, dominar os sentidos pelo seu estrangulamento. O *Kamasutra* claramente não defende o celibato livre de paixões. Tampouco significa que alguém obtenha o controle sobre seus próprios orgasmos e os de seus amantes — embora isso seja importante. Significa cultivar a matéria-prima do desejo sexual e, por fim, transformá-la em arte. Entre amantes que venceram seus sentidos, o sexo se torna uma comunicação sofisticada, uma atuação tendo o parceiro como o público que deve ser agradado. E além do ato de fazer amor, o sexo em um sentido mais amplo se transforma em um microcosmo da civilização. No *Kamasutra*, o sexo tem boas maneiras, é moral, social e, acima de tudo, civilizado — justamente por ser parte integrante da civilização.

Vatsyayana escreveu seu livro do amor pois temia que a educação sexual se tornasse tão perigosamente fraturada, que corria o risco de se perder. Ele teve êxito em resgatar esse conhecimento — o *Kamasutra* existe até hoje, afinal de contas, como o monumento proeminente de uma civilização que tentou transformar as paixões em arte. No entanto, não conseguiu defender a cultura erótica de sua própria tendência a fragmentar-se. O monumento que é o livro do amor hoje se apresenta como um palácio em ruínas no topo de um monte distante: maravilhoso, porém inabitável. Enquanto os muitos tradutores, editores e comentaristas do *Kamasutra* procuravam construir novas civilizações sexuais, demolindo o palácio em busca das pedras fundamentais, estavam só contribuindo para sua ruína, para a própria fragmentação contra a qual Vatsyayana havia lutado. Procurar lições no livro do amor envolve inevitavelmente tirá-las do contexto em que foram escritas; e tirar o sexo de uma civilização significa tirar a civilização do sexo.

Se há uma moral a extrair do livro do amor, ela não está por certo nos sutras de Vatsyayana — não importa quão elevada era sua meditação enquanto ele os compunha, ou quão perfeita sua castidade — mas na história de como eles foram interpretados. É a história de como o palácio de prazeres que é o *Kamasutra* foi ocupado por descendentes decadentes dos proprietários originais, que usaram suas paredes como tela de fundo para seus dramas requintados e se divertiram em seus quartos de dormir, antes de abandoná-lo e deixar que a floresta o envolvesse; de como, após séculos, foi redescoberto por exploradores estrangeiros que abriram seu caminho até ele através da mata, despojaram seus belos interiores, levaram suas antiguidades para museus de indologia e venderam seus objetos mais valiosos no mercado negro da pornografia; de como ele é agora visitado por milhões de turistas admirados — a maioria dos quais somente vê seu esplêndido quarto de dormir.

Nota sobre a grafia e pronúncia do sânscrito

Este livro segue as usuais formas populares para transliterar palavras e nomes conhecidos do sânscrito para o inglês, e não o sistema acadêmico. Assim, fala do deus Shiva, e não do tecnicamente mais correto *Śiva* (ou Xiva em português) e se refere a *shastras* e não *śastras*. Os indólogos, presume-se, saberão onde recai o acento.

A palavra sânscrita para "desejo" ou "prazer sexual" aparece como *kama*, e não *kāma*. *Sutra*, significando "linha" ou "aforismo", conserva a mesma grafia, e não *sūtra* (o mácron é usado para indicar uma vogal longa, portanto as duas palavras são paroxítonas em português). Isso significa que no inglês da BBC, a palavra *kama* seria pronunciada de forma semelhante ao termo sânscrito bem mais conhecido *karma*, que significa "ação" ou "resultado". Em português, não há dúvida quanto à pronúncia de ambas.

De forma semelhante, o autor do *Kamasutra* aparece como Vatsyayana e não *Vātsyāyana*. Note-se que no inglês falado o nome deve ser pronunciado como *O'Flaherty* (em português seria Vatsyáyana). O título dividido em duas palavras — *Kama*

Sutra — é usado apenas com relação ao nome da tradução de 1883 — *The Kama Sutra of Vatsyayana*, por extenso — ou de outras edições posteriores em inglês, que também preferiram separá-lo em suas partes constituintes.

Ensaio bibliográfico

A mais acessível tradução inglesa do *Kamasutra* é a recente de Wendy Doniger e Sudhir Kakar (Oxford: Oxford University Press, 2002). O inglês é claro e bem redigido, e as notas são soberbas. Também inclui uma boa bibliografia. O *Kamasutra* de 1883, também conhecido como a edição "de Burton", é fascinante por si só; uma edição útil e barata é a da Penguin Popular Classics, *The Kama Sutra* (Harmondsworth: Penguin, 1997). O texto completo de 1883, com as notas de rodapé, pode ser acessado em: <www.sacred-texts.com/sex/kama/index.htm>.

Capítulos 1 e 2: Índia

Os leitores interessados nos importantes textos da Índia antiga podem partir do início, com traduções do *Rig Veda*, por Wendy Doniger O'Flaherty (Londres: Penguin Classics, 1981), e das principais *Upanishads*, por Patrick Olivelle (Oxford: Oxford World's Classics, 1996). Possivelmente, uma leitura mais interessante do que ambas seja o poema épico *Mahabharata*; a tradução da edição crítica iniciada por J. A. B. Van Buitenen (Chicago e Londres: The University of Chicago Press, 1973), e continuada por outros autores, é um clássico reconhecido.

Uma excelente alternativa é o projeto em andamento da Clay Sanskrit Library, *Mahabharata*, no qual os livros originais vêm, cada um, como um volume separado e com um tradutor diferente. O melhor guia para percorrer o labirinto de mitos que envolvem Shiva, nos Puranas e no *Mahabharata*, sem dúvida é *Ascetism and Eroticism in the Mythology of Siva* (Oxford: Oxford University Press, 1973), ou com seu novo título *Siva: The Erotic Ascetic* (Nova York: Galaxy, 1981), de Wendy Doniger O'Flaherty.

Os parentes do *Kamasutra* levam a uma leitura mais árida. *Laws of Manu*, de Wendy Doniger e Brian K. Smith (Harmondsworth: Penguin Books, 1991), e *Manu's Code of Law*, de Patrick Olivelle (Oxford, Nova York: Oxford University Press, 2005), são, ambos, excelentes, sendo que o primeiro tem um estilo mais vívido. A Penguin India publica atualmente uma brochura de 900 páginas da tradução de L. N. Rangarajan para o *Arthashastra* de Kautilya (Nova Délhi: Penguin India, 1992); no entanto, a tradução mais exata é a do segundo volume, muito difícil de encontrar, da edição crítica em três volumes de R. P. Kangle (Bombaim: Universidade de Bombaim, 1960-65). Como alternativa, o texto da tradução de 1925 do *Arthashastra*, por Shamashastry, pode ser achado em: www.mssu.edu/projectsouth asia/history/primarydocs/Arthashastra/index.htm.

Para uma visão geral da história da Índia antiga, *Daily Life in Ancient India: from 200BC to 700AD*, da orientalista francesa Jeannine Auboyer, em tradução para o inglês de Simon Watson Taylor (Londres: Weidenfeld & Nicolson, 1961), é uma esplêndida descrição evocativa das estruturas sociais, religiosas, políticas e econômicas daquela época. O inconveniente é que Auboyer extrai uma sociedade monocultural das várias fontes, sem muita reflexão crítica sobre seus contextos. *Early India: From the Origins to AD 1300* (Berkeley, Los Angeles: University of California Press, 2002), de Romila Thapar, professora emérita de História na Universidade Jawaharlal Nehru, Nova Délhi, adota uma visão mais sutil e diacrônica. Seu principal interesse, porém, está no surgimento das estruturas políticas e econômicas e, por conseguinte, sua leitura é mais difícil do que a de Auboyer. O melhor exame do mundo dos *shastras* encontra-se em *Shastric Traditions in Indian Arts*, organizado por Anna Libera Dallapiccola (Stuttgard: Steiner, 1989).

A literatura específica sobre a cultura sexual indiana é surpreendentemente limitada. *The Hindu Erotic: Exploring Hinduism and Sexuality*, de David Smith (Londres: I. B. Tauris, 2007), ainda não havia sido lançado quando este livro estava sendo escrito, mas Smith é uma verdadeira autoridade e escreve com estilo, portanto a expectativa é que seu tratamento do tema seja fascinante. Sem contar com a marcante introdução de Wendy Doniger e Sudhir Kakar para seu *Kamasutra* (Oxford), sobre a obra existem três importantes ensaios acadêmicos em inglês: Wendy Doniger, "On Translating the *Kamasutra*: A Gurudakshina for Daniel H. H. Ingalls", *Journal of Indian Philosophy*, 29/1-2 (abril de 2001); Ludo Rocher, "The *Kamasutra*: Vatsyayana's Attitude toward Dharma and Dharmashastra", *Journal of the American Oriental Society*, 105/3 (1985); A. Y. Syrkin, "Notes on the *Kama Sutra*", *Semiotica* II (1974).

Outros trabalhos sobre sexo na Índia antiga são, em sua maior parte, ultrapassados e apresentam falhas. O magistral *Sexual Life in Ancient India*, de Johann Jakob Meyer (Nova York: Barnes and Noble, 1953), é de fato uma análise detalhada das atitudes para com as mulheres e a sexualidade, conforme expressas no *Mahabharata*. *History of Indian Erotic Literature*, de Narendra Nath Bhattacharya (Nova Délhi: Munshiram Manoharlal, 1975), é uma tese marxista sobre como o patriarcado substituiu o que o autor imagina ter sido o original Estado matriarcal da Índia — sob o disfarce de um estudo sobre literatura erótica. *Social Life in Ancient India: Studies in Vatsyayana's Kamasutra*, de Haran Chandra Chakladar (Calcutá: Greater India Society, 1929), é uma análise ultrapassada, embora minuciosa, das prováveis data e localidade em que o *Kamasutra* foi composto, combinada com um sumário um tanto descuidado de atitudes sociais, conforme expressas no *Kamasutra*.

A tradução clássica do *Natyashastra* é a de Manomohan Ghosh: *The Natyashastra: A Treatise on Ancient Indian Dramaturgy and Histrionics ascribed to Bharata-Muni* (Kolkata: Manisha Granthalaya, 1995). São dois volumes, difíceis de conseguir na forma impressa, mas acessíveis em: www.nadanam.com/general/g_natyashastra.htm. A tradução de Adya Rangasharya de *The Natyashastra* (Nova Délhi: Munshiram Manoharlal, 2003) é mais fácil de encontrar, mas muitos termos técnicos sânscritos ficaram sem tradução, dificultando, assim, seu entendimento.

Para ler a soberba peça de Sudraka, *Mrcchakatika*, ou *The Little Clay Cart*, será preciso sair em busca de um exemplar de *Two Plays of Ancient India: The Little Clay Cart; The Minister's Seal*, de J. A. B. van Buitenen (Nova York: Columbia University Press, 1968). Duas traduções da maravilhosa peça *Shakuntala*, de Kalidasa, são disponíveis atualmente: a de W. J. Johnson, *The Recognition of Shakuntala* (*O reconhecimento de Shakuntala*) (Oxford: Oxford University Press, 2001), é clara e bem comentada, mas *The Recognition of Shakúntala, Kashmir Re-*

cension, na tradução de Somadeva Vasudeva (Nova York: New York University Press/JJC Foundation, 2006), talvez leve uma ligeira vantagem, pois tem o suporte de uma erudição ousada e Vasudeva tem um bom ouvido para diálogos.

Entre os textos essenciais sobre a dramaturgia sânscrita, temos: Robert Goodwin, *The Playworld of Sanskrit Drama* (Délhi: Motilal Banarsidass, 1998); Rachel van M. Baumer e James R. Brandon (orgs.), *Sanskrit Drama in Performance* (Honolulu: University of Hawaii, 1981), e Barbara Stoler Miller (org.), *Theater of Memory: The Plays of Kalidasa* (Nova York: Columbia University Press, 1984). *Ancient Indian Erotics and Erotic Literature*, de Sushil Kumar De (Calcutá: Firma K. L. Mukhopadhyay, 1959), pode estar ultrapassado, mas é uma introdução elegantemente escrita e vigorosa ao tema e uma das poucas obras a dar ao assunto do erotismo literário indiano o tratamento adequado.

Para traduções de poesia (e dramaturgia) sânscrita, basta procurar a admirável biblioteca Clay Sanskrit, cujos volumes vêm em um atraente formato pequeno, de capa dura, cada um com a transliteração do original sânscrito e introdução de um intelectual de renome. O catálogo da CSL parece crescer constantemente; entre as obras abordadas neste livro temos: *Love Lyrics by Amaru, Bhartri-hari & Bílhana*, com tradução de Greg Bailey e Richard Gombrich (Nova York: New York University Press/JJC Foundation, 2005), e *The Birth of Kumara*, de Kalidasa, tradução de David Smith (Nova York: New York University Press/JJC Foundation, 2005). Quanto ao *Raghuvamsa*, de Kalidasa, a melhor opção disponível atualmente é o valioso, porém um tanto pesado, *The Raghuvamsa of Kalidas: With the Commentary of Sanjivani of Mllinatha*, organizado por Moreshwar Ramchandra Kale (Nova Délhi: Motilal Banarsidass, 1998).

Como literatura auxiliar sobre poesia sânscrita, *Fires of Love, Waters of Peace: Passion and Renunciation in Indian Culture*, de Lee Siegel (Honolulu: University of Hawaii Press, 1983), constitui uma fascinante discussão acerca dos temas opostos de sensualidade e ascetismo nos poemas de Amaru e nas obras do filósofo do século VIII, Sankara. *The Art of Sanskrit Poetry: An Introduction to Language and Poetics, Illustrated by Rasah, Dhvanih and Alankarah Analyses*, de Neil Hammer (Nova Délhi: Munshiram Manoharlal, 2003), é um útil ensaio sobre as teorias estéticas por trás da poesia. *Kamashastra in Classical Sanskrit Literature*, de Viswanath K. Hampiholi (Délhi: Ajanta Publications, 1988), faz um apanhado cuidadoso das influências recíprocas entre a literatura *kama shastra* e a poesia e dramaturgia sânscritas.

Quanto aos livros sobre o tantra, deve-se evitar a torrente de tolices que inunda a maioria das livrarias e ir direto para o abalizado trabalho de David Gordon White, *Kiss of the Yogini: 'Tantric Sex' in its South Asian Contexts* (Chicago, Londres: University of Chicago Press, 2003). *The Tantric Body: The Secret Tradition of Hindu Religion*, de Gavin Flood (Londres e Nova York: I. B. Tauris, 2006), é mais didático. *The Roots of Tantra*, organizado por Katherine Anne Harper e Robert L. Brown (Albany: State University of New York Press, 2002), é uma boa coletânea de ensaios acadêmicos sobre as mais antigas manifestações do tantra.

O brilhante ensaio de Michael Rabe sobre os *yantras* secretos de Khajuraho, "Secret Yantras and Erotic Display for Hindu

Temples", consta em *Tantra in Practice* (Princeton: Princeton University Press, 2000), organizado por David Gordon White. Sobre o elo entre o tantra e os templos, ver Vidya Dehejia, *Yogini Cult and Temples: A Tantric Tradition* (Nova Délhi: National Museum, 1986), e Devangana Desai, *Khajuraho: Monumental Legacy* (Nova Délhi: Oxford University Press, 2000). Deste último autor, *Erotic Sculpture of India: A Socio-Cultural Study* (Nova Délhi: Munshiram Manoharlal, 1988) é a principal obra geral sobre o tema, apesar de sua linguagem um pouco recatada e de estar hoje um tanto ultrapassada. *The Hindu Temple: Deification of Eroticism*, de Alain Daniélou, traduzido por Ken Hurry (Rochester, Vermont: Inner Traditions International, 2001), dedica um foco excessivo, esplendidamente idiossincrático, ao erotismo e é de leitura muito agradável.

A melhor tradução de *rasa lila* da Bhagavata Purana é a de Graham M. Schweig, *Dance of Divine Love: The Rasa Lila of Krishna from the Bhagavata Purana, India's Classic Sacred Love Story* (Princeton: Princeton University Press, 2005), que inclui excelentes notas explicativas. Minha tradução preferida do *Gitagovinda* encontra-se no fascinante livro de Lee Siegel, *Sacred and Profane Dimensions of Love in Indian Tradition as Exemplified in Gita-Govinda of Jayadeva* (Délhi, Londres, Nova York: Oxford University Press, 1978). Uma boa alternativa — e mais fácil de encontrar — é *Gitagovinda of Jayadeva: Love Song of the Dark Lord*, de Barbara Stoler Miller (Nova Délhi: Motilal Banarsidass, 2003).

Para uma introdução séria à Índia medieval, *Courtly Culture and Political Life in Early Medieval India*, de Daud Ali (Cambridge: Cambridge University Press, 2004), não tem rival; o livro faz um trabalho soberbo de colocar a estética sânscrita em contexto histórico. Quem dera que só houvesse livros dessa qualidade sobre *kama shastra*. *Encyclopedia of Indian Erotics*, de Ram Kumar Rai (Varanasi: Prachya Prakasan, Chowkhama Sanskrit Series Office, 1981), é uma detalhada relação em ordem alfabética da terminologia erótica sânscrita, encontrada nos textos de *kama shastra*; não é do tipo que prende a atenção, mas talvez tenha valor como curiosidade para os não especialistas.

O modelo para as traduções de textos de *kama shastra* deveria ser o soberbo livro sobre *rati shastra*, de Kenneth Zysk, *Conjugal Love in India: Ratisastra and Ratiramana* (Leiden: Brill, 2002); lamentavelmente, ninguém ainda fez algo semelhante para *kama*. A tradução de *The Koka Shastra*, de Alex Comfort (Londres: George, Allen & Unwin, 1964), pode ser facilmente encontrada; já uma versão ilustrada de seu texto, *The Illustrated Koka Shastra: Erotic Indian Writings based on the Kama Sutra* (Londres: Mitchell Beazley, 1997), contém algumas das melhores reproduções de miniaturas eróticas indianas já encontradas e inclui notas sobre muitos outros textos de *kama shastra*, com uma tradução completa do *Ratimanjari*. O *Ananga Ranga*, "de Burton", tem tido muitos relançamentos; vergonhosamente, considerando seus muitos erros, exageros e acréscimos, não dispomos de outra tradução original para o inglês.

Existem incontáveis edições de luxo dedicadas à arte erótica indiana, mas poucas têm textos de alguma qualidade, com exceção de *Erotic Art of India*, de Philip Rawson (Londres: Thames & Hudson, 1977). Por outro lado, *Love in Asian Art & Culture* (Seattle e Londres: University of Washington Press, 1998) inclui excelentes ensaios de Annapurna Garimella sobre a pintura rajput, e de Vidya Dehejia sobre as esculturas eróticas de Khajuraho. *Le Kamasutra de Bikaner*, organizado por

Wendy Doniger (Paris: Gallimard, 2004), inclui quarenta belas ilustrações coloridas da coleção Fitzwilliam, além da introdução de Doniger, mas ainda não foi publicado em inglês. O excelente *Ragamala Painting*, de Klaus Ebeling (Basileia, Paris, Nova Délhi: Basilius Press, 1973), trata da tradição pré-mogol, do papel de *nayakas* e *nayikas* na arte como Krishna e Radha e também da relação entre pintura e textos literários eróticos posteriores, como o *Rasikapriya*.

A outra única opção é garimpar nas obras gerais sobre arte indiana — as melhores são, com frequência, catálogos descritivos de museus — as menções ao erotismo. Qualquer coisa organizada ou escrita por W. G. Archer vale a pena ser lida, em especial, porém, *Indian Paintings from the Punjab Hills* (Londres e Nova York: Sotheby Parke Bernet, 1973). Outros bons trabalhos mais recentes sobre pintura na corte hindu são: *Pahari Masters: Court Painters of Northern India*, de B. M. Goswamy e Eberhard Fischer (Suíça: Artibus Asiae Supplementum XXXVIII, 1992), e *Indian Miniature Paintings and Drawings*, de Linda York Leach (Cleveland Museum of Art, 1986). Há duas boas introduções, em um volume, à arte indiana em geral: *The Art and Architecture of the Indian Subcontinent*, de J. C. Harle (New Haven e Londres: Yale University Press, 1994), e *Indian Art*, de Vidya Dehejia (Londres: Phaidon, 1997).

Capítulos 3, 4 e 5: O século XIX

As duas melhores biografias de Richard F. Burton são a de Dane Kennedy, *The High Civilized Man: Richard Burton and the Victorian World* (Cambridge, Mass. –EUA: Harvard University Press, 2005), e a de Mary S. Lowell, *A Rage to Live: A*

Biography of Richard and Isabel Burton (Nova York e Londres: W. W. Norton, 1998). Elas não podiam ser mais diferentes uma da outra: a primeira coloca Burton, de forma brilhante e sucinta, em seu contexto intelectual; a outra é uma reconstrução bem fundamentada e cativante das vidas de Richard e Isabel, com base em meticuloso exame das fontes. *The Devil Drives, A Life of Sir Richard Burton*, de Fawn M. Brodie (Nova York: Ballantine, 1967), é um clássico com uma escrita atraente, mas um tanto prejudicado por especulações psicossexuais. Quem procura um sabor mais antigo poderá acessar o original de Thomas Wright, *The Life of Sir Richard Burton* (Londres: Everett & Co., 1906), na internet: <http://etext.library.adelaide.edu.au/b/burton/richard/b97zw/>.

Só existe um ensaio acadêmico sobre o contexto cultural da impressão de 1883 do *Kamasutra*, um trabalho sério de Ben Grant, "Translating 'The' *Kama Sutra*", publicado em *Third World Quarterly Special Issue: Connecting Cultures*, 26/3 (setembro de 2005). *Bibliography of Prohibited Books*, de Henry Spencer Ashbee, foi impresso em três volumes, sob este título em 1962 (Nova York: Jack Brussel, 1962); uma versão reduzida, organizada por Peter Fryer, foi lançada como *Forbidden Books of the Victorians: Henry Spencer Ashbee's Bibliographies of Erotica* (Londres: Odyssey Press Ltd, 1970). *The Erotomaniac: The Secret Life of Henry Spencer Ashbee*, de Ian Gibson (Londres: Faber & Faber, 2001), é uma excelente biografia; ela revela que "Walter", o redator do diário sexual, era mesmo Ashbee. Seu *My Secret Life* foi reeditado recentemente em volumes separados, com o subtítulo *The Sex Diaries of a Victorian Gentleman* (Bath: Chalford Press, 2006); um texto também está disponível na internet: <www.my-secret-life.info>.

Não existe biografia de Bhagvanlal Indraji, mas Virchand Dharamsey estava preparando uma durante a composição deste livro, com o título provisório de *Bhagwanlal Indraji: First Indian Archaeologist and His Period*. Todas as obras de Indraji estão esgotadas. O mesmo também ocorre com as de Foster Fitzgerald Arbuthnot e com os trabalhos ocidentais sobre sexo por ele citados no Prefácio do *Kama Sutra of Vatsyayana* de 1883 — com exceção de *Every Woman's Book*, de Richard Carlile, reeditado como *What is Love? Richard Carlile's Philosophy of Sex*, organizado por M. L. Bush (Londres: Verso, 1998). *Fruits of Philosophy*, de Charles Knowlton (1832), foi reeditado da última vez em 1981 (Berkeley: University of California Press, 1981).

A literatura auxiliar sobre a sexualidade no século XIX é extensa e de alta qualidade. O marco é a monumental série de Peter Gay, *The Bourgeois Experience from Victoria to Freud* (Londres e Nova York: Norton, 1993-9); os títulos dos cinco volumes são: *Education of the Senses, The Tender Passion, The Cultivation of Hatred, The Naked Heart* e *Pleasure Wars*. A fascinante obra de Steven Marcus, *The Other Victorians: A Study of Sexuality and Pornography in Mid-Nineteenth-Century England* (Londres: Norton, 1985) mostra como a literatura sexual — e o próprio sexo — floresceram no período. Os livros gêmeos de Michael Mason, *The Making of Victorian Sexuality* (Oxford e Nova York: Oxford University Press, 1994) e *The Making of Victorian Sexual Attitudes* (Oxford e Nova York: Oxford University Press, 1994), ao contrário, asseveram que a antissensualidade vitoriana constituía uma influência poderosa. O primeiro da dupla focaliza o próprio comportamento sexual e as crenças médicas e sociais a seu respeito; o segundo se concentra nas ideias filosóficas, religiosas e políticas que serviam de base para as atitudes sexuais. *The Facts of Life: The Creation of Sexual Knowledge in Britain, 1650-1950*, de Roy Porter e Lesley A. Hall (New Haven e Londres: Yale University Press, 1995), é um estudo bem documentado, que inclui importante pesquisa sobre os manuais sexuais do século XIX e a literatura médico-científica sobre sexo.

Entre os livros mais especializados sobre o sexo no século XIX, o de Ian Gibson, *The English Vice: Beating, Sex and Shame in Victorian England and After* (Londres: Duckworth, 1978), é um bom trabalho de pesquisa sobre flagelação sexual. *Publisher to the Decadents: Leonard Smithers in the Careers of Beardsley, Wilde, Parson, With an appendix on Smithers and the Erotic Book Trade by Peter Mendes*, de James G. Nelson (University Park: Pennsylvania State University Press, 2000), proporciona uma vigorosa amostra do mundo das publicações pornográficas no fim do período vitoriano. *Governing Pleasures: Pornography and Social Changes in England, 1815-1914*, de Lisa Z. Sigel (New Brunswick: Rutgers University Press, 2002), traz uma boa abordagem, embora um tanto rápida, sobre o tema. De James Pope-Hennessy temos a única e ultrapassada biografia de Milnes, em duas partes: *Monckton Milnes: The Years of Promise* (Londres: Constable, 1951) e *Monckton Milnes: The Flight of Youth* (Londres: Constable, 1951) que, infelizmente, dá pouca ênfase a seus interesses eróticos.

São muito poucas as obras existentes sobre a descoberta, pelo Ocidente, da herança literária da Índia. John Keay faz um trabalho bastante atraente sobre a descoberta do monumental legado da Índia em *India Discovered: The Recovery of a Lost Civilization* (Londres: HarperCollins, 2001), mas há comparativamente pouco no livro sobre a descoberta da literatura sânscrita. *The Oriental Renaissance: Europe's Rediscovery of India and the East, 1680-1880*, de Raymond Schwab (Nova York: Columbia University Press, 1984), é mais detalhado, porém seu foco recai sobre a indologia francesa — e, além disso, está esgotado. O magnífico e sério *Imagining India*, de Ronald Inden (Oxford; Cambridge: Blackwell, 1990), descreve como a Índia foi idealizada na imaginação ocidental; nesse sentido, cobre um bom número de relatos do século XIX — sem tocar no tema do erotismo. *Imperial Encounters: Religion and Modernity in India and Britain*, de Peter van der Veer (Princeton; Oxford: Princeton University Press, 2001), promove a tese pós-colonial segundo a qual o encontro no século XIX moldou tanto a Grã-Bretanha como a Índia; dessa forma, segue por alguns atalhos fascinantes no mapa cultural de ambos os países.

Dois livros controversos e muito citados devem ser mencionados aqui. Os intelectuais têm feito o máximo nos últimos anos para desacreditar ou refutar o livro de Edward Said, *Orientalism* (Harmondsworth: Penguin, 2003); na verdade, o trabalho de pesquisa é fraco e ele com frequência exagera seus argumentos, mas continua provocativo e fascinante. O mesmo se aplica — até em maior grau — ao seminal volume introdutório de Michel Foucault para sua obra *History of Sexuality*, publicado como *The Will to Know*, em tradução de Robert Hurley (Harmondsworth: Penguin, 1998); sua ignorância dos fatos da história sexual — em especial fora da Europa — só é igualada por sua segurança em fazer afirmações genéricas sobre o assunto.

Capítulos 6 e 7: O século XX

O *Kamasutra* de 1963, com prefácio de W. G. Archer e introdução de K. M. Panikkar, é reeditado com frequência; uma edição recente é *The Kama Sutra of Vatsyayana* (Nova York: Berkley Trade, 2004). A tradução de S. C. Upadhyaya foi lançada recentemente como *Kama Sutra: The Hindu Art of Love* (Londres: Watkins, 2004), completo, com notas explicativas. Infelizmente, é difícil conseguir *The Love Teachings of Kama Sutra*, de Mulk Raj Anand e Lance Dane (Londres: Spring, 1980).

The Complete Kama Sutra, de Alain Daniélou, traduzido por Ken Hurry (Rochester, Vermont: Inner Traditions International, 1994), continua sendo reimpresso, assim como uma de suas mais curiosas obras: *The Phallus: Sacred Symbol of the Male Creative Power*, em tradução de Jon Graham (Rochester, Vermont: Inner Traditions International, 1995). A autobiografia singularmente egotista de Daniélou é intitulada *The Way to the Labyrinth: Memories of East and West*, em tradução de Marie-Claire Cournand (Nova York: New Directions, 1987). A única biografia de Daniélou está em um livro duplo em francês, que inclui também a de seu irmão cardeal: de Emmanuelle Boysson, *Le Cardinal et l'Hinduiste. Le Mystère des frères Daniélou* (Paris: Albin Michel, 1999).

A primorosa biografia de Arthur E. Salmon, *Alex Comfort* (Boston: Twayne, 1978) e a obra do próprio Comfort, *Sexual Behaviour in Society* (Londres: Duckworth, 1950), estão esgotadas. *The Joy of Sex*, é claro, continua a vender muito bem, tendo sido reeditado recentemente, por ocasião de seu trigésimo aniversário, com a inclusão de fotografias (Londres: Mitchel Beazley, 2004). Livros que se mantêm no mundo crepuscular dos "Kama Sutras" populares, no entanto, parecem existir como objetos descartáveis. *K.I.S.S. Guide to the Kama Sutra*, de Anne Hooper (Londres: Dorling Kindersley, 2001), é um dos poucos que merecem recomendação — quer como guia sexual, quer como introdução ao *Kamasutra*. Os dois com imagens que saltam ao virar as páginas são: *The Pop-up Kama Sutra*, de Jonathan Biggs e Bob Robinson (Nova York: Bonanza, 1984), e *The Kama Sutra of Vatsyayana in Pop-up*, de Keith Finch e Andy Crowson (Londres: Collins & Brown, 2003).

Intimate Relations: Exploring Indian Sexuality (Chicago: University of Chicago Press, 1989) é uma coletânea de ensaios tipicamente ponderados do psicólogo, romancista e especialista em *Kamasutra*, Sudhir Kakar. Dois ótimos trabalhos acadêmicos sobre a homossexualidade na Índia são: *Same-Sex Love in India: Readings from Literature and History*, organizado por Salim Kidwai e Ruth Vanita (Basingstone: Macmillan, 2000), e *Queering India: Same-Sex Love and Eroticism in Indian Culture and Society*, organizado por Ruth Vanita (Nova York e Londres: Routledge, 2002). O primeiro inclui o excelente ensaio de Vanita sobre a recepção inicial do *Kamasutra* na Índia, "The *Kamasutra* in the Twentieth Century", e seu estudo da homossexualidade no *Kamasutra*, "Vatsyayana's *Kamasutra*". Em *Queering India* há um curioso ensaio de Michael J. Smith sobre "Eunuchs, Lesbians and Other Mythical Beasts: Queering and Dequeering the *Kama Sutra*".

Dois úteis ensaios acadêmicos focalizam a carreira do *Kamasutra* na Índia moderna e nos Estados Unidos da década de 1960, respectivamente: "Concerning Kamasutras: Challenging Narratives of History and Sexuality", de Jyoti Puri, em *Signs: Journal of Women in Culture and Society*, 27/3 (2002), e "Text as

Cultural Antagonist: The *Kama Sutra* of Vatsyayana", de Valerie Peterson, em *Journal of Communication Inquiry* 26/2 (abril de 2002). O vigoroso e inteligente ensaio de William Mazzarella, "Citizens have Sex, Consumers Make Love: Marketing Kama-Sutra Condoms in Bombay", pode ser encontrado em *Asian Media Productions*, organizado por Brian Moeran (Londres: Curzon Press; Honolulu: University of Hawaii Press, 2001).

The Ascetic of Desire: A Novel of the Kama Sutra, de Sudhir Kakar (Nova York: Overlook Press, 2000), é uma evocação perspicaz do mundo de Vatsyayana, mas *Ecstasy* (Nova York: Overlook Press, 2002), sua perturbadora pseudobiografia de um guru não muito diferente de Sri Ramakrishna, talvez faça mais sucesso como romance. *The Revised Kamasutra: A Novel*, de Avatar Prabhu (Fairfield, Iowa: Sunstar Publishing, 1998), é ao mesmo tempo inteligente e divertido. *Love in a Dead Language: A Romance*, de Lee Siegel (Chicago: University of Chicago Press, 1999), é brilhante, alegre e escandaloso. Quem quiser ler apenas uma obra dentre as mencionadas neste ensaio — além do próprio *Kamasutra*, é claro — que seja este livro.

Agradecimentos

Gostaria de agradecer aos muitos bibliotecários, arquivistas e bibliófilos de todo o mundo que me auxiliaram em minha busca por edições obscuras do *Kamasutra* e material relativo a Arbuthnot, Burton e Indraji. Meus agradecimentos são para: Keith Arbuthnot; William Arbuthnot; Nicholas Bacuez, do Harry Ransom Center, Universidade do Texas — Austin; Susan Bellany, da Biblioteca Nacional da Escócia; Jacques Cloarec; Amy Deuink, de Penn State Schuylkill; Sylvain Dumont, de Alain Danielou.org; Gillian Evison, Doris Nicholson e toda a equipe do Indian Institute, Bodleyan Library, Oxford; Ivana Frlan, da Universidade de Birmingham; John Goldfinch, Michael O'Keefe e a equipe da Oriental and India Office Collection, British Library; Diane Hudson, de Fitzwilliam; Caroline Hay, da Christies; Betsy Kohut, do Smithsonian; Alice McEwan, da Royal Asiatic Society, Londres; Mark de Novellis, de Orleans House; Steve Pepple, da Buddenbrooks; Loren Rothschild; David E. Schoonoverat, da Universidade de Iowa; Kiran Sethi, de Raymond India; Arlene Shaner, da New York Academy of Medicine; Punita Singh e Mark Tewfik, de Maggs Bros Rare Books.

Muitos sanscritistas e outros escritores e especialistas foram extremamente generosos com seus conhecimentos. Gostaria de agradecer a: Tony Brown, Simon Dawson, Vidya Dehejia, Laura Desmond, Virchand Dharamsey, Rachel Dwyer, Phillip Ernest, Ben Grant, Lesley Hall, Justine Hardy, Anne Hooper, Hanco Jürgens, Sudhir Kakar, Dane Kennedy, Christopher Minkowski, Klaus Mylius, Isabel Onians, Cinzia Pieruccini, Michael Rabe, Ludo Rocher, Rosane Rocher, David Smith, Linda Sonntag, Matthew Sweet, Somdev Vasudeva, Marika Vicziany, Peter Wyzlic e Kenneth Zysk. Agradecimentos especiais a Wendy Doniger, Mary Lovell, Lee Siegel e Chlodwig H. Werba. Seus conselhos e inspiração foram inestimáveis. Todos os erros, é claro, são só meus.

Por sua ajuda e amizade, gostaria de agradecer a Jerry Goodman; Anne-Celine Jaeger, Ita Mac Carthy, Jan Piggott, Caroline Schafer; John Scholar; Andrew Vereker e Theodore Zeldin. Agradeço particularmente a minha agente de televisão, Sophie Laurimore, da William Morris; a meus amigos nepaleses "Jifea", os primeiros a me apresentar ao *Kamasutra*, e a Jonathan Buckley, que sempre me incentivou.

Por fim, quero agradecer a minhas editoras, Louisa Joyner e Sarah Norman, e a todos os demais da Atlantic — em especial Toby Mundy, por confiar-me este livro. E, por seu incrível apoio e por lerem de forma tão compreensiva, meus agradecimentos a Robin, Gwen e Moray McConnachie, a Richard Scholar e, acima de todos, a Alice Hunt.

Índice

A *Hindu Book of Love*, 228
Abhira, dinastia, 26, 27
Ablaing, R. C. d', 189
Acton, William, 201, 205, 207
Adultério, 46-48, 81, 132-134, 171, 236, 243
  e o Código Penal Indiano, 241
Afrodisíacos, 52, 74, 98, 148, 206, 262
Akbar, imperador, 84
Ali, Sayyid Hasan, *Lawful Enjoyment of Women* (Satisfação legítima das mulheres), 98
Amaru, Amarusataka, 66, 67
Anand, Mulk Raj, 233, 273, 276-278
Ananga Ranga, 79-82, 148
  e o *Kamasutra*, 131-133, 153
  ilustrações, 122
  notas de rodapé de Burton, 126, 127, 270
  publicação, 209-211, 229
  título, 128
  tradução para o inglês, 122, 125-133, 137, 165-167, 175, 270, 295
Andhra, dinastia, 27
Arbuthnot, Elinor (née Stirling), 174, 214
Arbuthnot, Foster Fitzgerald
  casamento, 174

  e a descoberta do *Kamasutra*, 31, 131-134, 143, 149, 150, 152-154
  e a ignorância sexual, 198-201, 204
  e Ashbee, 190, 191, 198, 19, 207, 208
  e Burton, 122-127, 143, 152-156, 163, 164, 182-184, 213, 214
  e Indraji, 151, 152, 157-159, 162
  e Milnes, 125
  e o hinduísmo e o cristianismo, 110-112
  e o orientalismo, 144
  e o sadismo, 196
  Early Ideas (Ideias antigas), 174-177, 1080, 187, 197
  obras, 297
  Sex Mythology, Including an Account of the Masculine Cross, 165
  traduções
    Ananga Ranga, 122, 125-134, 167, 175, 181, 209-211
    Kamasutra, 9-14, 157-160, 162-165, 167-169, 179-181, 184-190, 193, 194, 221-224, 254
Archer, W. G., 94-96, 164, 234-238, 255, 296
Aretino, Pietro, 267, 268

Aristotle's Masterpiece, 202
Arranhões, 61, 71, 195, 233, 264
Arte erótica, 7, 82-87, 246, 271-273, 294, 295
Artha
   Definição, 44, 45
   e kama, 47, 51, 242
Arthashastra, 47-50, 251, 290
As mil e uma noites
   tradução de Burton, 10, 109, 119, 121, 163-165, 177-179, 181, 210-212, 225
   tradução de Payne, 163, 177, 184-186
   versão de Isabel Burton, 179
Ascetismo, e sensualidade, 22-25, 236, 281
Ashbee, Charles, 139, 140
Ashbee, Henry Spencer, 149, 150, 159
   Catena Librorum Absconditorum, 131, 143, 191
   De Secretis Mulierum, 267
   e Arbuthnot, 190, 191, 198, 199, 207, 208
   e Burton, 191
   e My Secret Life, 130, 195, 202
   e o Kamasutra, 190-192
   Index Librorum Prohibitorum, 12, 130-132, 186, 190, 191
Auchmuty, Gen. Samuel, 93, 102
Aufrecht, Theodor, 101-103
Avery, Edward, 169, 220

Babhravya, 37-42, 45, 57
Barrett, Mary, 237
Basu, B. N., 245
Bayadères, ver nautch girls
Beardsley, Aubrey, 213, 231
Beharistan, 181
Bell, T., Kalogynomia, 206, 207
Bellamy, Edward Henry Vaux, 119, 120, 125, 189, 190

Besant, Annie, 183-185, 204, 225
Bhagavadgita, 12, 13, 24, 99, 225
bhakti, culto, 70-72, 250
Bharata, Natyashastra, 41, 58-64, 71-73, 82, 83, 292
Bharatiya Janata Party (BJP), viii, 289
Bhartrihari (poeta), 23-25
Bhaskar, Sanjeev, 270, 271
Bhattacharya, Narendra Nath, 270
Bhide, Shivaram Parshuram, 14, 159-162,169, 221, 282
Biblioteca Britânica, 15
Biblioteca Bodleian, 15, 101, 222-224
Blackwell, Elizabeth, 200-202, 226
Blaine, Mahlon, 231
Blunt, Wilfred Scawen, 105, 142
Bradlaugh, Charles, 112, 183-185, 204
Brigas, 62-64, 264-266
Brihadaranyaka Upanishad, 21, 38
Brussel, Jack, 231
Bryan, Frederick van Pelt, 39
Bubus, e Burton, 92, 95-97
Budismo, e kama, 23
Bühler, Johann Georg, 144-151, 158-161, 181, 221
Burgess, James, 150, 160
Burnier, Raymond, 247, 271
Burton, Isabel (née Arundell), 113, 120, 125-127, 137-139, 177
   casamento clandestino, 107, 139
   e a morte de Richard Burton, 214-216
   e a viagem à Índia, 154-158
   e o catolicismo romano, 107, 126, 139, 154, 179
   Life of Burton, 215
   versão "família" de As mil e uma noites, 179
Burton, Richard Francis, 11, 12, 14, 91-134, 246

amizades
  com Arbuthnot, 122-127, 143, 152-156, 182-184, 213, 214
  com Milnes, 108, 114, 120, 122, 142, 152, 153, 156, 180, 195
  com Swinburne, 95, 107, 119, 143, 225
  aparência, 105, 139-142
  biografias, 11, 295, 296
  carreira
  Cônsul britânico em Damasco, 104, 105, 137, 138
  Cônsul britânico em Santos (Brasil), 120-123, 137
  Cônsul britânico em Trieste, 137-139, 142, 143, 152, 154, 15, 163, 169, 179, 213, 214
  no exército indiano, 91-103, 119
  serviço de inteligência, 92, 93
  como linguista, 91-93, 99, 103, 105, 123, 142, 163
  e a educação sexual, 208, 209
  e a ignorância sexual no casamento, 199, 200
  e a recuperação do *Kamasutra*, 92, 103-105, 131-133, 152-154
  e a Sociedade Antropológica de Londres, 108-112, 120
  e a tradição erótica indiana, 98-103, 122-128, 154, 156
  e sra. Grundy, 176-178
obras
  A Mission to Gelele, King of Dahome, 115
  Goa and the Blue Mountains, 98, 99
  Past Loves, 97
  Personal Narrative of a Pilgrimage to Al-Madinah and Mecca, 103
  Stone Talk, 112
  Terminal Essay, 109, 122
  The Kasîdah of Hâji Abdû El-Yezdi, 173, 174
  Vikram and the Vampire (Vikram e o vampiro), 122, 165, 187
  saúde e doença, 141-143, 155, 214
  traduções
  Ananga Ranga, 126-132, 13½, 165-167, 181, 209-211, 270
  As mil e uma noites, 10, 110, 119, 121, 163-165, 177-179, 181, 210-212, 225
  Kamasutra, 138, 139, 157-159, 163, 164, 167-169, 176, 178-180, 184-188, 194, 201-203, 215, 219-223, 236, 282, 283
  The Perfumed Garden of Sheik Nefzaoui (O jardim perfumado do xeque Nefzaoui), 213-215, 227, 236, 268
viagens
  a Meca, 103-106, 154
  expedição ao Nilo, 103, 106-109
  pela Índia, 98, 99, 104
  retorno à Índia, 154-158
vida privada
  casamento clandestino, 107, 139
  casos com mulheres, 93, 95-98
  colecionador de livros, 99, 100
  e a homossexualidade, 93-96, 128, 225
  e o Clube Canibal, 112, 118, 120, 156
  e o sadismo, 115-117, 119, 120, 140-142, 196
  impotência, 155, 179

Cameron, Charles Duncan, 120
Campbell, J. MacNabb, 161
Carlile, Richard, 203, 204
Carpenter, Edward, 225

Carracci, Agostino, 268
Casada, James, 94-96
Castleman, Michael, 283
censura, 227, 228
  e Burton, 110, 156, 177-179, 197, 210
Chakladar, Haran Chandra, 26, 243, 245
Chandra, Moti, 245
Chandragupta II "Vikramaditya", 27
Chesser, Eustace, 269
Chopra, Deepak, 261, 262
cidades da Índia no século III, 28-30
civilização, e sexo, 15, 235, 240, 285
Clements, Robert J., 237
clitóris, consciência do, 14, 76, 202, 262
Clube Canibal
  e Bradlaugh, 184
  e Burton, 112, 118, 120
  e Milnes, 113, 118-120, 156
Código Penal Indiano, 241, 279
Codrington, Oliver, 161
Colebrooke, H. T., 100, 101, 144, 147, 149
Comfort, Alex, 15, 211, 238
  e *The Joy of Sex*, 239, 240, 299, 300
Companhia das Índias Orientais, 100, 154, 155
Comstock, Lei, 227
concepção, e orgasmo, 199, 207
conduta, livros de, 8, 9, 48
controle da natalidade, 183-185, 203, 204
Corsellis, coronel, 93-95
cortesãs (ganikas), 29, 33, 34-37, 39, 87, 264
  função teatral, 62
Crasta, Richard, 275, 276
criatividade, e kama, 21-23
Cristianismo, e hinduísmo, 110-112

cunilíngua, 263
Cunningham, Alexander, 127

Daji, Bhau, 145, 150, 151
dança, e sexo, 61-63, 71-73, 87, 98
Dane, Lance, 273
Daniélou, Alain, 15, 247-255, 293, 299
Dattaka, 39-42, 45
Dennett, Mary Ware, 228, 229
devadasis (prostitutas dançarinas do templo), 87, 98, 109
Dharma
  Definição, 44, 45
  e kama, 47, 51, 242
Doniger, Wendy, 14, 43, 282-285, 289-291, 294, 295
Drujon, Fernand, 189
Drysdale, George, 204, 205
Dubois, Jean-Antoine, 148
Duncan, J. Matthews, 199-201
Durgaprasad, pandit, 221-223, 242
Dutton, E. P., 233

Eden, George, 87
Edições da Fonte de Ouro, 230-232
Edições do *Kamasutra*
  bengali, 242
  bilíngue hindi-sânscrito, 242, 243
  de Archer, 234-238
  de Daniélou, 247-255, 299
  de Doniger e Kakar, 14, 43, 283-285, 289
  de Schmidt, 223-225, 231, 242
  de Upadhyaya, 244-246, 271-273
  em sânscrito, 221-224, 242
  ilustrada, 7, 40, 83-85, 231, 261, 271-274
  Kama Sutra de 1883, 7, 138, 157, 167, 225, 228, 246, 247, 254, 262, 274, 282, 283, 289

2ª impressão, 192-195, 220
notas de rodapé de Burton, 39, 164, 167, 187
publicação/1ª impressão, 11, 12, 173, 176, 179-181, 184-197, 219
piratas, 10, 169, 220, 221, 227, 248
populares, 7, 8, 259-261, 299, 300
versão metrificada, 82
educação sexual, 34, 197, 198, 200-202, 204, 207-210, 228, 248, 249
Elliott, Henry, 105
Ellis, Havelock, 187, 224-227, 245, 272
escultura erótica, 68-71, 73, 83, 246, 271-273, 278
espiritualidade, e sexualidade, 10, 165, 261, 262
esposas, deveres, 135
EUA, e a publicação do Kamasutra, 227-233, 238
Every Woman's Book, 203, 207

felação, 254, 263
FitzGerald, Edward, O Rubayat de Omar Khayyam, 173, 210-212, 282, 283
flagelação, 117, 118-120, 125, 130, 189
flertes, 50
Forberg, Friedrich-Karl, 267
Foucault, Michel, 299
fragrância ver perfume
Freely, Maureen, 283
Fundo para Traduções Orientais, 223

Gaball, James Henry, 130, 185-187
Gambers, H. S., 245
Gandhi, Mohandas K., 242, 245
ganikas (cortesãs), 29, 33, 35, 36, 39, 86
gemidos, 52

Gentry, Curt, 235
Ghotakamukha, 39, 89
Gitagovinda, 71-73, 87, 241, 293
Golden Book of Love (Livro de ouro do amor), 268
Golpes, 196
Gonardiya, 135
Goncourt, Edmond e Jules de, 114-117
Gonikaputra, 39
Gulistan, 181
Gupta, dinastia, 26, 27, 57, 83

Haldeman-Julius, Emanuel, 228
Hamilton, 270
Hand, Augustus, 227, 228
Hankey, Frederick, 114-117, 119, 120, 125, 163, 220, 268
Instruction Libertine, 130, 195
Harappa, descoberta de, 127, 128
Harris, Frank, 140
Hinduísmo
    ascetismo e sensualidade, 22-25, 67-73, 206, 237, 240-242, 281
    e a homossexualidade, 251-253
    e o cristianismo, 110-112
    e o Islã, 80
    e o significado religioso do lingam, 68, 99, 165
    mito da criação, 21-23
    ver também trivarga
Hirsch, Charles, 186
Hodgson, Studholme, 119, 120, 125
homossexualidade
    e Burton, 93-9, 128, 225
    e Daniélou, 250-255
    e o *Kamasutra*, 35, 243, 251-255, 260, 300
Hooper, Anne, 261
Houghton, Lorde, 113
    ver Milnes, Richard Monckton
Hunt, James, 108

Index Librorum Prohibitorum, 12, 130-132, 186, 190, 191
Índia
   cultura tradicional, 143, 145, 161, 242
   e a homossexualidade, 251-255, 300
   e o Islã, 80, 123, 241, 254, 255
   e o Raj britânico, 95, 143-147, 155, 235, 241
   modernas atitudes conflitantes com relação ao sexo, 8, 67, 275-281, 300-302
   no século III, 26-30, 57, 58
   pré-clássica, 127, 128
   tradições eróticas, 9, 37-39, 57-89, 98, 99, 149, 221-226, 231, 238, 240-243, 269, 272-274, 280, 291, 292
Indraji, Bhagvanlal, 12, 187, 235, 272, 282, 283, 296
   e a paleografia indiana, 160-162
   e a tradução do *Kamasutra*, 157-160, 162, 163, 168, 221-223
   e Arbuthnot, 151, 152, 156, 162
   e Bühler, 149-151, 158-161, 221
ioga, 23, 67, 75, 250
   posturas, 85, 239, 250, 271
Irwin, Roberts, 164
Islã
   e a Índia, 80, 82-84, 122, 181, 280
   e Burton, 103-106, 182
   e o sexo, 241, 254, 255
Iyengar, K. Rangaswami, 242, 2430

Jacobi, Hermann, 148, 149
Jayadeva, *Gitagovinda*, 71-73, 88, 241, 293
Jayamangala, 25-27, 77-80, 152, 156-158, 221, 249
Jones, sir William, 86-89, 100, 143
Jovens afeminados, 35

Kakar, Sudhir, 9, 43, 281, 282, 291, 300-302
Kalidasa, 241
   O reconhecimento de Shakuntala, 30, 65, 66, 100, 292
   Raghuvamsa, 64
Kalyanamalla, *Ananga Ranga*, 79-82, 123, 125-133, 137, 148, 166, 167, 175, 209-211
Kama Shastra (impresso em 1873), ver *Ananga Ranga*
Kama shastra, 76-82, 85-87, 99, 123, 132, 148, 152-154, 207, 241, 292
Kama Shastra, Sociedade, 156-158, 179-187, 193, 209-211, 213-218, 235
Kama
   como desejo primordial, 21-23
   como objetivo de vida, 44, 45, 49-51, 67, 68
   como prazer, 42, 78
   como sexo, 42-45, 78
   e o budismo, 23
   manuais medievais, 13, 72-82
   no teatro sânscrito, 58
   preservação dos ensinamentos, 39, 43
Kama, filho de Brahma, 22-24, 75, 79
kama-kalas (formas de fazer amor), 33
Kamasutra
   autor, ver Vatsyayana
   comentários sobre, 25-27, 77-79, 82, 152, 156-158, 249, 277
   como compêndio sexual exótico, 12, 191, 236
   como repositório de conhecimentos eróticos, 10, 191, 236
   como tratado religioso, 248-250
   data, 23, 26, 27, 60
   e a homossexualidade, 34, 243, 251-255, 260, 300

e a literatura medieval, 13, 72-81, 271
e as mulheres, 9, 35, 47, 75, 210, 226, 262-266, 275, 283
e o trivarga, 44, 45
e os nagarakas, 30-34, 45, 50, 62, 246
esquecimento, 82, 83, 87
estilo, 40-42, 50, 77-79, 164, 192
estrutura, 43, 49
genealogia, 37-39, 45, 59-61
ilustrações, 7, 41, 83-85, 231, 261, 271-274
influência sobre a literatura sânscrita, 60-67, 79-83
livros
afrodisíacos, 39, 41, 257
cortesãs, 35, 40, 217, 263, 264
esposas de outros homens, 35, 46-48, 170, 241
esposas, 35, 40, 89, 90, 135, 263, 264
observações gerais, 30-34
sexo, 34, 40, 52, 55
virgens, 35
mercantilização, 215, 216, 259-286
na Índia moderna, 276-281
no Ocidente, 9, 10, 12-14, 100-103, 131-134, 138, 139, 215, 216, 221-226, 246, 247, 257, 259-276
pronúncia, 287
redescoberta, 9, 92, 100-105, 131-134, 148, 149, 152-154, 156, 221
resenhas e reações, 189-194, 237
sucesso, 57
traduções para o inglês, 13, 15, 131, 138, 139, 157-165, 167, 169, 173, 215, 219-221, 242, 289
ver também edições

KamaSutra, preservativo, 278-280
Kapoor, Indira, 278
Kautilya, Arthashastra, 47-50
Kennedy, Dane, 11, 295
Khajuraho, complexo do templo, 69-71
Khanna, Girija, 281
Kimber, William, 233-235
Knight, Joseph, 190
Knowlton, Charles, 183, 203
Kokkoka, Ratirahasya, 75-78, 148, 237-239
Krishna, dança do amor, ver rasa-lila
Kucumara, 39
Kula prakriya, rito, 68
Kumbha, rei, 71
Kundalini, serpente, 67-70

Lalitavistara, 31-33
Lamairesse, Pierre Eugène, 248
Lawrence, D. H., O amante de lady Chatterley, 13, 229, 232
Lei de Normas Alfandegárias de 1876, 183
Lei de Publicações Obscenas de 1857, 183, 184, 190, 232
Leis de Manu (*Laws of Manu*), 45-47, 49, 99, 149, 241, 251, 278, 290
libertino (tipo de homem), 29, 32
lingams, 68, 99, 164, 165, 248
Liseux, Isidore, 213, 220, 221
Little Blue Book, série, 228
Livre-arbítrio, liberdade sexual, 14, 184, 193, 204
Livros sagrados do Oriente, 181, 182
livros, na Índia do século III, 39, 40
Lodi, dinastia, 79
Love in a Dead Language (romance), 162, 276, 301
Lovell, Mary S., 11, 295

Macaulay, Thomas Babington, 144
Madhavacharia, pandit, 242, 243, 252
Magha, Sisupalavadha, 66
magia, e tantrismo, 74, 75
Mahabharata, 22, 37, 148, 289-291
Malayavati, rainha, 25
Mallanaga ver Vatsyayana (Mallanaga)
Manavadharmashastra ver Leis de Manu
Mantras, 67
Manu, ver Leis de Manu
manuais da vida conjugal, 201, 236, 237
  ver também manuais sexuais
manuais sexuais, 7, 72-82, 201, 226, 229, 236-240, 255, 261, 262, 269, 275
manuscritos
  com iluminuras, 82-84
  em folhas de palmeira, 40, 84
marcas de amor, 61, 63, 66, 76, 195, 196, 264, 265
Marcial (Marcus Valerius Martialis), 265
Markun, Leo, 228
Martin, H. Newell, 200
massagem, 34, 35, 251, 261
massagistas, 34, 251
matrimônio, e ignorância sexual, 197-202, 277
McLynn, Frank, 178
McQueen, Norman, 235
meditação, perturbada por kama, 22-25
Milnes, Richard Monckton
  biografia, 298
  coleção erótica, 113, 114, 152, 153, 191, 220, 268
  e Arbuthnot, 125
  e Burton, 108, 114, 120, 122, 141, 152, 153, 156, 179, 195
  e o Clube Canibal, 113, 118-120, 156

e o *Kamasutra*, 152, 195, 196
e o sadismo, 115-119
e *Swinburne*, 114-119
Palm Leaves, 113, 114
The Rodiad, 116
miniaturas, pinturas eróticas em, 17, 82, 84, 246, 272
mogol, dinastia, 79, 84, 240, 241
monogamia, 46
Moraes, Dom, 270
mordidas de amor, 62, 64, 76, 233, 265
Morley, John, 117
mulheres
  e a ignorância sexual, 197-202, 277
  e o adultério, 47
  e o Kamasutra, 9, 34, 47, 209, 226, 262-266, 275, 283
  e o prazer sexual, 9, 47, 199-203, 207-210, 226, 262-266, 275
  orientais, 182
  tipos, 75, 81, 82, 206
  vida social e sexual, 34
Müller, F. Max, 181, 182, 222-224
My Secret Life, 130, 195, 201
Mylius, Klaus, 246, 247

nagarakas (cidadãos), 29, 30, 46
  e a arte, 83
  e a homossexualidade, 251-254
  e as mulheres, 34-36
  e as técnicas eróticas, 33, 209
  e o Kamasutra, 30-37, 45, 49, 61, 246
  e o sexo pelo sexo, 47
  e o teatro, 60, 63
Nair, Mira, viii, 280, 281
Nandi, e o Kamasutra original, 37
Napier, sir Charles, 93
Natyashastra, 41, 58-64, 71-73, 82, 83, 292
nautch girls, 63, 98, 108

Nayaka/nayika (protagonistas masculinos/femininos)
e a arte rajput, 84, 85
no *Ananga Ranga*, 82
no Natyashastra, 60, 63, 82
Nehru, Jawaharlal, 242, 254
Nicholson, E. W. B., 223
Nietzsche, Friedrich, 45

O Reconhecimento de Shakuntala (peça), 30, 65, 66, 100
Oldenberg, Hermann, 158-160
Olympia, Editora, 232
Orgasmo, 66, 127, 206, 207
e concepção, 199, 207
kama como, 44
no *Kamasutra*, 66, 78, 262, 264, 265, 284
no tantrismo, 67
Orientalismo, 144, 163, 177, 181, 182, 217, 249
Os segredos das mulheres (*De Secretis Mulierum*), 267
Ovídio (Publius Ovidius Naso), *Ars Amatoria*, 128, 138, 219, 265-267
Owen, Robert Dale, 247

Padamsee, Alyque, 278-280
Padmasri, Nagarasarvasva, 72-74, 77
Pataliputra (Patna), e as origens do *Kamasutra*, 25-27, 39
Patanjali
Mahabhasya, 41
Yoga-sutras, 23
Paterson, James, 235
patriarcado ocidental, 9, 144, 240, 248
Payne, John, 167, 179
tradução de *As mil e uma noites*, 163, 177, 184-186
perfume, importância, 31-33, 58
permissividade, 50-52, 196, 197, 276, 281

Peterson, Peter, 146, 221-223
Pieruccini, Cinzia, 247
Pilpay, fábulas populares, 99
pintura erótica, 86
Pintura persa, 83, 84
ver também miniaturas, pinturas eróticas em
poesia sânscrita, 63-67, 69, 71-73, 292
política e sexo, 118, 227, 275
pornografia
ataques, 183
e as posições sexuais, 268
e Ashbee, 130, 192
e Milnes, 114-117
e o *Kamasutra*, 12, 188, 189, 192-195, 215, 216, 220, 221, 227, 230-232, 284
e os ragamalas, 84, 85
nos EUA, 229
publicação particular, 116, 130, 185-187
posições sexuais, 122, 239, 240, 250
nas tradições ocidentais, 239, 240, 265-271, 273
no *Ananga Ranga*, 166, 167
no *Kamasutra*, 10, 33, 61-63, 184, 265, 269-271, 273-275
no *Natyashastra*, 60
posturas, livros de, 86
posturas, ver posições sexuais
Potter, Sarah, 119, 120, 125
Praudhapriya, 82
prazer
defesa do, 24, 49-51, 284
e adultério, 47
e sensualidade, 42, 67, 78, 197, 199-203, 205-207, 227
importância do, 19, 59
para as mulheres, 9, 47, 199-202, 207-210, 226, 262-266, 275
Price, James Russel, 200
procriação e sexo, 42-47, 184, 241, 243

prostitutas, 34-36, 264
  dançarinas (devadasis), 61, 86, 98, 109
  no teatro, 59, 61
  publicação particular, 116, 130, 185-187, 219
  Punarbhu (viúva)

Quaritch, Bernard, 188, 190, 210

ragamalas (guirlandas de ragas), 84, 85
rajput, e a arte erótica, 84, 85
Rasa lila (dança do amor), 71-73, 84, 293
Rasa Pancadhyayi, 71
rasas (sabor, aroma, emoção), 58, 59, 71
Rashid Pasha, Mohammed, 105
Ratirahasya, 75-78, 148, 237-239
Rau, Santha Rama, 233
Real Fundo Asiático de Tradução, 156, 223
Real Sociedade Antropológica, 189
Real Sociedade Asiática, 145, 156, 162, 221, 223
Rehatsek, Edward, 122, 156, 174, 181
Relações sexuais, na pintura, 85
Relativismo, 110-113, 196, 197, 204
Richards, Alfred Bate, 138, 139, 178
Rig Veda, 21, 39
Robson e Kerslake (editores), 185-188
Romano, Giuliano, 268
Roth, "Broadway" Samuel, 227, 229, 230
Rubayat de Omar Khayyam, 173, 210-212, 282, 283

sadismo
  e Burton, 115-117, 119, 140-142, 196
  e Milnes, 114-119
  e o *Kamasutra*, 195, 196

sânscrito
  ciências, 76, 79
  e a cultura ocidental, 86-88, 99, 100, 143-152, 156, 163, 181, 223, 246
  edições do *Kamasutra*, 221-224, 242
  grafia e pronúncia, 287
  kama shastra, 79-82, 86, 99, 131-134, 148, 149, 152, 188, 197
  literatura, 29, 57-67, 79-83, 131-133, 160, 242
Sayaji Rao III, marajá de Baroda, 160
Schmidt, Richard, 223-225, 230, 242, 247, 283
Sedução, 48, 61
sensualidade
  e ascetismo, 22-25, 236, 240-242, 281
  e prazer, 42, 67, 78, 197, 199-203, 205, 206, 284
  e o teatro, 58-65
sexo
  anal, 252-255
  como objetivo de vida, 44, 45, 49-51, 67, 68
  como teatro, 60-63
  depois do, 55
  e política, 118, 227, 275
  e prazer, 44, 67, 78, 197, 199-203, 205-207, 227
  e procriação, 42-44, 46, 184, 241, 243
  e tantrismo, 62, 67-71, 72, 233, 240, 261
  ignorância sobre, 109, 197-202, 205
  oral, 33, 34, 207, 243, 252-255, 263
  sacramental, 38, 68
sexualidade, e espiritualidade, 10, 165, 261, 262

Shankara, e Amarusataka, 66, 67
shastras (ensinamentos eruditos), 41, 45, 50, 53, 291
kama shastra, 30-35, 76-82, 85, 86, 99, 122, 131, 152-154, 207, 241
Shastri, Devadatta, 249, 252-254, 277
Shatakarni Shatavahana, 25
Shiva Purana, 22
Shiva, 22-24, 37, 68, 79, 100, 165, 247, 287
Shivalingams, ver lingams
shlokas (versos), 50-52
Siegel, Lee, 162, 276, 292, 293, 301
silpa-kalas (habilidades femininas), 35, 76-78
Smithers, Leonard, 116, 167-169, 212, 213, 230
Smoot, Reed, 229
Sociedade Antropológica de Londres, 108-112, 120
Sociedade da Nova Vida, 224-226
Sociedade para Repressão ao Vício, 176-178
Sociedade Secular Nacional de Londres, 112, 183
Sohrabji, Dosabhai, 92
Sonntag, Linda, 270
Speke, John Hanning, 103, 106-109, 123, 154
Spellman, John W., 233
Sra. Grundy (convencionalismo), 176-178, 204, 212
Sringara (rasa do erotismo), 59
Stisted, Georgiana, 97
Stoker, Bram, 106, 138, 140
Stopes, Marie, Married Love, 226, 229
Subandhu, Vasavadatta, 25-27
Sudraka, The Little Clay Cart, 29, 63
Sutra, forma de, 40, 52, 77-79
Suvarnanabha, 39, 263
Svetaketu Auddalaki, 37, 38, 41

Swinburne, Algernon Charles
e Burton, 94, 107, 119, 143, 224
e Milnes, 114, 116-119
Symonds, John Addington, 224

Tagore, Rabindranath, 244, 247
tantrismo
e magia, 74, 75, 250
e o sexo, 67-71, 72, 233, 240, 261, 292, 293
Tapas, 52
Tarifas, Lei de (EUA), 229
teatro, 58-61, 65, 66, 222, 292
decoração, 83
sexo como, 60-63
técnicas eróticas, 33, 35, 61, 209, 262, 269, 270
templos, e esculturas eróticas, 68-71, 72, 83, 246, 271-273, 277, 293
The Bibliographer, 191, 192
The Elements of Social Science, 204, 205, 207
The Horn Book: A Girl's Guide to Good and Evil, 268
The Joy of Sex (manual), 239, 240, 299, 300
The Little Clay Cart (drama sânscrito), 29, 63
The Pearl (revista pornográfica), 116
The Scented [Perfumed] *Garden of Sheik Nefzaoui*, 213-215
Trivarga (caminho triplo), 44, 45, 48-50, 76, 281

Upadhyaya, S. C., 244-246, 271-273

vaginas, 75, 81, 164, 165, 175-177
ver também yoni
Van de Velde, Theodor, 268, 269
Vanita, Ruth, 283
Varma, Pavan K. e Mulchandani, Sandhya, 277

Vatsyayana (Mallanaga), 14, 19, 25, 26, 30, 153, 166
  e a preservação da tradição erótica, 39-43
  e o trivarga, 44, 45, 48-51
  shlokas, 51, 52
Vetalapancavimsati, 120, 121
Virabhadradeva, rei, 82
virilidade, 52, 70

Walker, Kenneth, 234
Weckerle, Joseph, Golden Book of Love, 268
Werba, Chlodwig, 42-44, 283
Wilkins, sir Charles, 100, 143

Wilson, Horace Hayman, 101-103, 143, 146, 149
Windsor, Edward, 229
Winternitz, Maurice, 222-224
Woolsey, juiz, 229
Wright, Helena, 269
Wright, Thomas, 123, 155, 214, 262
Wylde, Tenente-General William, 143

Yasodhara (comentarista), Jayamangala, 25-27, 77-80, 152, 156-158, 221, 249, 252
yoni, 69, 75, 126, 164, 165, 175-177

Este livro foi composto na tipologia Minion Pro
Regular, em corpo 11,5/16, e impresso em papel
off-white 80g/m² no Sistema Cameron da Divisão
Gráfica da Distribuidora Record.